Der Bettseller

Zum Buch

In diesem Buch findet die moderne Frau von heute Hinweise und Tips zu allem, was ihr das Leben schwer, schön, leicht, locker und zur Hölle macht – zum Thema, um das ihr Dasein kreist, ob sie nun Single, verheiratet, geschieden, Frau Doktor oder Hausfrau, Mami oder Managerin ist. Zum Grauen, das sie jeden Tag auf hohe Hacken stellt, jedes Schaufenster zum Spiegel macht und die richtige Lippenstiftfarbe zum Sinn des Lebens erhebt. Die wunderbare Macht, die Rotweinhändlern, der Telekom, Fitneßtrainern, Papiertaschentuchfabrikanten und Friseuren ein sicheres Auskommen auf Lebenszeit beschert. Kurz: ein Buch über Männer und Sex.

Zur Autorin

Martina Wimmer, geboren 1965, ist Journalistin (wenn es sein muß) und Lebenskünstlerin (wann immer Zeit dazu ist). Sie lebt in Berlin. Seit 1994 Kolumnistin und Autorin zum Thema Sex, Liebe und Partnerschaft in der Frauenzeitschrift *Allegra*. Sie schreibt außerdem Reportagen und Porträts für *Spiegel*, *Stern*, *Focus* und *Amica*.

Martina Wimmer

DER BETTSELLER

Sex-Survival-Guide für Frauen

Econ & List Taschenbuch Verlag

Econ & List Taschenbuch Verlag 1999
Der Econ & List Taschenbuch Verlag ist ein Unternehmen der
Verlagshaus Goethestraße GmbH & Co. KG, München

Umschlagkonzept: Büro Meyer & Schmidt, München – Jorge Schmidt
Umschlaggestaltung: Init GmbH, Bielefeld
Titelabbildung: IFA, Düsseldorf
Druck und Bindearbeiten: Ebner Ulm
Printed in Germany
ISBN: 3-612-26640-3

Inhalt

I. Der Mann, was ist das eigentlich?

Grundsätzliches zum fatalen Abgrund, der sich »kleiner Unterschied« nennt. Wie und warum Männer sprechen, lachen, schmatzen, lieben, leiden, schnarchen, schlechte Witze und gute Geschäfte machen oder umgekehrt. Will heißen: der hoffnungslose Versuch der Typisierung eines gänzlich unbekannten Wesens.

In Deutschland leben nach jüngsten Erhebungen 82.012.162 Menschen. 39.954.835 davon sind Männer. In Worten: neununddreißig Millionen neunhundertvierundfünzigtausend achthundertfünfunddreißig Männer. Hört sich an wie eine Naturkatastrophe: eine wabernde Masse astronomischen Auswuchses, die Schmerz und Tränen, Licht und Liebe, Ekstase, Selbstmordversuche und Pilzinfektionen mit sich bringt.

Neununddreißig Millionen, alle typisch Mann, oder was? Jeder einzelne charakterisiert in einem kollektiven weiblichen Schulterzucken: alles Schweine, wollen nur das eine. Jämmerlicher Quatsch. Ich bin stolze zweiunddreißig Jahre, und bei den halbtrunkenen Versuchen im Kreise meiner intimsten Freundinnen, die Zahl meiner Geliebten zu rekonstruieren, verzähle ich mich immer wieder. Soll heißen: es waren mehr als zwei.

Manche wollten das eine sofort, andere später. Aber alle wollten mehr als das. Sie wollten an meinen Kühlschrank, an meine Mitbewohnerinnen, meine Geheimnisse, meine Plattensammlung, meinen Stolz, meine Gefühle, vielleicht auch an meinen G-Punkt, aber wer weiß schon, wo der ist.

Sie wollten lieben oder geliebt werden, manchmal, mit etwas Glück, beides auf einmal. Sie wollten ihre Ruhe oder meinen Ruin. Sie wollten mich ganz und gar oder nur die angenehme Hälfte. Sie wollten alles und nichts und was genau, das weiß bis heute keiner oder ich zumindest nicht.

Der erste Junge, der meine (noch präpubertäre) Aufmerksamkeit erregte, war sechzehn Jahre, einen Meter sechzig groß und wog vielleicht fünfzig Kilo. Er trug zerrissene Jeans und fuhr ein schwarzes Veloflex-Mofa, was für einen Jungen mit sechzehn damals ungefähr so gut war, als würde er heute einen Peugeot 504 Cabriolet steuern. Kurzum, er war ein Spitzentyp, und meine Absichten waren eindeutig: Ich wollte von ihm meinen ersten Zungenkuß. Glaubt mir, wir wären ein ideales Paar gewesen: Ich dreizehn, nickelbebrillt, ein Meter achtundvierzig aufkeimendes Verlangen in indische Pumphosen gehüllt. Und er, der einzige Junge aus der Mittelstufe, der den nächsten Wachstumsschub noch vor sich hatte.

Aber was weiß man mit dreizehn schon von der großen Verführung? Ich habe ihn ohne Umschweife gefragt, ob er mich küssen wolle. Nein, antwortete er gleichfalls in aller Direktheit, für eine feste Beziehung fühle er sich noch zu jung. Die Geschichte war gelaufen: Ich wollte knutschen, er mich nicht heiraten. Damals dämmerte mir zum ersten Mal, daß die Dinge nicht so einfach sein würden zwischen Mann und Frau.

Der Zungenkuß kam ein halbes Jahr später, auf dem Rücksitz eines Fiat 500. Es war Silvester, und die Welt schmeckte nach Erdbeersekt. Mein Begleiter war im Dorf bekannt dafür, daß er gut Foxtrott tanzte und gerne zu zweit auf Autorücksitzen saß. Er hatte einen lustigen bayerischen Namen, den ich nicht verraten darf, weil ich meiner Mutter versprochen habe, in diesem Buch keine Namen zu nennen. Vor allem nicht die aus dem Dorf, in dem meine Eltern heute noch leben. Sagen wir, er hieß Franz Hinterhuber, das klingt, zumindest für Nichtbayern, hoffentlich genauso gut.

Franz Hinterhuber hatte schon reichlich Erfahrung mit Mädchen: Nach etwa siebeneinhalb Minuten Zungenkuß schob er seine Hand unter meinen Pullover. Ich schob sie wieder zurück. Franz Hinterhuber küßte mich weitere drei Minuten und schob seine Hand unter meinen Pullover. Ich schob sie wieder zurück. Franz Hinterhuber wartete keine zehn Sekunden mehr und schob seine Hand unter meinen Pullover. Ich richtete mich auf, die Hand rutschte unter meinem Pullover hervor. Ich fragte: »Bringt dir das eigentlich was?« Franz Hinterhuber verließ auf der Stelle entrüstet das Auto. Ich begann zu ahnen, daß Mann und Frau sich nicht immer richtig verstehen.

Es gab auch positive Erlebnisse in dieser Zeit. Da war der hübsche, semmelblonde Junge, der mir immer den Schulranzen bis vor die Haustür trug, obwohl er in entgegengesetzter Richtung wohnte. An guten Tagen bekam er zur Belohnung einen Kuß auf die Wange. Zu mehr wollte ich ihn nicht ermutigen. Der arme Kerl war höchstens einsfünfundvierzig und damit noch zwei Zentimeter kleiner als ich. Für ein pubertierendes weibliches Selbstbewußtsein also indiskutabel. Ich wußte damals schon, daß nicht nur Frauen unter der Liebe leiden.

Als sich zur Pumphose die Schwermut der Heranwachsenden gesellte, hatten meine Freundinnen und ich nur noch ein Ziel: die sandelholzschwangere Luft des Jugendzimmers von Alexander zu atmen. Bis uns schwindlig wurde von seinen eisblauen Augen, dem Räucherstäbchen-Mief oder seinen ausufernden Vorträgen über Carlos Castaneda. Nachts hat er oft den »Gang der Kraft« im Wald geübt und dabei einmal mit dem Kopf frontal einen Baumstamm gerammt. Auch das hat mich dazu gebracht, die Männer immer weniger zu verstehen.

Alexander besaß ein altes Moped, es war mit einem »Atomkraft – Nein danke!« Aufkleber verziert. Alexander schickte mir Postkarten mit trübsinnigen Gedichten und lud mich eines Sonntag nachmittags zu einer Tour auf seinem Moped ein. Wir wollten ins zwanzig Kilometer entfernte Kino der Kreisstadt fahren. »Die Blechtrommel« stand auf dem Programm. Seine Offerte war der bisherige romantische Höhepunkt meines damals fünfzehnjährigen Lebens. Während der Fahrt wickelte ich meine Arme um seinen Bauch, daß es ihm den Atem verschlug. Im Foyer des Kinos zitterten mir nachhaltig die Knie.

Eine voralpenländische Kinokartenverkäuferin zerstörte meine erste Hoffnung auf ein Lebensglück. »Der Film ist ab sechzehn«, schnarrte es durch eine trübe Glasscheibe. Wir fuhren wieder nach Hause. Ein paar Tage später habe ich eine Postkarte von Alexander bekommen, ohne Gedicht, aber mit einer persönlichen Mitteilung: Er würde eigentlich gerne mit mir gehen, stand da geschrieben, wenn ich nicht so klein geraten wäre. Mir schwante, daß die Liebe zwischen Mann und Frau nicht immer über alles geht.

Als ich endlich Filme gucken durfte, wie ich wollte, verdichteten sich die Ereignisse schnell und heftig und wurden bisweilen etwas unübersichtlich.

Da war der tätowierte Typ, der mit seinem Geschlechtsteil prahlend auf dem Bett meines ersten Einzimmerappartements saß und auf meine leise gestammelte Bemerkung: »Ich muß mir erst noch mein Diaphragma einführen ...« gröhlte: »Ist mir doch egal, was du dir da reinschiebst!« Ich folgerte: Die meisten Männer kümmern sich einen Dreck um Verhütung (zumindest vor dem Geschlechtsverkehr).

Oder der schönste Mann der ersten Stadt, in der ich lebte. Er sah aus wie ein Engel und hieß auch noch Gabriel oder so. Ich beobachtete ihn zwei Jahre, bis er eine gemeinsame Bekannte nach meiner Telefonnummer fragte. Wir trafen uns auf einem »Sisters Of Mercy«-Konzert und landeten später in meiner Wohnung. Ich hüllte mein Schlafgemach in Kerzenschein und lockte mit Champagner. Er sprach bis zum Morgengrauen über UFOs: Auf einer einsamen Insel wollte er eine Landebahn für seine Freunde im All bauen, damit diese von weit oben erkennen könnten, daß er, Gabriel, auf sie wartete. Als ich verzweifelt begann, mich lasziv auf meinem Bett zu räkeln, borgte er sich meinen Lieblingspulli und ging nach Hause. Ihn habe ich ein paarmal wieder gesehen, meinen Lieblingspulli nicht. Ich lernte: Die Welt ist voller Wunder, und nicht alle Männer, die sich nach Mitternacht in einem fremden Schlafzimmer befinden, wollen Sex. (Trotzdem: Don't try this at home – daß der Engel sich dummerweise benahm wie einer, war eine in diesem Fall äußerst unrühmliche Ausnahme. Die meisten Männer wissen, was sie in fremden Schlafzimmern zu tun haben.) Der wahre Satz fürs Leben heißt: Wer einem Mann seinen Lieblingspulli als Trophäe überläßt, ist selber schuld.

Manchmal denke ich auch noch an den feurigen Fritz, der übrigens der zweitschönste Mann war, in der ersten Stadt, in der ich lebte. Wir verkehrten in der gleichen Bar. Beinahe im wahrsten Sinne des Wortes. Jedesmal, wenn ich dort zur Toilette ging, erhob er sich wie selbstverständlich aus der gegenüberliegenden Ecke des Raumes. Wir trafen uns im rot schimmernden Korridor zwischen Zigaretten- und Kondomautomat und küßten uns leidenschaftlich. Störend dabei war nur, daß seine Freundin in derselben Bar allabendlich hinterm Tresen stand. Ich begann meiner Mutter zu glauben. Sie sagt: Schöne Männer machen unglücklich.

Ich denke auch manchmal an Olaf, den Sparsamen. Nach der ersten Euphorie wollte er nur noch bei MacDonald's die Rechnung zahlen. (Merke: Geiz tötet jede Erotik.) Oder an Patrick, den Intellektuellen. In seinem Bücherregal thronte an exponierter Stelle ein amerikanischer Wälzer mit dem schlichten Titel »Sex«. Er dachte, das reicht, um zu überzeugen. Trotzdem habe ich nach unserer Trennung ein ganzes Jahr um ihn getrauert. (Merke: Auch Frauen sind fehlbar.) An schlechten Tagen fällt mir sogar Rainer ein. Nach einem Pils-Trinkwettbewerb hat er mich aus einem Kellerlokal die Treppe hinaufgetragen und es danach der ganzen Stadt erzählt. (Merke: Männer sind, der landläufigen Meinung zum Trotz, über die Maßen geschwätzig. Vor allem, wenn es um Frauen geht.)

Wozu das alles gut war? Erfahrungen, sagt man wohl. Jeder Mann eine neue Erkenntnis. In Deutschland gibt es 39.954.835 davon. Das macht mir angst. Dabei bin ich gar kein Mensch, der zum großen Grübeln neigt. Nur ganz selten, wenn die Sonne zu hoch steht, fragt mein Kopf nach der Stimme, die aus ihm spricht. Oder ich will meinen Globus verprügeln, weil die Welt so groß ist. Dann sage ich alle Termine ab und überlege eine Weile, wie es hier wohl aussehen wird, wenn die Insekten den Laden übernommen haben.

Herkömmliche Alltagsdepressionen, sonst nichts. Nicht zu vergleichen mit der Beklemmung, die mich überfällt, wenn ich an die unübersichtliche Unwägbarkeit der fast vierzig Millionen denke.

Habt ihr euch schon mal überlegt, wer alles ein Mann ist? Reinhard Mey, zum Beispiel. Kai Pflaume angeblich. Oder der bebrillte Briefmarkenverkäufer, der mir neulich mein Päckchen nicht geben wollte, weil ich mir selber keine Vollmacht geschrieben hatte. Alle sind sie, wenn man von der Grundausstattung ausgeht, genauso Mann wie Brad Pitt, Christoph Schlingensief oder Friedrich Küppersbusch. Oder wie Ulrich Wickert, Werner Schreyer und Guido Westerwelle. Obwohl ...

Männer, sagt meine Freundin Gloria, lassen sich exakt in zwei Kategorien einteilen: Sie sind entweder Langweiler oder Arschlöcher. Für welche der beiden Sparten frau sich entscheidet, ist eine Frage der Lebenseinstellung. (Die kann natürlich je nach Entwicklungsphase stark variieren.) Langweiler sind nett, aufmerksam, zuvorkommend, manchmal sogar ehrlich – aber langweilig. Arschlöcher sind spritzig, aufregend, unterhaltsam und draufgängerisch – aber Arschlöcher. Frau muß offensichtlich wählen zwischen prickelndem

Leid oder friedlicher Ödnis. Doch manchmal stellt sich ein vielversprechendes Arschloch schrecklich spät (am Ende erst im Bett) als hilfloser Langweiler heraus. Oder ein betuliches Teddybärchen entpuppt sich nach zwei Jahren Eheleben als libidinöser Quartalsstecher.

Um die Gefahr einzugrenzen, muß das Objekt genauer klassifiziert werden. Deswegen hier zum Auftakt eine Orientierungshilfe ohne Gewähr: zehn häufige oder herausragende Erscheinungsformen der Spezies »Mann«.

1. Der offensive Schwanzträger

Läuft vor allem in den Sommermonaten des Jahres zu Hochform auf und ist wohl auch deswegen in südlicheren Gefilden unseres Kontinents häufiger vertreten. Männer dieser Art leben auf Baugerüsten oder in Autos mit feisten Spoilern. Manchmal sitzen sie auch einfach nur in Bars und spielen mit ihren Goldkettchen. Ihr Kommunikationsspektrum ist inhaltlich stark eingegrenzt. Typische Lautäußerungen sind: »Hallo Süße, wie wär's mit uns zwei?« Oder: »Hey, Baby, laß uns ficken.« Einige pfeifen oder grunzen nur.

2. Der gemeine Schwanzträger

Ausgehend von der Theorie, daß alle Männer mehr oder minder stark gebeutelte Opfer ihres Sexualtriebes sind – eine Bewertung dieser These erfolgt später –, scheint es legitim, den Rest der geschlechtsreifen männlichen Bevölkerung zunächst mit einem Oberbegriff unter der Gürtellinie abzuhaken.

Der gemeine Schwanzträger ist die domestizierte Variante der ersten Kategorie. Seine Erziehung, seine Bildung, die Gesellschaft oder oft auch nur die Frau an seiner Seite verbieten es ihm, vierundzwanzig Stunden am Tag wie ein brünstig röhrender Hirsch durch die Gegend zu rasen. Weil man sich mit ihm bisweilen auch unterhalten kann, ist er bei Frauen beliebter als sein wilder Artgenosse. Wieviel ursprüngliche Manneskraft der ersten Kategorie hinter dem zivilisierten Auftreten des gemeinen Schwanzträgers schlummert, läßt sich nur mittels direkter Kontaktaufnahme ergründen. Erst wenn der Mann aus der Masse ein Gesicht bekommen hat, können feinere Einteilungen vorgenommen werden. Auf was man sich dabei eingelassen hat, weiß man oft erst, wenn alles zu spät ist. Nicht zuletzt deswegen ist die folgende Untergruppe die gemeinhin bekannteste.

3. Das Schwein

Das Schwein ist allerdings nicht nur die geläufigste, sondern auch am meisten überschätzte männliche Spezies. »Alle Männer sind Schweine!«, der beliebte Ausruf unserer postfeministischen Hilflosigkeit, hat ihm zu ungerechtfertigter Berühmtheit verholfen.

Alle Männer sind Schweine – wenn das Leben doch so einfach wäre! Leider sind die Grenzen zwischen Mann und Schwein auf perfide Art und Weise fließend. Will heißen: Jeder Mann kann sich blitzschnell und ohne vorherige Ankündigung in ein Schwein verwandeln und umgekehrt. Die wenigen klar erkennbaren Männerschweine sind meist praktizierende Diktatoren, Rüstungsexperten, Zuhälter und in jedem Fall alle Ex-Lover der besten Freundinnen.

4. Der Labersack

Nervtötende Errungenschaft des zwanzigsten Jahrhunderts, meist mit höherem Schulabschluß. Hat in irgendeiner Frauenzeitschrift oder Selbsterfahrungsgruppe die Legende vom »neuen Mann« serviert bekommen und weiß seither, daß man mit Frauen auch mal reden muß. Deswegen parliert er voll Engagement und Begeisterung ohne Punkt und Komma – ausschließlich über sich. Weil er gerade eine Doktorarbeit über die Psyche des Pantoffeltierchens schreibt oder sein Therapeut festgestellt hat, daß er aus einer emotional total blockierten Familie kommt, weil seine Kunst die verschütteten archaischen Strukturen der modernen Gesellschaft widerspiegelt oder sein Auto heute morgen in die Werkstatt mußte, falls man versteht.

Natürlich versteht man alles, nur hören will man es nicht, wie der angeblich aufgeklärte Mann das eigene Ego gleich einem erigierten Penis vor sich herträgt. Um nichts anderes geht es ohnehin, und das bösartigste an solch verbalem Balzverhalten ist, daß die Mittel zur Gegenwehr grausam eingeschränkt sind. Schließlich ziemt es sich nicht, »Verpiß dich, du Trottel!« zu rufen, nur weil jemand seit drei Stunden über sein Studium oder seine Kunstfertigkeit bei der Zubereitung von Sushi spricht. Die wirksamsten Mittel zur Verteidigung sind lautes Schnarchen oder die facettenreiche Schilderung der letzten heißen Nummer, die man mit einem schwarzenegger-ähnlichen Geschöpf in einem Frühlokal auf der Herrentoilette schob. Kann sein, daß man hinfort beim Labersack als niveaulose Schlampe gehandelt wird, aber das ist die beste Prophylaxe gegen all seine Kommilitonen.

5. Das Neutrum

Das Neutrum ist die Männersorte, mit der sich scheinbar am leichtesten umgehen läßt. Neutren sind Männer, denen frau nicht zuerst auf den Hintern oder die Hände schaut, sprich: Männer, die keinerlei sexuelles Interesse in uns wecken. Konsequenterweise ist ihre Zuordnung ausschließlich von der subjektiven Wahrnehmung des weiblichen Gegenübers abhängig. Man bedenke: Auch Versicherungsvertreter in lachs- oder auberginefarbenen Jacketts finden bisweilen eine wohlwollende Dame.

Schwierig wird es allerdings in den Grenzbereichen der Unterscheidung. Seid auf der Hut oder zieht zumindest den Rat der besten Freundin hinzu, wenn ihr euch dabei ertappt, den aalglatten Typ mit dem windigen Pferdeschwanz, ganz und gar ohne Haargummi, zerzaust in euer Bett zu phantasieren, nur weil er zufällig euer Sternzeichen richtig geraten hat oder fern der Heimat einen vertrauten Dialekt spricht.

Auch der umgekehrte Fall ist nicht zu unterschätzen: Es bedarf einer deutlichen Begabung zur effektiven Selbsthypnose, um den neuen Kollegen mit dem Blick von George Clooney und dem Lächeln von Jack Nicholson wider dem eigenen Empfinden als Neutrum abzuspeichern, nur weil er eine Frau und fünf Kinder hat.

Große Vorsicht sei in diesem Zusammenhang auch ausnahmsweise im Umgang mit Alkohol geboten. Deutsche Weihnachtsfeiern liefern alle Jahre wieder den schaurigen Beweis dafür, wie ein paar Liter Schnaps zuviel die Grenzen der eigenen Geschmackssicherheit ausblenden. Ganz plötzlich und letztlich ungewollt tanzen kühle Karrierefrauen dann leichtfüßig durch die Reste des Buffets, kreischen den Buchhaltern: »Let's talk about sex, baby!« ins Ohr und finden sich mit etwas Pech wenig später, verstrickt in Micky-Maus-Krawatten, unter dem eigenen Schreibtisch wieder. Fragt dann jemand: »Wie findest du mich ohne Brille?« hilft, wenn es sich nicht von selbst einstellt, nur noch ein vorgetäuschtes Koma.

6. Der Mann der Freundin

Absolutes Sperrgebiet. Die Frage: »Wie gefällt er dir?« aus dem Mund einer Frau, die euch am Herzen liegt, bedarf nicht immer einer ehrlichen Antwort. Bleibt neutral und höflich, auch wenn eure Körpertemperatur bei seinem Anblick um dreihundert Grad steigt und ihr unter normalen Umständen nur noch auf den geeigneten Moment warten würdet, eure Visitenkarte elegant und unauffällig in seinem Drink zu versenken. Keine Frauenfreundschaft hat je den Streit um einen Mann unbeschadet überstanden.

Wer Probleme mit der Selbstbeherrschung hat, dem bleibt nur die Möglichkeit, seine Freundinnen sorgfältig auszuwählen. Mit viel Glück finden sich solche wie Sabine. Die eine um die andere männliche Vogelscheuche hat sie glücklich verliebt in unsere Wohngemeinschaft geschleppt und sich gleichzeitig über die psychopathischen Wichte an meiner Seite mokiert. Der diametrale Gegensatz unserer männlichen Vorlieben war besonders hilfreich, wann immer sich ein Kandidat aus meinem Leben verabschiedete. Kein Mensch auf der Welt außer Sabine hätte mir dann besser erklären können, was an meinem Wicht so unwichtig war.

7. Der perfide Verführer

Früher verlangte ihn zu nachtschlafender Zeit ganz selbstverständlich nach einer Tasse Kaffee, und schon lange weiß er um die hilfreiche Wirkung des Alkohols. Als mein Vater noch auf Brautschau war, hieß klebrig-süßer Wein im Jungmännerjargon »Büchsenöffner«. An der Theorie hat sich nicht viel geändert. Im ausgehenden zwanzigsten Jahrhundert hat der perfide Verführer, der sich unter windigen Vorwänden nachts in weibliche Wohnungen schleicht oder Mädchen gezielt betäubt, damit sie sich praktischerweise selber flach legen, nur die Palette seiner Drogen erweitert. Statt Kaffee wartet in seiner Wohnung die letzte Gras-Zigarette, und er weiß: Für eine Prise Kokain gehen Frauen heutzutage auch mal ganz freiwillig aufs Männerklo.

Der Meister seines Faches sollte allerdings die Dosierung im Griff haben. Wer zum letzten Halali noch einen kräftigen Zug vom roten

Marokkaner nimmt, um dann mit halbgeöffneter Hose auf den Bettvorleger zu sinken, hat keine weitere Gnade verdient. Beginnt jedoch ein hübscher Unbekannter ein charmantes Gespräch mit einem Glas Champagner, lohnt es sich vielleicht doch, erst mal ganz unbelastet zu lauschen. Schließlich sind unlautere Absichten in ihrer letzten Konsequenz im Idealfall etwas sehr Schönes. Und auch ich kann nicht leugnen, daß an meinem heutigen Lebensglück in der Entstehungsphase unter anderem ein Krug Erdbeer-Daiquiri beteiligt war.

8. Der Italiener

Es sei mir vergönnt, einer kindlichen Neigung nachzuhängen und dem besten aller Südländer einen eigenen Absatz zu widmen. Eine heimliche Passion für Italien und seine Männer zu hegen, ist für die Psyche der modernen Frau in einer kalten deutschen Großstadt schlichte Überlebenshilfe. Immer dann, wenn ich an einem trüb verhangenen Montag morgen schlaftrunken die große Kreuzung vor meiner Haustür mit dem Fahrrad überquere und mir ein aufgedunsener Berliner Opel-Fahrer mit fettiger Frisur und großen Poren hinterherblökt: »Kannste nich' gucken, du blöde Kuh?!« träumt sich mein Kopf nach Mailand, Florenz oder Santa Maria di Leuca. Er hört »Ciao bella« von allen Seiten und trinkt Campari dazu.

Meine pubertäre Prägung hat viele Namen: Paolo, Fabio, Vincenzo, Massimo, Luigi, Fabrizio, Daniele, Vito... Ab meinem sechzehnten Lebensjahr fuhren alle Twen-Tours-Züge nach Italien. Jeden Sommer ließ ich mich bestaunen von schwarzen Augen, die auf Vespas fuhren. Ich vergaß meine Pickel, meine Sommersprossen, die Knubbelnase und das drohende Doppelkinn. Ich fühlte mich wie Miss Universum auf dem Höhepunkt ihrer Karriere. Männer sprangen für mich von Zwanzig-Meter-Klippen, Männer brachten mir selbstgefischte Tiere dar, Männer schnitten sich Locken aus meinem Haar und weinten bittere Tränen zum Abschied. Einer wollte mich sogar heiraten. Bestimmt ist er heute Bankangestellter, hat eine dicke Frau und viele Kinder. Bestimmt war bei jedem Verehrer nach mir sofort die nächste Touristin dran, und an meiner Knubbelnase hat die schwüle Show natürlich auch nichts geändert. Gleichwohl läßt sich die geschundene Seele einer abgeklärten Frau im akuten Notfall jenseits der Alpen am besten massieren.

Noch besser allerdings, man sucht ihn hier, den Italiener im Mann. Er kann auch ein blasser Deutscher sein, der Damen mit »Schöne Frau« begrüßt, Heiratsanträge auf Knien macht, mit Rosen um sich wirft und von Herzen um die Liebe weint. Das hat vielleicht den Vorteil, daß so einer nicht jeden Abend nach einem warmen Essen schreit und den Lebenszweck der gemeinsamen Verbindung nicht in der Zeugung einer vollständigen Fußballmannschaft sieht.

9. Der gute Liebhaber

Das Kleinod unter den Männern läßt sich leider nur nach dem Try & Error-Prinzip finden. Die Prozedur ist, wie wir alle wissen, äußerst mühselig, denn es gibt wesentlich weniger gute Liebhaber, als die Männer glauben. Äußerlichkeiten bieten dabei leider nur wenige und vage Anhaltspunkte. Natürlich, ein feuriger Blick, hübsche Hüften, schöne Hände oder gute Schuhe lassen unsere Herzen höher schlagen, doch es sollen sich auch schon Frauen mit Männern, die Fußballerfrisuren und Sandalen trugen, besinnungslos gevögelt haben. Und jedes Männermodel kann genauso eine müde Mogelpackung sein.

Gibt es irgendeine Möglichkeit, den avisierten Kandidaten vor dem Ernstfall tanzen zu sehen, kann das erste Hinweise auf potentielle Versager liefern. Zuckt der Kerl, hysterisch zappelnd, immer am Takt vorbei oder tritt er steif und starr auf einer Stelle, läßt sich vermuten, daß er auch in der Horizontalen nicht den richtigen Hüftschwung hat. Schließlich hat guter Sex auch mit Rhythmus zu tun, aber fragt mich jetzt bitte nicht, wie sich Michael Jackson in meine Theorie einbauen läßt.

Dieses spezielle Testverfahren obliegt ohnehin dem Zufall und sollte nicht mit absoluter Beharrlichkeit verfolgt werden. Bestimmt ist es falsch, nach einem behutsam ausklingenden Candle-Light-Dinner den Begleiter im nächstbesten Techno-Tempel auf die Tanzfläche zu schubsen, um dort seine Liebeskünste zu prognostizieren. Und es empfiehlt sich auch nicht, in heimelig-privater Wohnzimmerrunde eine Lambada-Orgie auszurufen, um den neuen Nachbarn mal mit dem Po wackeln zu sehen.

Wenn er nicht von selber tanzt, muß man ihn frühzeitig küssen. Denn in der ersten Vorstufe zum nächtlichen Vergnügen sortiert sich eine Menge Spreu von selbst aus. Jungs, die schlabbern wie altersschwache Rottweiler, Jungs, die ihre Zunge einem Holzpflock gleich bis in die Speiseröhre rammen, oder solche, die schmallippig versuchen, jeglichen Austausch von Körpersäften so weit es geht zu vermeiden, taugen nicht zur Erfüllung größerer Sehnsüchte. Um ihnen in diesem fortgeschrittenen Stadium wieder zu entkommen, täuscht man am besten eine akute Übelkeit vor, mit der herzlichen Versicherung, der plötzliche Brechreiz habe absolut nichts mit ihnen zu tun. Oder man sucht die Flucht durch die Hintertür. Das ist immer noch dezenter, als einen Abend mit den Worten zu beschließen: »Entschuldige bitte, du küßt wie ein weichgekochter Tintenfisch, daraus schließe ich, daß du ein lausiger Liebhaber bist, und deswegen gehe ich jetzt alleine ins Bett.«

Um die Möglichkeit zur Flucht immer und jederzeit offenzuhalten, ist es natürlich unabdingbar, die Kußprobe zu machen, bevor man mit dem Mann halbnackt in seiner (oder der eigenen) Wohnung steht. Das macht den Rückzug einfacher. Sonst findet man sich am Ende mitten in der Nacht in einer fremden Wohnung wieder und faselt vom eigenen Bügeleisen, das wohl gerade Haus und Hof abfackelt. Und was, wenn dann der schlechte Küsser ein netter Mensch ist, und anbietet, einen schnell nach Hause zu fahren?

Noch schlimmer wird es, wenn der Mann schon im eigenen Schlafzimmer liegt. Versucht mal, einem schwer erotisierten Mann um drei Uhr morgens zu erklären, ihr hättet es euch irgendwie anders überlegt, keine Kondome mehr im Haus oder Krätze im Bett. In froher Erwartung einer Ejakulation schrecken Männer nämlich vor nichts zurück. Einmal mußte ich einem aufsässigen Besucher sogar schon mit der Polizei drohen.

Sollte sich wider alle traurigen Erfahrungen letztlich ein Glücksfall im Bett finden, bindet man ihn am besten dort fest, für alle Zeit. Und hat Sex, am besten ständig. Gute Liebhaber haben nämlich leider oft die schlechte Angewohnheit, mit ihrer Kunstfertigkeit so viele Frauen wie möglich erfreuen zu wollen. Wenn das Vergnügen droht, ein zeitlich begrenztes zu sein, sollte man sich wenigstens spätere Selbstvorwürfe ersparen. Denn der Moment wird kommen, wo man wieder alleine im Bett liegt, und dann wird man sich verzweifelt fragen, warum man vorgestern mit dem besten Liebhaber der Welt nicht auf dem Frühstückstisch der WG-Küche wollte, und auch nicht hinter dem Mantelständer bei Karstadt, und wie man überhaupt jemals zu Sex mit ihm nein sagen konnte.

Es sei denn, er bleibt. Weil er die beste Liebhaberin der Welt gefunden hat. Aber dazu später.

10. Der beste Freund

Unverzichtbar als Dolmetscher und Botschafter des unergründlichen Männeruniversums. Der beste Freund reicht Taschentücher, Rotwein und gutes Essen, wenn einer seiner Geschlechtsgenossen unser Gemüt wieder einmal bedrohlich ins Schwanken gebracht hat. Er kennt die Abgründe der männlichen Seele und kann erklären, was unser letzter Lover an dem siebzehnjährigen Blondinchen findet. Wenn er ein echter Freund ist, behält er es für sich.

Beste Freunde sind vielfältig einsetzbar. Sie mimen Männerbegleitung in der Öffentlichkeit, wenn Not am Mann ist. Sie beraten in allen lebenswichtigen Fragen, die eine neue Bekanntschaft mit sich bringt. Sie wissen, daß Männer tatsächlich auf Strapse stehen und machen uns Mut zum Minirock. Beste Freunde gehen mit ins Kino, wenn sonst keiner Zeit hat, und halten unsere Hand, wenn es dunkel wird. Man kann mit ihnen kuscheln und knutschen und manchmal auch mehr. Dann sagt man vorsichtig: »Wir wollen doch unsere Freundschaft nicht kaputtmachen«, und macht es trotzdem. Meistens ist es gar nicht so schlimm. Weil man sich gut kennt und schon beim Frühstück über die letzte Nacht lachen kann.

Gelegenheitssex ist erlaubt, verlieben sollte man sich in beste Freunde nicht. Es ist zu enttäuschend, herauszufinden, daß der umsichtige Ratgeber, der die Psyche aller Standardschweine so wunderbar differenziert erläutern konnte, nur von den eigenen Erfahrungen sprach.

Bewährt hat sich aus diesem Grund, einen freundlichen Ex-Freund als zukünftigen besten heranzuziehen – vorausgesetzt, die Trennung war friedlich. Dann hat man alle Leidenschaften hinter sich und kann sich auf das Wesentliche einer Männer-Frauen-Freundschaft konzentrieren.

II. Ist ein Mann besser als kein Mann?

Das ewige Thema rotweinschwangerer Frauenrunden: Kann es ein Leben ohne Männer geben? Und: Warum eine Wärmflasche nicht immer gegen kalte Füße hilft.

Es war ein noch kühler, aber sonniger Sonntag morgen im Mai, an dem ich mich mit ein paar einflußreichen Freunden aus der Vergnügungsbranche zum frühnachmittäglichen Frühstück in einem dezenten Café verabredet hatte. Der Vorabend war lang und feucht gewesen, weil mich wieder mal niemand nach Hause geschickt hatte. Mein Kopf kämpfte mit dem Sonnenlicht, mein Magen brüllte nach Nahrung. Leicht angekatert nimmt morgendlicher Heißhunger bei mir skurrile Formen an: Ich schwankte orientierungslos zwischen Spiegelei und Weißwürsten, Pfannkuchen, Bauernschmaus oder Pizza und wäre eigentlich am allerliebsten bei Mac Donald's eingekehrt. Als die Bedienung endlich kam, blickte ich erleichtert in die Runde und sagte: »Ich brauche unbedingt etwas zwischen die Beine!«

Ich bin einiges von mir gewöhnt. Manchmal erstirbt meine Fähigkeit, mich zu artikulieren, zu einem abstoßenden »Mpffgn«. Vor allem früher ist mir das oft passiert, als ich noch für eine kleine Popzeitschrift große Stars interviewen durfte. Ich bin zweiunddreißig Jahre alt und kann kein Eis essen, ohne hinterher wie ein Säugling ohne Schutzanzug auszusehen. Ich kann nicht laufen, weil immer was in meinem Weg steht. Ich bin eine Meisterin der peinlichen Situation, die Natur hat mich dazu erzogen.

Ich hätte also alles verkraftet: das hilflose Gejapse meiner Freunde, das noch eine Stunde nach meinem kleinen Versprecher völlig unkontrolliert immer wieder in unseren Diskurs über die Tragik des modernen Kulturbetriebs hineinplatzte, genauso wie das staubtrockene Müsli, das ich nach meinem sprachlichen Ausrutscher in höchster Konfusion bestellt hatte.

Mein inneres Gleichgewicht war dennoch schwer gestört. Eine schauerliche Erkenntnis hatte sich an diesem Frühlingsmorgen auf brutale Weise manifestiert: Mangel an Sex hatte mein Sprachzentrum beschädigt. Ich war ein Opfer meiner unerfüllten Triebe, Männer beherrschten mein Leben, auch noch in ihrer Abwesenheit.

Mir fielen Geschichten ein, an die ich mich nicht mehr erinnern wollte. Ich dachte an die erfolgreiche Jungunternehmerin, bei der mein halber Freundeskreis sukzessive beschäftigt war. Ausgehalten hat es keiner lang in ihrer Firma, das niederschmetternde Urteil war unisono: »Wenn die länger keinen Sex hat, wird sie unausstehlich.«

Ich dachte an meine frühere Deutschlehrerin, das personifizierte Mahnmal trauriger weiblicher Abhängigkeit von der oberflächlichen Gunst des Mannes. In heiteren Rüschenblusen und mit rotbemalten Bäckchen ging die unbeirrbare Mittfünfzigerin eine um die andere Verlobung ein. War ihr irgendeiner zugetan, las sie uns mit süßlicher Stimme romantische Frühlingsgedichte von Rainer Maria Rilke vor. Hatte ein zweifelhafter Hoffnungsträger sie wieder mal Hals über Kopf verlassen, war es vorbei mit der zarten Poesie. In bösartigen Hysterieanfällen schleuderte sie uns Annette von Droste-Hülshoff um die Ohren, und ihre Ausbrüche gipfelten in Aufschreien wie: »Ich höre schon, wie eure Wasserköpfe plätschern.«

Der Elternbeirat und die Schulleitung senkten verschämt den Blick vor dem schrecklichen Schicksal der armen Frau. Unsere Beschwerden wurden nur hilflos registriert. Dabei hätte sie vielleicht nur den Mut aufbringen sollen, für den Rest ihres Lebens auf rosafarbene Spangen und Schleifchen im Haar zu verzichten, und der Nächstbeste wäre bei ihr geblieben.

Wir beschlossen, ihr sei nicht zu helfen, und wenn, dann war es bestimmt nicht unsere Aufgabe. Wir behalfen uns damit, regelmäßig vor Klausuren die Namen ihrer Liebhaber zu recherchieren und schickten an deren Stelle per Fleurop rote Rosen. Außerdem schwor ich beim Antlitz meiner lebenslustigen Großmutter, lieber im Kloster zu verenden als im unendlichen Männerfrust, so wie das hysterische Fräulein Wernicke. Sie war übrigens auch die erste und letzte Frau in meinem Leben, die darauf bestand, »Fräulein« genannt zu werden.

Mag sein, daß mir Männer damals, in der sechsten Klasse, ein wenig unnützer vorkamen als heute. Sie stellten Beine und fanden das lustig, hatten Pickel und Kindergesichter und machten schmutzige Witze, die sie selber noch nicht verstanden. Es schien mir wenig einleuchtend, warum man nicht auch Jahrzehnte seines Lebens gut und gerne ohne sie verbringen könnte. Soweit möglich, hatte ich versucht, diese Theorie in mein relatives Erwachsenendasein hinüberzuretten. Ich wollte Männer nehmen, wie sie kamen, und selber gehen, wann ich es für nötig hielt. Ich fühlte mich frei. Bis zu jenem Sonntag morgen. An dem die angstvolle Frage auf meinen Frühstückstisch kroch und bis zum späten Abend nicht aus meinem Kopf verschwinden wollte: Brauche ich einen Mann im Leben?

Als die Dunkelheit einen wohltuenden Schatten über mein aufgewühltes Selbst gelegt hatte, zog ich mich zur Beratung meiner Lebenskrise in die Sicherheit meiner Frauen-WG zurück. Sabine schüttelte erbost den Kopf. Sie war schon immer der Meinung gewesen, mein leidenschaftlicher Alkoholkonsum würde irgendwann böse Folgen haben. »Du hast in deinem Katerkopf eine Silbe verwechselt!

Das ist noch lange kein Grund, dein Selbstwertgefühl davon abhängig zu machen, ob dir irgendeiner dieser Vollidioten regelmäßig seinen Dödel präsentiert.« Sabine hatte vor kurzem eine fünfjährige Beziehung zu einem recht adretten Werbefuzzi beendet. Die Anzeichen dafür, daß er sie viereinhalb Jahre mit ihrer eigenen Hundesitterin betrogen hatte, ließen sich irgendwann nicht mehr leugnen. Er zeigte sich reumütig, gab jedoch die Hauptschuld dem Hund. Als Sabine ihn aufforderte, sich zu entscheiden, wurde er seltsam kühl. »Typisch Frau. Du hast von Anfang an versucht, mich unter Druck zu setzen. Das macht ihr immer. Ich liebe dich, aber ...« seufzte er und entschwand.

Sabines Sehnsucht nach männlicher Zuwendung hielt sich demzufolge in Grenzen. Meine Unsicherheit wertete sie als erstes Anzeichen des schleichenden Verfalls einer ansonsten intelligenten Frau, verursacht durch Alkohol und Drogen. Das einzige, was mir noch helfen könne, sei ein Besuch in ihrer Yoga-Gruppe, bemerkte sie barsch, köpfte entschlossen eine Flasche Mineralwasser und fuhr unsere gemeinsame Mitbewohnerin Anna an: »Was machst du eigentlich hier? Ich dachte, du wärst verabredet?«

Anna seufzte auf: »Ja, aber er hat Band-Probe. Ganz spontan, das sei wichtig für die Kunst, hat er gesagt.« Annas durchaus liebenswerter Herzensritter war ein ewiger Philosophie-Student, der lieber Popstar werden wollte. Kürzlich hatte sie nächtelang seine letzte Seminararbeit für ihn getippt, um seinen endgültigen Ausschluß aus dem Universitätsbetrieb zu verhindern. Wir alle hatten beim Frühstück am Morgen danach beeindruckt und verzückt vernommen, wie er ihr über ein zerlaufendes Honigbrot zugeraunt hatte: »Sonntag abend gehöre ich ganz dir.«

»Er meint, es täte ihm leid«, entgegnete Anna unseren funkelnden Blicken matt. »Er will alles wiedergutmachen.« »Männer machen nie was gut«, entgegnete Sabine düster. Ich fühlte mich urplötzlich unverstanden, und der Rotwein stieg mir in die Eingeweide: »Mir doch egal«, grölte ich. »Hauptsache, einer macht überhaupt mal was!« »Stimmt«, wandte die seit sechs Monaten unfreiwillig abstinente Julia ungerührt ein. »Ich bekomme schon Pilze vom Gären im eigenen Saft.« »Hohoho!« lachten wir alle, tranken weiter und wurden nicht klüger davon, aber besser gelaunt.

Das ist, wie ich finde, ein akzeptables Ergebnis für eine Diskussionsrunde, die ein existentielles Problem untersucht. Auf wichtige Fragen gibt es keine Antwort, sonst würde sie keiner mehr stellen. Braucht eine Frau einen Mann? Ja. Nein. Vielleicht. Manchmal nicht. Oder doch. Im Grunde ist alles ganz einfach: Wie man es macht, ist es verkehrt. Erfreut man sich der Vorzüge des Single-Daseins, möchte man manchmal das öffentliche Küssen per Todesstrafe verbieten und seufzt das Hohelied der Männer ins gähnend leere Federbett. Lebt man in einer sogenannten Beziehung, vermißt man die Leichtigkeit des Alleinseins und das Abenteuer jeder Nacht. Weil man sich im Laufe seines Lebens des öfteren in der einen oder der anderen mißlichen Lage befindet, seien hier die wichtigsten Gründe aufgeführt, darin zu verharren oder das Gegenteil anzustreben.

Zehn wichtige Argumente für einen Mann

1. Man hat immer warme Füße im Bett.

Ein fast unschätzbarer Vorteil jeder festen Beziehung und die zweitschönste Sache im Bett. Es ist ein ungeschriebenes Grundrecht jeder geschlechtsreifen Frau, dem Partner ihre Eisklötze zwischen die Beine schieben zu dürfen. Gute Männer wissen das. Eine Wärmflasche ist dafür ein äußerst minderwertiger Ersatz: Sie quietscht nicht so schön bei der ersten Berührung.

2. Regelmäßiger Sex sorgt für schöne Haut und gute Laune.
Es ist nicht zu leugnen: Ein ausgeglichenes Sexualleben macht einen zum schöneren und besseren Menschen. Morgendlicher Koitus hilft durch den Tag und macht unverwundbar gegenüber Postbeamten, Busfahrern, Hauswirten, Hundebesitzern, Bademoden- und Bäckereiverkäuferinnen, Aerobic-Trainern oder anderen schrecklichen Erscheinungen des Alltags. Bessere Durchblutung durch häufige Orgasmen sorgt außerdem für einen frischen und rosigen Teint, vorausgesetzt, der Partner rasiert sich regelmäßig.

3. Man muß nie wieder Bierkisten, Umzugskartons und Winterreifen schleppen.
Ein wenig alte Schule sei erlaubt: Männer sind nun mal stärker, und die Errungenschaften der Emanzipation müssen wirklich nicht so weit gehen, daß wir Frauen uns verbissen und ganz und gar selbständig die Bandscheiben ruinieren. Gut, manch eine ist stolz darauf, daß sie im Fitneß-Studio allwöchentlich schwere Eisen stemmt und deswegen auch Bierkästen unbeschwert lüpfen kann, doch wer das Glück hat, einen Partner parat zu haben, kommt sowieso nicht mehr zum regelmäßigen Training.

4. Fernsehabende sind nicht mehr einsam.
Nie wieder Sinnlosigkeit bis zum Sendeschluß. Wer mit einem Mann vor dem Fernseher hängt, sagt guten Gewissens: »Wir haben es uns zu Hause gemütlich gemacht.« Das klingt ungleich reizvoller als: »Ich bin alleine vor dem Fernseher versackt.« Und natürlich ist es auch schöner und vor allem psychisch gesünder. Weil man so nie in Versuchung kommt, nach der zigsten Wiederholung von »Mondsüchtig« mit einem Obstmesser an den eigenen Pulsadern zu säbeln, nur weil Nicholas Cage für immer unerreichbar bleibt, weil jemand umschaltet, wenn die »Lindenstraße« kommt, und weil man endlich lernt, worum es beim Fußball geht. Und an allervor-

derster Stelle: weil es hoffentlich einen guten Grund gibt, früher abzuschalten.

5. Man wird in der Öffentlichkeit nicht angesprochen.

Ist das nicht schön? Da schlängelt sich irgendein hergelaufener Schwachkopf mit feurigen Augen und besoffener Stimme neben einen an die Bar. Er versucht zu lächeln wie Tom Cruise, sieht dabei aus wie Tommi Ohrner und sagt so was wie: »Und wie heißt du?« Du öffnest den Mund, denkst noch über den passenden verbalen Tiefschlag nach, da kommt er schon, dein Supermann, der gerade nur mal pinkeln war. Er stolziert mit Siegerlächeln auf dich zu, legt dir den Arm fest um die Schulter, mustert den Zudringling und sagt: »Finger weg von meiner Freundin!« Tommi Ohrner zieht den Schwanz ein und belästigt jemand anders.

Merke: So muß das sein. Wenn Supermann den Widersacher nicht bemerkt, dich aber dafür um das nächste Bier anhaut oder dich und Tommi Ohrner anstrahlt und sagt: »Schön, daß du meinen besten Freund auch mal kennengelernt hast«, ist es Zeit, die Gesamtsituation nochmal gründlich zu überdenken.

6. Schlechtes Wetter verursacht keine Depressionen (zumindest nicht am Wochenende).

Es gibt schließlich keine bessere Legitimation für einen Tag im Bett, und – lang lebe die Platitüde – der macht mit einem Mann mehr Spaß als mit dem neuen John-Grisham-Buch oder der Wochenendausgabe der »Süddeutschen Zeitung«. Denn: Lesen kann man auch zu zweit.

7. Schokolade schmeckt besser.

Jede Art von kalorienreicher Süßigkeit verdaut sich leichter, wenn ein Kerl dich verzückt beim Naschen beobachtet. Selbstverständliche Voraussetzung dafür ist natürlich, daß periodisch auftretende Weinkrämpfe auf der Waage vom männlichen Gegenüber mit aufmunternden Halbwahrheiten kommentiert werden: »Für mich bist du schöner als Sharon Stone«, sagt er nur, wenn er dich wirklich liebt.

8. Alleine sein ist wieder schön.

Wenn es einen gibt, der dasein könnte, wird Einsamkeit zum wohltuenden Genuß. Zeit allein ist dann Zeit für sich selbst, kein verhaßtes Zwischenstadium, wo ein: »Heute mache ich es mir mal mit mir alleine nett« in selbstzerstörerischen Tarot-Orgien endet. Oder mit dem Beschluß, in der nächstbesten Bar dem nächstbesten Mann zwischen die Beine zu greifen.

9. Es gibt keine schlaflosen Nächte, weil niemand nach Hause kommt.

Ein seliges Schnarchen von der anderen Bettseite signalisiert besänftigende Sicherheit: Die Suche hat ein vorläufiges Ende. Da liegt einer, nach dem du jederzeit greifen kannst. Der ist warm und grunzt, riecht manchmal nach Bier, zieht dir die Decke weg und kehrt dir den Rücken zu. Aber morgens lächelt er dich an und sagt, er liebt dich.

10. Man spart 249 Mark für den neuen E.T.Special mit rotierenden Prickelperlen und seitlichem Klitoris-Schnäbler.

Für 249 Mark gibt es immerhin schon ein paar anständige Schuhe. Oder auch »Jason«, den »Mann für gewisse Stunden, für Sie und Ihn, mit praller, vibrierender Lustrute und oraler und analer Liebesöffnung«. Da haben dann beide was davon.

Zehn wichtige Argumente gegen einen Mann

1. Jeder hübsche Männerpo ist eine potentielle Zukunftsperspektive.

Gebt es zu, jede Frau kennt es. Das beklemmende Gefühl, das dir den Hals zuschnürt, wenn der vielversprechende junge Mann, den du drei Monate mit aller Vehemenz und Raffinesse umgarnt hast, nach deinem Lieblingsgericht fragt, deine Mutter kennenlernen will und sich erfolgreich bei deinen Freundinnen einschleimt. Wenn du merkst: Jetzt meint er es auch ernst.

Und dann fällt dir als nächstes dieses Muttermal an seiner Oberlippe auf, von dem du gar nicht weißt, ob es an der Oberlippe des Mannes, mit dem du den Rest Deines Lebens oder wenigstens die nächsten drei Monate verbringen willst, sitzen darf. Und du überlegst, was wohl wäre, wenn Gregory Peck auferstünde und um deine Hand anhielte, und ob er das überhaupt tun würde, wenn da das Muttermal wie ganz selbstverständlich bereits an deiner Seite steht. Und wenn es schon nicht Gregory Peck sein würde, dann vielleicht zumindest der Barkeeper mit dem Silberblick, der dich schon immer so angeschaut hat; zumindest bis jetzt, weil es noch kein Muttermal gegeben hatte. Du überlegst, ob du auf Parties noch wild in die Gegend gucken darfst, und was das wenn für einen Sinn macht.

Ein Mann zieht dich aus dem Verkehr (mit anderen), und jeder Flirt ist dann wie Baden mit Neopren-Anzug: Die Temperatur stimmt nicht, und das wahre Erlebnis bleibt einem vorenthalten. Es macht nur Spaß, Männern hinterherzugucken, wenn man sie dabei ins eigene Bett phantasieren kann, und Frauenabende werden lustiger, wenn man über Jungs spricht, deren Unterwäsche man nicht schon seit drei Jahren kennt.

2. Man kommt nicht in die Versuchung, Orgasmen vorzutäuschen.

Wir wissen alle, daß es nicht korrekt ist, aber daran gedacht hat jede schon mal. Weil es dann einfacher wäre, pünktlich ins Büro zu kommen, weil wir Rückenschmerzen haben oder Minderwertigkeitskomplexe, oder weil wir wollen, daß er uns für ein unbezähmbares Sex-Monster hält. Die Situation erübrigt sich, wenn der Grund dafür fernbleibt und wir auf uns alleine angewiesen sind. Sich selber braucht man nun mal nichts vorzuspielen.

3. Man hat Samstag nachmittag Zeit zum Shoppen.

Wenn dir auffällt, daß dein Schuhschrank langsam verwaist, und du die letzten drei markanten Veränderungen an der gerade aktuellen Absatzform schlichtweg übersehen hast, lebst du bestimmt in einer festen Beziehung. Männer brauchen einfach zuviel Zeit, gerade am Wochenende, wo sich frau über den aktuellen Stand der Preispolitik bei H&M informieren muß (Wann kostet das schlecht genähte Glitzerblüschen endlich nur noch zehn Mark?) und die sinnvolle Anlage ihres nächsten Monatslohns zu planen hat (Kann ich mir die kniehohen Free-Lance-Stiefel und die nächste Miete leisten, und wer borgt mir dann das Geld für die Miete?). Männer mitzunehmen ist meistens unmöglich, und die neuen Ladenöffnungszeiten bieten auch keinen befriedigenden Ausgleich (oder habt ihr schon mal in den jämmerlichen zwei Abendstunden, die einer berufstätigen Frau maximal bleiben, etwas gekauft, das ihr wirklich braucht – von Grundnahrungsmitteln und Alkohol mal abgesehen?).

4. Deine Frauenzeitschriften gehören nur dir.

Der Psychotest ist ausgefüllt, das Kreuzworträtsel gelöst, und das gesamte Produkt fleddert unter dem gemeinsamen Bett, schon einen Tag, nachdem du es gekauft hast. Wer zuerst zum »Spiegel« greift, wenn ein Mann im Haus ist, sieht sein Frauenheftchen erst mal nicht mehr. Er verschlingt dann Kosmetiktips und Klitoris-Reportagen, ganz als wüßte er nicht, was eine Zielgruppe ist. Wenn er fertig ist, gähnt er und sagt: »Ungeheuerlich, was da für ein Scheiß drinsteht. Wollt ihr Frauen so was wirklich lesen?«

5. Man wird in der Öffentlichkeit angesprochen.

Ist das nicht schön? Da schlängelt sich irgendeine hergelaufene männliche Schönheit mit feurigen Augen und betörender Stimme neben einen an die Bar. Er versucht zu lächeln wie Tom Cruise, sieht dabei aus wie Johnny Depp und sagt so was wie: »Und wie heißt du?« Du öffnest den Mund, kannst nicht mehr denken und sagst: »Oh.« Und es macht erst mal gar nichts, wenn das Gespräch nicht so weitergeht. Denn du hast alle Zeit der Welt. Du bist allein. Und kein geprotztes Revierverhalten eines müden Langzeit-Lovers kann dir die Tour vermasseln. Supermann steht vor dir und nimmt deine Hand. Wenn du Pech hast, bildet er sich ein, er müsse den Rest deines Lebens auf dich aufpassen.

6. Sinnlose Diskussionen bleiben aus.

Es scheint wissenschaftlich erwiesen: Frauen und Männer sprechen verschiedene Sprachen. Im einfachen täglichen Umgang fallen diese Differenzen weniger auf. Wörter wie »Bier« oder »trinken«, »Rechnung« oder »zahlen«, »zu mir« oder »zu dir« bereiten Männern gemeinhin keine Verständnisschwierigkeiten. Jedoch stellen sich Probleme ein, wenn die Konversation auf komplexere Bereiche übergreift. »Liebe«, »Beziehung«, »Zukunft«: Der Mann zuckt die Schultern, die Frau will trotzdem darüber reden. Wenn man lange genug aneinander vorbeigeredet hat, gibt es am Ende meistens noch Streit. Man könnte das ganze auch Zeitverschwendung nennen.

7. Depressionen lassen sich besser pflegen.

Die Welt ist schlecht, dein Bauch tut weh, die Sonne scheint zu hell oder gar nicht, und dein Konto winselt nach mehr. Du denkst an Harakiri oder den Eintritt in eine Sekte. Und was macht er? Er hat sich den Zehennagel eingerissen oder schweren Schnupfen. Egal was, Hauptsache, er hat was. Sein Leiden ist natürlich ungleich schlimmer als alle deine Beschwerden, und damit er euch nicht zum Doppelselbstmord treibt, hörst du zu jammern auf. Wer in seinen Schmerzen schwelgen möchte, tut das besser ohne Mann.

8. Karriere und Figur bleiben in Top-Form.
Natürlich. Das Leben kann so einfach sein. Da kommt ein sympathischer Schwanzträger in unser Dasein geschneit, und die Zukunft stellt keine Fragen mehr. Nur die Liebe zählt. Was ist das Klingeln eines Weckers gegen das Singen aller Geigen in einem schwer gestörten Frauenkopf? Der Terminkalender wird außer Gefecht gesetzt, der Fitnessplan sowieso. Wer, der immer Sex hat, braucht schon Sport, was ist ein Karriere-Kick gegen einen Orgasmus? Irgendwann beneidet man die Kolleginnen um ihren Job, die Freundinnen um ihre Figur und fängt wieder von vorne an.

9. Es gibt keine schlaflosen Nächte, weil niemand nach Hause kommt.
Wer keinen Mann hat, muß auf keinen warten. Liegt man alleine im Bett, hat man beruhigende Sicherheit: Keiner belügt und betrügt mich, keiner sagt »ein Bier« und meint »fünf«, keiner sagt »gleich« und meint »später« und keiner will einen unbedingt noch kitzeln, wenn er nachts nach Hause kommt.

10. Man hat mehr Zeit für seine Freundinnen.
Der größte Konflikt im Leben einer Frau: Wie bringe ich mehrstündige Telefonate und multiple Orgasmen in einem Tag unter – und das siebenmal pro Woche? Die liebste Freundin braucht dringend erste Hilfe in Sachen Herzschmerz, der Liebste schreit nach Liebe. Vor diese Entscheidung gestellt, kann man nur Fehler machen. Und ist, wenn man Pech hat, irgendwann alle beide los.

III. Der Mann, wo ist er eigentlich?

Ein Jagdbrevier für sexuelle Durststrecken: Wen finde ich wo, und wann lohnt es sich zurückzulächeln?

Zahlen sind mehr als trügerisch. 39.954.835 Männer alleine in Deutschland wecken im Bedarfsfall falsche Hoffnungen. »Hey«, denkt sich unbedarft die Frau auf Freierins Füßen, wenn ihr mal wieder der Sinn nach unsittlichen Berührungen oder unberechenbaren Beziehungen steht. »Da wird doch auch einer für mich dabeisein.« Und sie tuscht sich die Wimpern und geht zum Bäcker, in der Hoffnung auf ein neues Lebensglück. Sie strolcht durch Tag und Nacht, sammelt Telefonnummern, hohle Köpfe und verheiratete Seelen und kommt irgendwann zu dem Umkehrschluß: »Es gibt keine Männer mehr. Zumindest nicht für mich.«

Mit guten Männern ist das so wie mit der Polizei (auch wenn es sonst keinerlei Anlaß gibt, diese und jene miteinander zu vergleichen): Sie sind nur da, wenn man sie gar nicht brauchen kann. Eine andere ebenso unnütze Weisheit, die sich daraus ergibt, ist die logische Folge: Wer sucht, findet nicht.

Stimmt leider trotzdem. Ich kenne Frauen, die erfolglos ganze Millionenstädte einer systematischen Rasterfahndung unterzogen haben. Mich eingeschlossen. Am Ende angekommen, bleibt bloß noch der Umzug. Sind alle Koffer gepackt, die Wohnung nachvermietet und die Katze verkauft, läuft einem zu guter Letzt die große Liebe vor den Laster. Und dann ist es möglicherweise zur Umkehr zu spät, selbst wenn man noch rechtzeitig bremsen kann.

Nun gut, es geht auch weniger dramatisch. Wenn man nicht jedes Jahr den Wohnort wechseln kann, muß man sich öfter mal unverbindlich umsehen in seiner kleinen Welt. Und so tun, als suche man gar nicht. Damit überlistet man nicht nur sich selbst, sondern vielleicht auch noch das Schicksal. Es lohnt übrigens nicht, überall nachzusehen. Vergeßt Techno-Clubs (man sieht dort nichts), Herren-Toiletten (man will nicht gleich alles sehen) und vor allem Single-Parties (am Ende sieht euch dort jemand).

Fünfzehn Orte und Gelegenheiten, einen Mann kennenzulernen oder auch nicht

1. Öffentliche Veranstaltungen nach Einbruch der Dunkelheit

Grundsätzlich muß hier zwischen Orten und Versammlungen unterschieden werden, die entweder a) der geistigen Erbauung dienen (Lesungen, Vorträge, Volkshochschulen etc.) oder b) dem ungehemmten Laster und Vergnügen (muß ich wirklich Beispiele nennen?).

zu a) Wer alleine zu Vorträgen oder in die Volkshochschule geht, sollte auf jeden Selbstbetrug verzichten. Vor allem, wenn das Thema des Abends »Zum Geschlechtsleben der Menschenaffen« heißt oder der gebuchte Kurs »Partnermassage« ist. Der Erfolg solcher Aktionen ist zweifelhaft, der reine Nutzwert von Bildungsveranstaltungen liegt doch eher im intellektuellen Bereich. Will heißen: Nachts, wenn der Vollmond tobt, in kargen Mehrzweckräumen zu sitzen, lohnt sich nur, wenn man wirklich Italienisch lernen will.

zu b) In regelmäßigen Abständen verbreiten angeblich frauenfreundliche Zeitschriften das Gerücht, an Orten, wo getrunken, geraucht, gelacht, getanzt, gekifft, gekokst, am Tresen geplaudert und auf Toiletten gevögelt wird, also in ganz normalen Clubs, Kneipen und Bars, ließen sich keine anständigen jungen Männer kennenlernen.

Das wäre natürlich sowieso kein Grund, nicht mehr dorthin zu gehen. Darüber hinaus ist es schlichtweg gelogen. Vielleicht sind die Urheberinnen des periodischen Mißverständnisses dafür zu alt oder zu jung, wollen ihre Töchter vor Schlimmerem bewahren oder arbeiten mit dem Bundesgesundheitsministerium zusammen.

Vielleicht bin ich aber auch nur ein Ausnahmefall, und mein Lebenswandel ist an allem schuld. Vielleicht wollte ich auch keine anständigen Männer. Ich jedenfalls habe fast alle meine Männer in Clubs, Kneipen oder Bars kennengelernt. Mit dem Rest hätte ich mich nicht begnügen wollen. Natürlich lauern in öffentlichen Lokalitäten alle Gefahren der freien Wildbahn. Es ist dunkel, laut, und die Sinne sind umnebelt. Aber es muß ja auch nicht gleich alles auf der Toilette passieren. Eine Telefonnummer tut es für den Anfang auch.

2. Private Anlässe

Im Idealfall sind Privatparties gut vorsortierte Spielwiesen mit realer Trefferquote. Vorausgesetzt, ihr geht nicht zum monatlichen Kegelabend eurer Schulabschlußklasse oder zur Platinhochzeit der netten älteren Herrschaften von nebenan. Durchschnittliche Besäufnisse im mehr oder minder intimen Rahmen, also Einladungen von Freunden oder von Freunden von Freunden, sollten hingegen nie ausgelassen werden. Man trifft dort oft auf gleichaltrige Gleichgesinnte, und proportional zum abnehmenden persönlichen Vertrautheitsgrad mit den Gastgebern nimmt hoffentlich die Dichte der unbekannten oder noch nie erprobten Männer zu.

Der private Rahmen schafft zudem fröhlich-plumpe Vertrautheit von jeder zu jedem. Schlechte Musik/warmes Bier/überfülltes Klo/heiße Luft/komische Drogen – gemeinsame Anknüpfungspunkte zum Gesprächseinstieg bieten sich zuhauf. Der strategisch günstigste Punkt dafür ist die Küche. Besonders Skrupellose erkämpfen sich einen Platz neben dem Kühlschrank und positionieren ein bestrumpftes Bein ganz zwanglos diagonal vor dessen Tür. Daran kommt keiner vorbei. (Und es ist unauffälliger und gesünder, als sich in der kalten Badewanne auf den Sekt- und Weinflaschen zu aalen.)

Kontakt ergibt sich sozusagen von selbst, zu seiner Intensivierung stehen auf privaten Feiern praktischerweise gleich die Schlafzimmer der Gastgeber zur Verfügung. Vorsicht allerdings, wenn sich auf fremden Betten Mäntel und Handtaschen stapeln. Gewiefte Wohnungsbesitzer erklären oft inoffizielle Party-Zimmer zur Garderobe, um anderen den Spaß am eigenen Futon zu vermiesen. Die Gegenstrategie ist simpel: Ihr dürft euch nur nicht stören lassen.

Pocht jedoch auf die Autonomie der eigenen Entscheidung. Einladungen, die von sorgenvollen Freunden oder Freundinnen mit Sätzen verbunden werden wie: »Du mußt unbedingt kommen, wir haben auch Xaver Sorgenbrecher eingeladen. Den wollte ich dir so lange schon einmal vorstellen. Ihr wärt so ein hübsches Paar, und dir würde es doch auch so guttun, mal wieder...«, sind kategorisch abzulehnen. Es gibt kaum etwas Demütigenderes als auf einer Party diejenige zu sein, die demjenigen schon immer mal vorgestellt werden sollte, denn meistens weiß er das auch, zusammen mit ein paar anderen hundert Gästen. Ganz abgesehen davon, daß keiner außer einem selbst beurteilen kann, ob es einem guttun würde, mal wieder... Vielleicht hat man ja gerade eben oder will überhaupt nicht.

Trotzdem gibt es eine Menge angeblich wohlmeinender Menschen, die sich ständig berufen fühlen, obskure Verbindungen zu stiften. Ich kenne keinen Fall von Kuppelei, der sich für die Betroffenen wirklich lohnte. Entweder hat das Gemauschel selbsternannter Glücksbringer die Entstehung hoffnungsvoller Liebesbeziehungen nachhaltig behindert, oder man hat gänzlich verzweifelte Menschen einander in die Arme getrieben, die sich normalerweise nicht einmal den kleinen Finger gereicht hätten. Beschwerden nimmt danach natürlich keiner entgegen.

Erklärt deswegen den freundlichen Wohltätern, daß ihr euch dem lieben Xaver, gesetzt den Fall, er ist ein scharfsinniger Millionenerbe mit Grübchen im Kinn und Schalk im Nacken, bestimmt auch selbst vorstellen könnt. Notfalls mit Hilfe eines hübschen Dekolletés, das ihr auf Parties mit vielversprechenden Junggesellen ohnehin immer offen zu tragen pflegt.

Und bewahrt euch diese Souveränität im Geiste bitte auch bei der verhängnisvollsten Art von privater Veranstaltung, zu der Freunde einen zwingen können: Ein paarmal im Leben wird man eben doch zu einer Hochzeit eingeladen. Besonders unglückselig ist das in Zeiten des Alleinstands. Wenn euer Gemüt gerade bedenklich schwankt, nehmt lieber einen neutralen Begleiter mit. Beste Freunde eignen sich dazu hervorragend (siehe Kapitel I, 10).

Ganz klar, Hochzeiten sind blöd, konservativ und kitschig. Keiner von uns hat es nötig, einem Mann das ewige Ja-Wort abzuringen. Keine will sieben geschenkte Espresso-Maschinen und dazu originelle Gedichte aus der Verwandtschaft hören. Doch dann sitzt man plötzlich mittendrin in so einer fröhlichen Feiergesellschaft, weil es die beste Freundin erwischt hat. Schön sieht sie aus, mit Blumen im Haar und einem seltsamen Leuchten im Gesicht, das ihren sonst so spöttischen Blick überstrahlt. Irgendein Saal ist voll mit irgendwelchen Leuten, die alle dieses seltsame Leuchten vor sich hertragen. Sie feiern ein Fest für die ewige Liebe. Käme ein Unbeteiligter von draußen herein, würde er vielleicht sagen, die ganze Gesellschaft grinst einfach blöd. Einschließlich dir.

Hochzeiten sind der perverseste Mechanismus zur grund- und sinnlosen Emotionalisierung jeder denkenden Frau. Gestern noch Millionen-Deals abgeschlossen, den Chef ausgehebelt oder die Habilitation eingeheimst, hopst man einen Tag später nach einem Brautstrauß in die Höhe. Man juchzt über lästige Kinder, die tote Blumen streuen, und schluchzt mit irgendeiner frischgebackenen Schwiegermutter um die Wette. Warum, das weiß der Henker.

Zwischen all den relativ harmlosen Peinlichkeiten lauert jedoch eine echte Gefahr: Angefixt von der kollektiven Hoffnung auf ewiges Liebesglück, lächelt man (oft forciert durch unkontrollierten Alkoholgenuß) irgendwann jeden an. Leider meistens mit Erfolg. Ein ganzer Saal im Hochzeitsfieber strahlt wohlwollend und allwissend, wenn man als alleinstehender weiblicher Gast die zehnte Polka in Reihe mit dem Steuerberater des Bräutigams tanzt. Das eigene Hirn, von dreistöckiger Tortencreme verklebt, liebäugelt mit dem knochentrockenen Buchhalterheinz. Die Freundin im Brautgewand grinst dazu, weil sie hofft, im Hafen der Ehe bald nicht mehr alleine schippern zu müssen.

Es gilt, am Ende nicht einer schrecklichen Kettenreaktion zum Opfer zu fallen, nur weil einen der allgemeine Paarungsrausch übermannt hat. Nicht nur, weil kein Mensch auf die Frage: »Und wo habt ihr euch kennengelernt?« gerne kichernd antwortet: »Auf der Hochzeit von Freunden.« Sondern, weil man sich in diesen Nächten in einem eindeutig unzurechnungsfähigen Zustand befindet. Würde man sonst Polka tanzen? Oder, wie meine Freundin Lydia, einen Naturwissenschaftler in sein Bett lassen? Sie hat ihn auf einer Hochzeit kennengelernt, es soll sehr romantisch gewesen sein. Er sah gut aus, war sportlich und lachte nett. In der zweiten Woche ihrer Liaison begann er Schlafanzüge im Bett zu tragen und Socken. Und das ist noch das Harmloseste, was einem passieren kann.

3. Universitäten und andere Lehranstalten

Ein bei weitem überschätzter Vorteil von Kontaktbörsen wie Universitäten und anderen höhergestellten Lehranstalten besteht rein äußerlich darin, daß einem dort kein Junge ohne Abitur begegnet. Das bedeutet jedoch leider keinesfalls, daß die universitäre Zone frei von Idioten ist.

Im Gegenteil, sinnvolles Anbandeln auf dem Campus gestaltet sich meistens recht mühsam. Der freie Blick ist von Labersäcken (s. Kapitel I, 4) verstellt, selbst im weltlichen Leben durchschnittlich charmante Männer lassen sich in wissenschaftlich geschwängerter Luft auf peinlichstes Bildungsgebalze ein. Es ist wenig stimulierend, wenn einem ein Mann in der dreiundzwanzigsten Relativ-Windung des zentralen Gedankens seines zweistündigen Referates über seine persönliche Neuinterpretation von James Joyces »Ulysses« beschwörend in die Augen blickt und danach für seinen akademischen Mut gelobt werden will. Von solchen läßt man sich lieber nicht in die Cafeteria lotsen.

Vielversprechender sind die, die bereits in der dritten Unterrichtseinheit den Anschluß an den Stoff verloren haben, weil sie lieber private Liebessonette dichten. Nicht für die Schule, für das Leben lernt man schließlich. Mit solchen kann man über einer Dose Cola gemeinsam in Vormittags-Vorlesungen dösen und im weiteren Verlauf der Kommilitonen-Beziehung selbige einfach schwänzen. Das Studium vergißt sich wie von selbst, arbeitslose Akademiker gibt es schließlich schon genug. Wer andere Pläne hat, behilft sich mit einer größeren Weisheit: Uni und Sex haben nichts miteinander zu tun. Darum läßt man es dort am besten bleiben.

4. Berufliches Umfeld

Zur allgemeinen Orientierung helfen zunächst die hierarchischen Strukturen. Schließlich ist es ein gewaltiger Unterschied, ob man beim Chef auf dem Schreibtisch liegt, mit einem Teamkollegen zu

Abend ißt oder den neuen Lehrling vernascht. Egal für welche der zahlreichen Varianten, die ein erfolgreiches Berufsleben einem bietet, man sich entscheidet: Liebe am Arbeitsplatz ist im eigenen Interesse mit äußerster Diskretion zu betreiben und außerdem nur dann, wenn es sich gar nicht vermeiden läßt. Wohlgemerkt, wir sprechen von Liebe, Lust und Leidenschaft. Es sei hier nur der Vollständigkeit halber erwähnt: Hochschlafen gilt nicht, niemals.

Begegnungen aus ehrlichen Beweggründen sollten wohlüberlegt sein. Wachsame Kollegen registrieren mit Wonne alles, was nach fremder Unterwäsche riecht. Der Aufwand lohnt sich wirklich nur, wenn daraus ein vorläufiges Lebenswerk wird. Andernfalls kann man fast sichergehen, daß der liebe Kollege irgendwann herumblökt, der größte Stecher im Betrieb zu sein. Für einen selber bleibt dann der Part der Schlampe aus dem vierten Stock. Damit ist man bei der weiblichen Belegschaft unten durch und für den Rest der Männer Freiwild.

Doch auch, wenn der hübsche Jungmanager Eheversprechen macht, sind alle Konsequenzen sorgfältig zu überdenken. Denn ist das spannende Vorspiel vorbei, gähnt einem der Alltag doppelt so heftig ins Gesicht. Zusammen aufstehen, waschen, anziehen, zusammen arbeiten, essen, schlafen. Es gibt romantischere Momente im Leben eines jungen Paares, als morgens gemeinsam mit der U-Bahn ins Büro zu schaukeln, hintereinander in der Kantine Schlange zu stehen oder sich auf Betriebsfeiern den Billig-Sekt um die Ohren zu hauen. Wenn alles vorbei ist, hat das Büro zum zweiten Mal Gesprächsstoff, und man sieht sich immer noch täglich. Im Extremfall hilft nur noch kündigen, und kein Mann ist das wert. Zumindest nicht, wenn man es tut, um ihn nicht mehr zu sehen.

5. Urlaub

Hegt keine falschen Hoffnungen: Ein Mann auf Reisen kann nicht mehr als eine erfreuliche Zwischenlösung sein. Dabei macht es keinen Unterschied, ob Ihr mit dem Sexbomber nach Jamaica fliegt oder im Club Med Ringelpietz mit Anfassen spielt. (Oder doch: In Jamaica sind die Jungs schöner.)

Der Urlaubsfreund kommt in der Regel aus einer anderen Stadt/Land/Kontinent, ihr kennt ihn nur mit oder ohne Badehose (in der Winter-Variante: mit oder ohne Schneeanzug), und er kennt euch nur gut gelaunt. Der Ferien-Liebhaber gehört zu einer gelungenen Single-Reise wie das Flugticket, nur für den Rückflug braucht man ihn nicht. Mal ganz ehrlich: Was ist mit all den hübschen Muscheln, Seesternen und glitzernden Steinchen passiert, die ihr jemals in eurem Leben von verdreckten Stränden geklaubt habt? Ihr habt sie irgendwann weggeschmissen. Eben. Wie die Urlaubsbekanntschaften. Weil zu Hause ein Leben wartet und keine Fototapete.

Ladet ihn nicht ein, fahrt ihn nicht besuchen. Der Mann, der surfen konnte wie Neptuns leibhaftiger Sohn, wird euch seinen Psychiater vorstellen und seine Ex-Freundin, und beide werden identisch sein. Bei euch zu Hause wird er die Möbel verrücken oder die Welt verbessern, er wird zum Autisten mutieren oder zum Alkoholiker. Am besten, ihr zieht um, bevor er erscheint, oder gebt ihm gleich die falsche Adresse.

Aber das kommt ja alles erst später. Grundsätzlich ist natürlich gar nichts dagegen einzuwenden, mit einem fremden Mann unter sengender Sonne zwei Liter Chianti/Rioja/Bordeaux/Ouzo/Rum oder sonstige Nationalgetränke wegzukippen, sich besinnungslos im wogenden Nachtmeer zu wälzen oder gegenseitig mit einem Moskitonetz zu fesseln. Wenn man alleine in Urlaub ist, macht man das am besten sogar jeden Abend, sonst wär's ja kein Urlaub gewesen. Seelenmassage und Sex in der Ferne zum Ausgleich für die kargen Zeiten zu Hause sind immer und allezeit erwünscht und erlaubt. Dispositionskredite wurden eigens dafür erfunden.

6. Parks und öffentliche Grünflächen

Ich spreche hier natürlich vom Tagesbetrieb. Wer nachts sein Männerglück in Parkanlagen sucht, geht einer pervertierten Suizidneigung nach, da kann mein Briefkastentanten-Geplauder garantiert nicht mehr helfen. Aber auch vor Sonnenuntergang auf öffentlichen Rasenflächen nach dem perfekten Liebhaber und Freund zu suchen, ist wenig aussichtsreich. Die Dichte an Nervfaktoren ist einfach zu groß: zu viele Hundebesitzer, zu viele Menschen, die glauben, daß es schön ist, im Sommer mitten in der Stadt zu braten, und vor allem: zu viele Männer, die keiner haben will. Die liegen da rostbraungebräunt auf ihren karierten Wolldecken und spähen hinter der neuesten Ausgabe von »AutoMotorSport«, »Spiegel« oder »Lettre« nach Frischfleisch.

Solchen bietet man sich nicht an, aber sie folgen einem trotzdem auf die Bänke im Schatten der Bäume, zu denen man sich flüchtet vor Hundescheiß und Testosteron. Manche setzen sich neben dich, tun ganz artig und fragen die schlimmste Frage, die man einer Frau an einem Sonntag nachmittag im Park stellen kann: »Was liest du da?« Was man liest, ist komplett egal, selbst das praktische Handbuch der radikalen Feministin mit vielen Tricks und Tips zur effektiven Kastration wirkt nicht abschreckend. Nein, ehrlich, man will im Park keine Männer kennenlernen, dort geht man nur hin, wenn man schon einen hat. Wer das nicht glaubt, zieht am besten sofort los, mit diesem Buch unterm Arm, den Titel gut sichtbar. Schreibt mir nicht, was passiert ist – vielleicht würde ich mich doch verantwortlich fühlen.

7. Cafés

… sind leider nach wie vor die einzigen Gastronomiebetriebe, wo eine Frau alleine nach hübschen Nichtstuern Ausschau halten kann, ohne daß jeder sofort spekuliert, daß sie eben das tut. Sich ohne irgendeine Begleitung abends in Bars oder Restaurants aufzuhalten, wird immer noch als eine Aufforderung zur öffentlichen Vergewaltigung gewertet oder als fatalistisches Zeichen weiblicher Selbstaufgabe.

Wie wohlig ist es dagegen im Kaffeehaus: Man kann ein kleines Loch in die »Frankfurter Allgemeine Zeitung« bohren oder in die »Financial Times« und in aller Seelenruhe die Welt beobachten. In Cafés darf man alleine sein, und keiner trägt, so wie im Park, nur Badehosen. Das schafft gesunde Distanz, die nötig ist, um am helllichten Tag zivilisierte zwischengeschlechtliche Kontakte aufzunehmen. Viele Menschen machen das, auch Männer. Von Zeit zu Zeit nimmt man die Zeitung ein Stück herunter und wirft einen Blick über den Rand an den Nebentisch, wo der schöne Mann beim dritten Milchkaffee sitzt. Vielleicht lächelt er zurück, vielleicht guckt er vorbei, vielleicht geht er sofort oder gibt einen aus. Verliert man die Nerven, dann verschwindet man wieder hinter dem schwarz-weißen Vorhang.

Café-Nachmittage sind die Trockenübung für den Ernstfall: ein stilles behutsames Vergnügen, Flirtschule im Selbstversuch, ohne großes Risiko. Es kann nicht viel passieren – nachmittags fragt in der Regel keiner: Gehen wir zu mir oder gehen wir zu dir? Wenn gar nichts passiert, kommt man ein andermal wieder. Vielleicht wohnt der Mann hinter der »Süddeutschen« in der gleichen Gegend, vielleicht schreibt er irgendwann seine Telefonnummer auf ein Zuckertütchen, vielleicht liest er morgen die »Bild« oder bringt seine Freundin mit. Dann geht man einfach eine Straße weiter.

8. Öffentliche städtische Verkehrsmittel

Erste Kontakte erfordern ein Mindestmaß an verfügbarer Zeit. In innerstädtischen Verkehrsnetzen ist die selten gegeben, mehr als ein Lächeln, das den Tag verjüngt, ist bei einer U-Bahn-Fahrt nicht zu holen. Doch auch das ist selten genug. Öffentliche Verkehrsmittel sind kein Spaß, keiner fährt da freiwillig mit. Unsereins bekommt dort eher den Stinkepimmel irgendeines perversen Trevirahosen-Trägers in den Rücken gepreßt, als aus der grauen Masse Mitreisender das Strahlen eines Adonis zu erhaschen. Eine durch und durch deprimierende Angelegenheit. Fahrt lieber Fahrrad, das macht schöne Beine.

9. Die Bahn

Eine meiner Pubertätsphantasien: Zu mir ins kuschelige Abteil steigt Mister Right, zieht die Vorhänge zu, und ab geht der Zug. Gefällt mir auch heute noch, die Vorstellung. Nur der Bundesbahn offensichtlich nicht. Mit dem massiven Einsatz von Großraumabteilen wirkt sie der Fleischwerdung meiner Jugendträume entgegen. Bleibt trotzdem die Zugfahrt, um Erfahrungen zu sammeln, wohl oder übel im offenen Waggon. Leider kann man sich nur selten seinen Platz aussuchen.

Eine Zugfahrt ist immer lehrreich: Manchmal sitzt man zwischen Mädchen, die gerade vom Sportunterricht kommen. »Hast du Susi in der Umkleide gesehen?« kichern sie sich an. »Sie hatte so roten Spitzenscheiß an. Von ihrem Freund....« »Mmmmgnffff. Ey, so was würde ich nie anziehen.« Und man ahnt, daß man auch mal so war, als man noch BeeDees trug oder »Einen für alle«.

Manchmal sitzt man neben einer streng dreinblickenden Oma. Sie liest die »Bäckerblume«, als wären es Börsenberichte, und packt bei der Hälfte der Fahrt einen Apfel und ein Obstmesser aus. Den Rest der Strecke ißt sie sehr sorgfältig ihren Apfel. Und man weiß, daß man niemals so sein wird. »Weil die jungen Leute keinen Krieg erlebt haben«, sagt die Oma.

Manchmal sitzt man bei Menschen mit Mundgeruch oder zu langen Beinen. Niemals sitzt man neben einem attraktiven Mann. Nicht, daß es in Zügen keine Männer gäbe. Es gibt ganz viele, oft treten sie sogar in Gruppen auf. Stämmige Montage-Arbeiter, die fremde Sprachen sprechen, euphorisierte Bundeswehrheimkehrer, von denen man leider jedes Wort versteht. Keiner um eine freundliche Ansprache verlegen. »Höhö«, sagen sie oder schlicht »Rülps«, wenn man sich an ihnen mit Übergepäck vorbeischiebt, und dabei weichen sie keinen Zentimeter von der Stelle. Still hofft man, daß eine Ecke des Koffers zufällig auf die richtige Stelle trifft.

Der attraktive Mann, das Phantom jeder Zugfahrt, hätte einen noch vor dem nächsten Bahnhof in den Speisewagen entführt, gepflegte Getränke bestellt und mit klugen Gesprächen die ermüdende Fahrt verkürzt. Er sitzt immer im anderen Waggon. Man hat ihn gesehen, im Vorbeigehen. In seiner Nähe war kein Platz mehr frei.

10. Flughäfen

Wunderbare Drehscheiben der Kosmopoliten dieser Welt. Wenn ich groß bin, werde ich auch dazugehören. Mit einem Rimowa-Köfferchen in der gepflegten Hand werde ich mit schnellen Schritten, so ausladend wie mein Jil-Sander-Kostüm es gerade noch zuläßt, handytelefonierend durch hochpolierte Hallen hetzen. Um mich lauern Armani-Wölfe in der Business-Class, kippen alle Whiskey. Ich nippe Kaffee, denn ich habe zu tun. Immer und überall. Sehe keine Männer, habe keine Zeit, weiß ohnehin schon über alles Bescheid.

Ich weiß jetzt schon eine ganze Menge: wie der Kaffee-Automat in Wartehallen funktioniert, wo die Zeitungen liegen, und daß geübte Vielflieger immer am Gang sitzen. Aber es reicht noch nicht, um einen Flughafen-Mann kennenzulernen. Immer noch sehen sie mich an, als wüßten sie alle, daß ich zur Arbeit mit dem Fahrrad fahre, Champagnerperlen bei mir noch Erregung, nicht Magenschmerz verursachen und Miles & More immer weniger wird.

Irgendwie auch egal, denn hätte man ihn, den ersehnten Smalltalk mit einem Zweireiher, hoch über den Wolken zwischen Gummibrötchen und Heringssalat, man könnte sich schon morgen nicht mehr an ihn erinnern. Männer, die viel fliegen, sehen alle gleich aus. Anzug, Krawatte, Wirtschaft, Industrie. Alle anderen (Glatze, Zopf,

Turnschuhe, Lederjacke, Pseudo-Jugend, voll im Trend) wichteln in der Kreativ-Branche. Alle sind geschäftlich unterwegs, davon sprechen sie besonders gerne. Die Freundlicheren helfen einem beim Handgepäck.

Da, wo sie hinfliegen, haben sie viel zu tun, deswegen kann man sie dort nicht treffen. Da, wo sie herkommen, warten ihre Freundinnen. Ihre Beziehungen sind langwierig und konstant, schließlich sind sie nie zu Hause. Sollte euch im Luftraum zwischen München und Hamburg trotzdem das Verlangen auf euren Nebenmann plagen, nehmt ihn lieber gleich auf der Flugzeugtoilette. Das ist wahrscheinlich die einzige Chance, in seinem bewegten Leben und seinem Filofax einen nachhaltigen Eindruck zu hinterlassen.

11. Der Supermarkt

Die Legenden der Moderne: Es gibt die Spinne in der Yucca-Palme, den toten Opa auf dem Dach des geklauten Autos, die abgerissenen Finger im Kofferraum und den Aufriß im Supermarkt. Der Flirt über dem Einkaufswagen ist in einer Zeit, in der jeder alleine einkaufen geht, ein wirklich schönes Märchen. Aber auch nicht mehr als das. Alle Frauenzeitschriften haben irgendwann versucht, uns die Details zu erläutern: Am Inhalt des Wagens könne man den richtigen Typ erkennen, also sehen, ob der Mann, der ihn schiebt, ein ganz harter Tiefkühlpizza-Kerl ist, ein Gemüse-Dynamiker oder ein Nutella-Softie. Und man würde dann vor dem Konservenregal ganz locker ein Gespräch mit ihm beginnen, über politisch korrekten Thunfisch. Samstag vormittag soll die beste Zeit dafür sein, weil die Single-Dichte in Supermärkten dann am höchsten ist.

Wissen die Menschen, die so was verbreiten, eigentlich nicht, daß man um diese Zeit noch gar nichts sieht und vor allem gar nicht gesehen werden will? Daß es gerade dann den höchsten Aufwand an Konzentration erfordert, Zwiebeln von Pampelmusen zu unterscheiden und keinen Hundekuchen statt Kekse zu kaufen? Die einzige Kontaktaufnahme, die dort um diese Zeit zwischen normalen Menschen möglich ist, sind fahrbare Drahtkorbkollisionen. An guten Tagen sagt dann jemand: »Entschuldigung.« An schlechten Tagen sagt keiner was, außer der Kassiererin: »Neunsechzigmarkvierundfuffzich, bidde!« Und: »Die Bananen müssen se aber noch abwiegen.« Mehr will man auch nicht hören, weil einem die Haare noch hinter der Brille hängen und man gerade bemerkt hat, daß am schluffigen Samstagvormittags-Pulli noch das Müsli vom letzten Wochenende klebt. Wenn man andernfalls nicht verhungern müßte, dann würde kein Mensch freiwillig einen solchen Ort betreten, schon gar nicht Samstag vormittags. Und niemand, niemand, niemand will dort anbandeln. Sollte es Ausnahmen geben, möchte ich sie auf gar keinen Fall kennenlernen.

12. Ämter und Behörden

Vielleicht die Kontaktbörse der Zukunft: neulich auf dem Arbeitsamt... Und er sagt zu ihr: »Man hat mir die Stütze gekürzt.« Ich weiß, lustig ist das nicht und unerotisch außerdem.

Doch selbst wenn es nur das Einwohnermeldeamt ist oder die KFZ-Zulassungsstelle, Orte also, an denen man durchaus mehrere Stunden seines Daseins in großer Gesellschaft verbringt: Auf schmierigem Linoleum zwischen blaßgelben Wänden im Menschenmief wabern kaum romantische Gefühle.

Sein charmantes Lächeln hebt man sich hier lieber für die Männer auf, die hinter den Glasscheiben und Bretterbuden sitzen. Die mit der Allmacht des Stempels und irgendeiner wichtigen Mütze auf dem Kopf haben manchmal ein weiches Herz, das ganz und gar empfänglich ist für die lapidarste Grundstufe weiblicher Verführungskunst. Um einen reibungslosen und nervenschonenden Umgang mit ihnen zu gewährleisten, ist jedes Mittel recht. Und das ausnahmsweise, weil sie Männer sind, die man nicht wiedersehen will.

13. Straßenverkehr

Ein kurzer Flirt an Verkehrsknotenpunkten ist immer ein netter Zeitvertreib, wenn das Autoradio kaputt ist. Im allgemeinen ist jedoch die Dauer einer Ampelphase zu kurz, um die Herren auf der Nachbarspur genau zu taxieren. Und entgegen der weitverbreiteten Annahme vieler männlicher Autofahrer lassen sich nicht alle (ich möchte sogar hoffen, nur äußerst wenige) Frauen von einem Kasten Blech blenden. Nichts gegen einen schwarzen Porsche, wenn Bruce Willis oder so was ähnliches darin sitzt. Dann wäre eine kleine Verfolgungsjagd zwar hoffnungslos, aber trotzdem einen Versuch wert. Oder man könnte sich das Kennzeichen notieren und so Adresse, Familienstand und Vermögensverhältnisse des Fahrers eruieren. Oder ganz einfach und heftig die Stoßstange touchieren. Wegen des Inhalts wohlgemerkt, nicht wegen der Verpackung.

Dabei ist jedoch grundsätzlich zu überlegen, wie weit man der Neigung eines Mannes, ein Gaspedal als direkte Verlängerung seines Geschlechtsorgans zu empfinden, überhaupt entgegenkommen will. Grinst einer nett aus einem Kleinwagen und würgt als nächstes seinen Motor ab, kann man bedenkenlos zurücklächeln. Läßt er jedoch seinen Polo dramatisch aufheulen, um gleich darauf, beflügelt von eurem Anblick, drei Radfahrern den Weg abzuschneiden, seid froh, den Mann und sein Auto nur noch von hinten zu sehen. Schließlich kann man die Zeit an der Ampel auch für sinnvolle Beschäftigungen nützen, vorausgesetzt, der Rückspiegel ist so eingestellt, daß man jederzeit in erster Linie sich selbst sehen kann. Und laßt euch bloß nicht von Gehupe stören, wenn die Kontur des Lippenstiftes noch nicht richtig sitzt.

14. Bekanntschaftsanzeigen

Ein trauriges Kapitel, ich weiß es aus Erfahrung. Bestimmt sind Anzeigen sinnvoll, wenn eine Fußfetischistin, geile Sklavin, zügellose Domina oder heiße, unersättliche Strapsträgerin ist und das ihren bisherigen Liebhabern irgendwie nicht überzeugend vermitteln konnte. Dann schließt man wohl weitere Mißverständnisse lieber von vornherein aus. Soweit das geht. Denn nur, weil man seine Ansprüche per Chiffre in irgendeinem pseudoliberalen Stadtheftchen formuliert, heißt das ja noch lange nicht, daß der Student, der diese Zeitung liest, sich gerne die Füße küssen läßt, die Peitsche schwingt, auf Würgemale steht oder jeden Tag Strapse frühstückt. Was ihn aber möglicherweise nicht davon abhalten wird, trotzdem zu antworten.

In jungen Jahren habe ich mit einer ausgelassenen Frauenrunde ein Feldexperiment gewagt. Nach dem Genuß von mehreren Flaschen mittelprächtigem Sekt beschlossen wir, eine Kontaktanzeige zu entwerfen und in nämlicher Nacht noch abzuschicken, um uns selber vor wohlüberlegten, nüchternen Handlungen am nächsten Morgen zu bewahren. Der Text lautete: »Drei Mädchen suchen dreihundert schöne Männerfotos.«

Zwei Wochen später bekamen wir ein paar Bilder von häßlichen Schwänzen und eine schriftliche Einladung zu einem dreigängigen Menü, das der Absender uns am Weihnachtsabend kredenzen wollte (Zitat: »Ich lade mir gern Mädchen ein.«). Außerdem ein paar Zeitungsschnipsel, die Helmut Kohl, Heinrich Böll, Mickey Mouse und Gerd Fröbe als Glöckner zeigten, mit den erklärenden Worten eines weiteren kontaktarmen Briefeschreibers: Er könne kein Foto von sich schicken, er sähe sich selber als Mensch, nicht als Mann.

Seither bin ich der festen Überzeugung, daß Kontaktanzeigen die Hoffnungen ihrer Urheberinnen nicht erfüllen können. Auch die umgekehrte Methode läßt wenig Platz für Träume. Ich wette, der »vollschlanke Kumpeltyp«, der »neugierige Psychologie-Student«, der »kluge Kopf« und der »niveauvolle Akademiker« laufen draußen vor der Tür zu Tausenden herum. Und wenn ich sie da treffe, kann ich sie mir wenigstens vorher ansehen.

15. Internet

Das heilbringende Netz der Netze hilft heute in allen Lebenslagen. Eigentlich klingt das ja ganz gut. Gesetzt den Fall, man hätte mal so richtig die Schnauze voll von allem, was nach Mann riecht, schmeckt oder aussieht. Und trotzdem irgendwie Lust auf was Gegengeschlechtliches. Dann geht man einfach chatten. Im Internet gibt es keine lästigen menschlichen Gesichter mehr, keinen Mundgeruch und keine feuchte Aussprache. Nur Punkt, Punkt, Strich und Klammer, das reicht. Keine Körper, nur Namen, und die sind nicht echt. Man schreibt sich anständig Schweinkram und wird dabei nicht rot. Man erzählt sich alles, und jeder versteht's. Ganz andere Menschen sind das, die im Internet, ganz anders als im richtigen Leben.

Wo die nur alle herkommen, und was machen die, wenn der Strom ausfällt? Setzen sie sich dann in die Besenkammer und warten, daß die Welt untergeht? Verlieren die auch mal die Nerven, oder haben sie auch Pickel im Gesicht?

Man trifft sich jetzt auch außerhalb mit seiner Netzbekanntschaft, habe ich gelesen. Klingt spannend, könnte ja auch ein Serienmörder sein, der unter dem hübschen Namen Lovey Dovey seit Wochen mit mir elektronisch Süßholz raspelt. Oder ein hundertfünfzig Kilo schwerer Wurstverkäufer. So was soll schon passiert sein. Aber es läßt sich vermeiden: Man trifft einfach niemanden mehr. Masturbiert in trauter Zweisamkeit mit seinem Computer und wird wahnsinnig. Punkt, Punkt, Strich, Klammer. So ist das in modernen Zeiten.

IV. Haben Lügen Haare auf der Brust?

Was meint der Mann, wenn er von Liebe spricht? Sind Softies auch Schweine oder alle Männer einfach gleich? Oder: Zeig mir den Typ, der meine Telefonnummer verdient.

Manchmal passiert es. Einfach so. Und hinterher weiß man gar nicht, wie es dazu kam. Dann spricht man mit einem Mann, den man gar nicht kennt. Viele andere Leute sind auch noch da. Aber die sieht man gar nicht mehr. Frauen, die mal Freundinnen waren, machen hinter seinem Rücken obszöne Gesten und kichern sich blöde. Warum steht man nicht bei ihnen? Da steht man doch sonst immer. Heute nicht. Heute steht man neben einem wildfremden Mann. Warum? »So wie du mich angeguckt hast«, raunt der Mann. Ach so. Man hat ihn angeguckt. Am Ende hat man dabei den lasziven Blick versucht, den man sich selber manchmal aus Jux beim Zähneputzen zuwirft. Aber der hat doch noch nie funktioniert?! Ein Freund hat mal was von Frauen mit diesem unmißverständlichen Ich-will-heute-nacht-noch-gevögelt-werden-Blick erzählt. Hoffentlich hat man nicht aus Versehen den aufgesetzt. Aber man weiß ja gar nicht, wie der geht. Oder doch? Der Mann jedenfalls spricht mit einem. Da kann man ihm schließlich ebensogut zuhören, ein bißchen lächeln und beim

Trinken über den Glasrand blinzeln. Die Freundinnen trifft man sowieso gleich auf dem Klo.

Am Anfang sind Männer noch fremder als fremd. Und Frauenhirne tasten sich verstört durch einen Wirrwarr von Äußerlichkeiten, wenn einer, den man aus der Ferne betrachtet hat, plötzlich näher kommt. Er raucht die richtige Zigarettenmarke. Gut. Die Hose sitzt zu eng. Schlecht. Seine Augen lachen. Gut. Er hat ein Grübchen im Kinn. Schlecht. Seine Haare sind struppig. Gut. Aber die Finger zu dick. Schlecht. Seine Schuhe sind schön. Gut. Die Sonnenbrille eher peinlich. Schlecht.

Dann macht der Kerl den Mund auf – ein neues Risiko. Was kommt da raus? Fistelstimme oder Vollton? Und vor allem, was kommt da wirklich raus? Der große Hirnriß, die falschen Filme, ein kleines Geplauder oder große Worte? Wer ist der Mann, der mit mir spricht? Ist er von gestern, oder bleibt er mir bis morgen früh?

Hinterher fragt immer irgendwann jemand: Wie habt ihr euch eigentlich kennengelernt? Das wüßte ich manchmal auch zu gerne. Wo und wie ich Mark, den selbstgefälligen Egomaniker, Tom, den neurosengebeutelten Jammerlappen, oder Frank, die sorglose Kasperlepuppe, aufgelesen habe. Wie sie, und ein paar andere Männer, die mir das Leben wirklich schwer gemacht haben, die erste Hürde zu meinem Herzen genommen haben. Und wo in diesem zündenden Moment die vielgepriesene weibliche Intuition war. Schließlich hätte ich ihnen auch einen Tritt geben können statt meiner Telefonnummer, die Aufforderung zum Walzer (Mark) einfach ablehnen (wo ich sowieso nicht anständig tanzen kann) oder den Geburtstagskuß eines Unbekannten auf meiner eigenen Feier (Tom) schlichtweg ignorieren. Ich wünschte mir später oft, ich hätte es getan.

Fest steht nur eines: Der Verlauf der ersten Kontaktaufnahme mit einem vordergründig interessierten Mann ist nicht unbedingt repräsentativ für den Fortgang der sich daraus entwickelnden Geschichte. Mark, der Walzertänzer, legte einen überbordend romantischen Schwung aufs Parkett und verblaßte innerhalb weniger Wochen zum apathischen Abziehbild. Tom, der Stadtneurotiker, versenkte seinen Blick bereits am ersten Abend vertrauensvoll bis zum Zehenspitz in mich. Dummerweise hat er mich danach nie mehr angesehen. Frank machte die besten Witze der Welt. Später wollte er plötzlich ernst genommen werden.

Dabei sei im Grunde alles ganz einfach, so hat mir ein entfernt bekannter, hierzulande nicht unbedeutender Schauspieler unlängst erklärt: »Es geht nur ums Ficken.« Die Mädchen lieben ihn vor allem wegen seines knuffigen Kindergesichts und der klaren, blauen Augen. Er liebt die Mädchen für was anderes. »Klar, reden muß man auch. Am Anfang, bis man beim Ficken ist. Dann ist mit Reden Schluß. Dann wird gefickt. So ist das bei Jungs. Alles andere ist gelogen.«

Also keine Illusionen mehr. Er gibt dir Feuer und will mit dir ins Bett. Er fragt nach deinem Namen und will mit dir ins Bett. Er holt dir was zu trinken und will mit dir ins Bett. Er erzählt von seiner Grünpflanzensammlung und will mit dir ins Bett. Er will nächste Woche ins Kloster und will mit dir ins Bett. Er schwärmt von seiner Ex-Freundin und will mit *ihr* ins Bett (notfalls nimmt er auch dich). Der Gedanke ist ja, mit Verlaub gesagt, grundsätzlich ganz in Ordnung. Oder wolltet ihr mit den Jungs bis ans Ende aller Tage Essen gehen, Sonntag nachmittags den Zoo besuchen und eure Lebensentwürfe austauschen? Na also. Die Motivation ist bei allen Beteiligten die gleiche. Das ist doch schon mal beruhigend. Bleiben nur noch eine Million anderer Mißverständnisse.

Vor allem, wenn die Angelegenheit konkreter wird, tauchen eine Menge Fragen auf: Wie schnell geht man ins Bett, wie oft wiederholt man den Spaß, und was hat man sonst noch so alles miteinander vor? Die Meinungen darüber gehen oft weit auseinander, und schon steckt man mittendrin im alltäglichen Chaos zwischen Mann und Frau. Fühlt sich verunsichert oder verarscht und weiß nicht mehr weiter. Am Ende weint man vielleicht sogar und versteht die Welt nicht mehr, weil der Terminator, der sich gerade mit metallenem Lächeln ohne Frühstück und Telefonnummer verabschiedet hat, gestern abend noch auf Knien Nat-King-Cole-Klassiker vorgetragen hatte, als man andeutete, lieber alleine nach Hause zu gehen. Schmerzen, die solche Kurzzeitstecher bereiten, sind die überflüssigsten der Welt und quälen trotzdem ganz gemein. Leider gibt es nur wenig und völlig unzureichende Methoden und Anhaltspunkte zur Früherkennung von notorischen Herzensbrechern und gefährlichen Frauenverachtern.

Ausnahmsweise empfiehlt es sich hierbei, der öffentlichen Meinung zu folgen. Ist ein Mann als Parade-Penetrator in der ganzen Stadt verschrien, dann stimmt das meistens. Es gibt wenig gute Gründe, seinen Unterleib jemandem zu Füßen zu legen, der seinen Weg mit Mädchenherzen pflastert. Und es ist eine schaurig phantasielose Ausrede vor sich selbst, es trotzdem zu tun, weil man angeblich glaubt, genau die richtige Frau zu sein, um den Durchschnitts-Don-Juan nachhaltig zu domestizieren. Die statistische Chance, im Leben eines Mannes, der seit Eintreten der Geschlechtsreife pro Jahr über hundert Frauen vernascht (das macht, bis er dreißig ist, schon mindestens 1500 Opfer), ausgerechnet die eine zu sein, an der er kleben bleibt, ist so gering, daß man es lieber gleich sein läßt. Abgesehen davon, daß kaum vorauszusagen ist, was aus Jägern und Sammlern wird, wenn man versucht, ihren Trieb zu fokussieren (Todlangweiler, Massenmörder oder einfach nur untreue Ehemänner?).

In neunundneunzig Prozent solcher Fälle ist das ungetrübte Hochgefühl beim »Nein«-sagen besser als der zweifelhafte Höhepunkt, den einem Rudi Rammler bereiten könnte. Bei manchen Männern reicht es, gefragt zu werden. Man wird sich später dafür dankbar sein. Hätte ich damals mit Manfred, dem göttlichen Zwei-Meter-Mann, der aussah wie Kens böser Bruder, wäre ich möglicherweise eines Morgens beim Zeitunglesen vor Wut an einer Herzattacke gestorben. Manfred hatte mich einmal frühmorgens in einer Nachtbar mit Champagner gefüttert und sich dann höflich erboten, mich nach Hause zu fahren. Ich war neunzehn, ließ mich chauffieren und bin trotzdem alleine in den Aufzug gestiegen. Warum, weiß ich nicht mehr genau. Ich glaube, ich wollte einfach nicht bei Sonnenaufgang mit einem Mann, der fast doppelt so groß war wie ich und gerade für eine Getränkerechnung mehr bezahlt hatte als ich für einen Monat Miete, auf meine Schaumstoffmatratze sinken. Das war mir irgendwie suspekt. Außerdem hatte er mich gefragt, ob ich ihn peitschen wolle.

Ein paar Tage später war Manfred in der Zeitung, auf der ersten Seite. Neben seinem Gesicht stand in großen Buchstaben: »Münchens größter Playboy vor Gericht: 'Ich hatte 1.000 Frauen'.« Eine der Glücklichen, ein ehemaliges Playmate, hatte ihn wegen Vergewaltigung angezeigt. Manfreds Verteidigung war so einfach wie ergreifend: »Ich lebe seit drei Jahren in dieser Stadt und habe bestimmt mit tausend Frauen geschlafen. Alle haben es freiwillig gemacht, einige sogar darum gebeten. Ich habe es nicht nötig, jemand zu vergewaltigen.« Über Manfreds Glaubwürdigkeit in dieser Sache möchte ich mir hier keine Gedanken machen. Er ist, glaube ich, freigesprochen worden. Ich meinerseits war erleichtert, nicht Nummer 1001 bei diesem Herrn gewesen zu sein.

Leider werden die Manfreds dieser Welt nicht immer öffentlich in der Zeitung enttarnt, und unglücklicherweise sind viele von ihnen trotz ihrer charakterlichen Mängel unbestritten sehr charmant. Perfekte Manfreds fordern die ganze Selbstbeherrschung jeder sinnesfreudigen Frau. Wenn nicht vorher, dann wenigstens danach.

Die weniger Geübten unter ihnen entlarven sich freundlicherweise selber. Weil der tumbe Trieb irgendwann ihre zivilisierte Schale durchbricht. Sie sagen dann, wenn das Gespräch über gute Filme, gute Musik oder wenigstens gute Klamotten zu lange dauert, überzeugende Sachen wie: »Hey Hübsche, komm mit zu mir, ich besorg's dir wie noch niemand zuvor.« Zu solchen kann man höflich und ohne großes Zögern »Nein danke« sagen. Und hat dabei garantiert nicht das Gefühl, etwas versäumt zu haben.

In der Grauzone der Männer, die dann noch übrigbleiben, wird es allerdings schwierig, zu differenzieren. Solange es noch keine zuverlässigen tragbaren Röntgengeräte mit telepathischer Zusatzfunktion gibt, kann man leider immer wieder an schüchterne Philosophen geraten, die, während sie sehr herzig über ihre eigenen Unzulänglichkeiten beim Fahrradfahren referieren, einen Hardcore-Porno im Kopf abspulen. Mit dir in der Hauptrolle versteht sich. Oder man fällt auf traurige Wölfe herein, die mit leeren Augen über Einsamkeit klagen und im Geiste die weiblichen Bekanntschaften der letzten Woche zählen.

Es gibt Männer, die lügen und merken es noch nicht mal. Das sind die, die hinterher immer sagen: »Ich war ehrlich zu dir.« Bei so viel schwammiger Masse kann es keine Regeln für den ersten Umgang geben. Alle Empfehlungen, die folgen, sind rein subjektive Erfahrungswerte.

Es lohnt sich wahrscheinlich nicht, das erste Gespräch mit einem Mann fortzusetzen, wenn...

- er zur weiteren Gestaltung des Abends einen Biertrinkwettbewerb vorschlägt.(Ich habe mal einen gewonnen. An alles weitere kann ich mich nicht mehr erinnern.)
- in seinen Ausführungen pro Satz mehr als zwei Frauennamen vorkommen. (Es ist kein mildernder Umstand, daß er sie alle beim Namen kennt.)
- beim Bezahlen die Fotos von sieben Kindern aus seiner Brieftasche fallen, er verlegen grinst und sagt: »Das sind meine Geschwister.«
- er irgendwann sagt: »Du bist eigentlich gar nicht mein Typ, aber...« (Männer, die Frauen in Typen einteilen, meinen damit meistens Pamela Anderson.)

- er über seine eigenen Witze lacht. (Obwohl die wirklich schlecht sind.)
- er direkt in dein Ohr spricht, obwohl es gar nicht laut ist. (Zärtliche Gefühle am Ohr hegt man nicht für Männer, die man noch gar nicht kennt.)
- er über seine Sekretärin, seine Mutter oder die Barfrau lästert. (Wer will schon die nächste Frau sein, mit der er Probleme hat?)
- er fragt: »Was machst du heute noch?«, bevor er deinen Namen wissen will. (Weil ihn der Name gar nicht interessiert, nur das Geschlechtsteil, was dazu gehört. So einer ruft dann später im Bett: »Ooooh Baby, ich komme!« Lieber nicht.)
- er selbstvergessen flüstert: »Ich liebe die Farbe deiner Augen«, wenn du eine Sonnenbrille trägst.

(Der Mann hat das falsche Register in seiner geistigen Anmachspruchkartei gezogen. Wahrscheinlich wollte er sagen: »Dein Lächeln ist umwerfend.« Gähn.)

- er vom nächstbesten Klogang ein Päckchen Kondome mitbringt. (Nichts gegen Safer Sex, aber alles gegen den plumpen Wink mit dem Zaunpfahl – in seiner Hose.)
- er von einer kürzlichen Trennung spricht. (Weil kürzliche Trennungen meistens kurz sind.)

Es kann sich lohnen, das erste Gespräch mit einem Mann fortzusetzen, wenn...

- er die Härchen auf Deiner Nase im Gegenlicht bewundert. (Das macht ihn auf jeden Fall vertrauenswürdiger als jemanden, der sofort für deine geilen Titten schwärmt.)
- seine Hände zittern, wenn er dir Feuer gibt.(Gut, vielleicht ist er auch auf Entzug, aber man muß schließlich positiv denken.)
- er sein Glas umwirft, obwohl ihm so was sonst nie passiert. (Man

muß dankbar sein für jede peinliche Situation, die einem vorweggenommen wird.)

- er rot wird. (Es passiert so selten.)
- er über deine Witze lacht. (Weil die schließlich wirklich gut sind.)
- er zuhört und Fragen stellt. (Statt nur über sich zu reden und in deinen Ausschnitt zu glotzen.)
- der Kellner schon aufstuhlt und er es nicht bemerkt.(Weil er mit Konsequenz und Konzentration seine Ziele verfolgt.)
- er Gedichte für dich aufsagt. (Weil sowas noch nie vorgekommen ist.)
- er vom letzten Geld deine Zigarettenmarke kauft. (Solange er dabei nicht so etwas sagt wie: »Alle schönen Frauen rauchen Gauloises blondes.«)

V. Kommunikationsmittel und andere Grausamkeiten

Wer ruft wen an und warum nicht? Der Fluch der modernen Zeiten, oder: Wirf nicht gleich das Handy ins Klo.

Das Leben jeder geistig vitalen Frau ist von Unsicherheiten und ungeklärten Fragen geprägt. Schicksalhafte Ambivalenzen, die immer wieder fundamentale Entscheidungen von uns fordern: die Wahl der richtigen Partei, die Wahl der passenden Haarfarbe, liegt man lieber oben oder unten, ist Weihnachten wirklich doof, kann man es ertragen, sein Leben in maßloser Dekadenz zu fristen, und: Bekommt er meine Telefonnummer oder nicht?

Im Laufe eines Morgens/Mittags/Abends (je nach Gesprächssituation) drängt sich die bange Frage irgendwann unausweichlich auf. Wenn er, der halbwegs Unbekannte, alle Geschmackshürden und Stilfragen gekonnt gemeistert hat, also weder laut rülpste, noch versuchte, dich in der ersten halben Stunde in die Brust zu kneifen, und dich auch nicht mit einer Einladung zu einem Herbert-Grönemeyer-Konzert oder einem Fahrrad-Marathon ködern wollte. Und wenn deine unverbesserliche Libido, zusammen mit der nicht therapierbaren psychischen Fehlleistung, unerschütterlich auf das Glück des Lebens zu hoffen, Hirn und mühsam erkämpfte Erfahrungswerte einfach außer

Gefecht setzt: Dann will man sich am Ende wiedersehen. Zumindest glaubt man das jetzt noch.

Und so steht irgendwann dieser hohle Satz im Raum: »Laß uns telefonieren.« Der so klingt, als sei der Vorgang etwas Gleichberechtigtes, Ausgewogenes, eine Kommunikation, bei der sich Menschen in der Mitte treffen. Stimmt aber nicht. Einer muß immer anrufen. Einer ist immer der Arsch.

Es müssen goldene Zeiten gewesen sein, bevor ein Schotte namens Alexander Graham Bell auf die Idee gekommen ist, Schallwellen in Form von elektrischen Signalen durch Kupferdrähte zu schicken. Was hat man vor der Erfindung des Telefons wohl gesagt bekommen, wenn es um die nächste Verabredung ging: »Darf ich Ihnen einen Boten schicken, Madame?« Oder besser gleich: »Mein Kutscher holt Sie ab, mit Verlaub. Wir machen eine Landpartie, wenn es der Gnädigsten recht ist.« Vielleicht empfing man rosa Briefchen mit parfümierten Schleifchen, die zu geheimen Treffpunkten einluden, an denen man zu früh seine Unschuld verlor. Oder ein Minnesänger trällerte zum nächsten Date. In Ordnung, man durfte dafür damals keine Hosen tragen, und wenn man den Rock für den Falschen hob, war man ein gefallenes Mädchen und das Leben so gut wie gelaufen. Aber wenigstens war man nicht auf Gedeih und Verderb dem scheußlichen Ton oder dem grausamen Schweigen eines windigen Kunststoffapparates mit Hörer und Tasten ausgeliefert.

Das Telefon ist der natürliche Feind des Selbstbewußtseins und des Seelenfriedens einer jeden Frau. Weil wahrscheinlich neunundneunzig Prozent aller Verabredungen über einen schmuddeligen Hörer vereinbart werden. Doch die Schwierigkeiten beginnen schon viel früher. Am Anfang war die Telefonnummer, und das ist, wie eingangs schon erwähnt, das allererste Problem.

Im großen Elferrat meiner Freundinnen und Gewährsfrauen (der ungefähr identisch ist mit der Palette meiner Ex-WG-Genossinnen) ist die Frage nach dem richtigen Umgang mit eigenen und fremden

Telefonnummern Anlaß einer ewig währenden Grundsatzdiskussion mit unvereinbaren Positionen.

Warum Sabine glaubt, daß es besser ist, die Nummer des Mannes zu notieren

Sabine, in diesem Buch schon ansatzweise als relativ kompromißlose Pragmatikerin bekannt, traut Männern nicht viel zu. Deswegen möchte sie es ihnen auch nicht überlassen, die Geschicke einer neuen Bekanntschaft maßgeblich zu steuern. Sabine gibt niemals ihre Nummer heraus, bevor der neue Mann nicht mindestens schon dreimal ihre Füße und anderes mehr massiert hat. Frauen, die zu schnell mit ihrer Visitenkarte werfen, glaubt sie, fordern den männlichen Leichtsinn heraus. Sabine pocht auf ihre Erfahrungen: »Männer verschusseln Nummern oder lassen sie sich von ihrer Freundin aus der Brusttasche ziehen. Sie verwechseln Zettelchen, halten dich für die dumme Schlampe von vorgestern, fragen dich deswegen als erstes am Telefon, ob du schon wieder geil wie ein wildes Tier bist und wundern sich, wenn du auflegst. Das war es dann mit der hoffnungsvollen neuen Bekanntschaft. Außerdem rufen sie nie an, wenn du willst, aber bestimmt dann, wenn du gerade mit deinem besten Freund gemütlichen Gelegenheitssex hast.« Weil Sabine nicht gerne keuchend und stöhnend mit potentiellen Liebhabern telefoniert und überhaupt der Meinung ist, daß wichtige, möglicherweise Sex nach sich ziehende Telefonate mit viel Sorgfalt vorzubereiten sind, ruft sie lieber selbst an.

Damit erspart sie sich außerdem, wie sie souverän ganz nebenbei bemerkt, das Martyrium des Wartens auf einen Telefonanruf. Bevor Sabine zum Hörer greift, vollführt sie ein Ritual, das meine Morgentoilette bei weitem in den Schatten stellt. Sie badet und ölt sich, illuminiert Duftlampen um den Telefontisch, hüllt sich in einen seidenen Morgenrock und meditiert eine halbe Stunde vor den Wählknöpfen. Sie muß in sich ruhen, sagt sie, um ihre Weiblichkeit nach außen tragen zu können. Sie baut innere Stärke auf, sagt sie. Das soll gegen hilfloses Gekicher und Gestotter helfen.

Fast jedesmal, wenn Sabine tief Luft holte und endlich ausladend zum Hörer griff, um ihre ganze innere Stärke durch ein Kabel zu schicken, kam die so mühevoll geballte Energie bei einem Anrufbeantworter an. Dann hat Sabine doch wieder gestottert, auch noch auf Band. Und statt Gekicher konnte der Adressat außerdem Geprustе hören, von uns, den freundlichen Mitbewohnerinnen, die manchmal nur erleichtert waren und vielleicht auch ein klein bißchen schadenfroh, daß Sabines Patentrezepte nicht immer funktionierten.

Warum Julia glaubt, daß es besser ist, dem Mann die eigene Telefonnummer zu verraten

Sabine sagt, daß Julia ihre eigene Theorie nur entwickelt hat, weil sie zu schwach sei, die aktive Rolle im Telefonspiel glaubwürdig durchzuziehen. Als Sammlerin männlicher Telefonnummern auf Parties würde Julia wahrscheinlich schon auf der Heimfahrt per Handy die ersten Angriffe starten. Ihre Kärtchen zu verteilen und artig auf Anrufe zu warten, sei reiner Selbstschutz, um sich nicht der liebesbedürftigen Lächerlichkeit preiszugeben.

Julia erwidert darauf meist beleidigt, daß Sabine ihre Nummer nur deswegen nie herausrückt, weil sie grundsätzlich Angst davor habe, daß sie sowieso keiner anruft.

Julia ist eine Romantikerin der alten Schule und glaubt, was ihre Mutter ihr erzählt hat. »Männer wollen jagen. Warum soll man ihnen den Spaß nicht lassen? Wenn man ihnen hinterhertelefoniert, macht man ihnen das Spiel zu leicht.« Doch dahinter steckt auch noch ein anderes, bodenständigeres Kalkül. Ein Mann, der nicht binnen vierundzwanzig Stunden nach der ersten Kontaktaufnahme anruft, habe sowieso kein aufrichtiges Interesse. So trenne sich automatisch und relativ schmerzfrei die Spreu vom Weizen, behauptet Julia kühn und kühl.

Julia hat schon viele Stunden ihres Lebens damit zugebracht, ein Telefon anzustarren. Phasenweise zog sich dieser beängstigend reglose Zustand über Wochen hin, manchmal über Monate. Wenn das verdammte Ding schließlich läutete, schwappte die Hysterie in ihren Gesichtszügen über. Es folgte ein kleiner Veitstanz um unseren wackeligen Telefontisch, begleitet von verbalen Ausfällen, wie: »Arschloch, warum meldet der sich jetzt erst?! Spinnt wohl, abends um die Zeit noch anzurufen! Wie kommt der überhaupt darauf, daß ich zu Hause bin?! Bildet sich wohl ein, daß ich nichts Besseres zu tun habe, als auf seinen Anruf zu warten?!« Danach schüttelte Julia vehement den Kopf, wohl um die schlechten Gedanken loszuwerden, hob eine Zehntelsekunde vor dem ersten Klicken des Anrufbeantworters den Hörer ab und sagte mit schmelzender Stimme: »Hallooooooouu?«

Meistens war ihre Mutter am anderen Ende, wie immer dem Nervenzusammenbruch nahe, wie immer ohne den geringsten Grund, aber das war egal. Hauptsache, Julia war schuld. Julias emotional extrem angespannter Zustand entlud sich dann konsequenterweise in einem kurzen, heftigen Weinkrampf. Trotzdem waren wir ihrer Mutter dankbar. Im Regelfall erholte sich Julia routinehalber von diesen Ausbrüchen schnell. Und war danach wieder in der Lage, mit uns zu nächtlichen Bar-Feldzügen aufzubrechen, auf denen Julia unsere Telefonnummer freudig an weitere hübsche Männer verteilte, auf deren Anruf sie dann wieder wartete.

Der Rest von uns behalf sich je nach Bedarf mit konfus wechselnden Varianten von Julias oder Sabines Theorie, die wir grundsätzlich falsch anwandten, und so waren wir alle gleich glücklos im Umgang mit dem Telefon. Die Sache ist letztlich so einfach wie hoffnungslos: Es gibt keine eindeutigen Verhaltensmaßregeln für die ersten Telefonate einer keimenden Lust- oder gar Liebesbeziehung. Allenfalls gibt es ein Mindestmaß an kollektiver Übereinkunft: Man ruft einen Mann, mit dem man sich verabreden will, nicht dreimal stündlich an. Auch nicht unter dem Vorwand, man müsse lediglich die eigene Abendplanung in den Griff bekommen. Und: Julia hat eingeschränkt recht – ein Mann, der nicht am nächsten Tag zum Hörer greift, soll seinen Lümmel woanders hinstecken. Solch mangelnde Initiative ist, auch wenn es beiden »nur« um Sex geht, ziemlich unhöflich.

Innerhalb dieser Toleranzgrenzen läuft alles auf den gleichen Mißstand hinaus, ganz egal ob man Sabines Aktionisten-Theorie oder Julias Methode der natürlichen Auslese verfolgt: Irgendwann wartet man, daß das Telefon läutet. Der Unterschied, ob es sich dabei um einen An- oder Rückruf handelt, ändert an dem jämmerlichen Zustand, in dem man sich darob befindet, herzlich wenig. Und die Errungenschaften der modernen Kommunikationstechnologie machen das Problem nicht kleiner.

Feind 1: der Anrufbeantworter

Es ist schwer genug, im täglichen Leben die Ignoranz eines nicht blinkenden Blinklämpchens psychisch zu verkraften. Im emotionalen Krisenzustand einer neuen Männerbekanntschaft wird das Gerät, das fälschlicherweise als praktisch oder gar angenehm gilt, zum Folterinstrument. Jedes tote Lämpchen bei der Heimkehr ist eine gerade Rechte in die Magengrube, jede Blinkbewegung Auslöser einer bisweilen fatal verfrühten Euphorie, jeder falsche Anrufer, der ungebeten auf dein Band sabbelt, Grund tiefer Depressionen.

Was habe ich schon alles versucht, um mein flatterndes Nervenkostüm im Umgang mit dem Anrufbeantworter langsam unter Kontrolle zu bekommen... Ich habe meine Wohnung rückwärts betreten, mich mit zugehaltenen Augen an der scheußlichen Kiste vorbeigeschlichen und im entlegensten Eck meines Wohnzimmers ostentativ Zeitung gelesen, um dem subversiven Terrorismus dieses Geräts Paroli zu bieten. So lange, bis eine meiner Mitbewohnerinnen nach Hause kam und behutsam fragte, ob sie mir behilflich sein dürfe, die Zeitung umzudrehen, oder ob in den auf dem Kopf tanzenden Buchstaben geheime Botschaften verborgen wären, von denen sie noch nichts wisse.

Ich habe ihm beim Betreten des Flurs vermeintlich unabsichtlich einen brutalen Fußtritt versetzt, mit prächtigem Erfolg. Er zersprang in alle Einzelteile. Kurz darauf bekam ich einen kleinen Nervenzusammenbruch und begann, am Boden robbend Plastiksplitter aufzusammeln. Mein technisch sehr versierter Nachbar war höflich genug, nicht zu fragen, wie mein Anrufbeantworter zu einem solch mannigfaltigen Schrotthaufen werden konnte. Zusammensetzen konnte er ihn auch nicht mehr. Leider hatte ich das Telefon nicht mit zertreten, und daher schien es mir völlig legitim und überaus notwendig (ein Gebot des Anstands sozusagen), diesen oder jenen Fritz, auf dessen Meldung ich seit Tagen wartete, anzurufen, um ihm mitzuteilen, daß leider mein Anrufbeantworter kaputt sei, und er doch bestimmt, wenn er das nicht ohnehin heute nachmittag schon getan habe, bald eine Nachricht hinterlassen wollte, und das ja nun nicht mehr geht. Der gute Fritz sagte, glaube ich, so was wie: »Ich bin kein Fernmeldetechniker und habe gerade viel zu tun.« Er würde mich wieder anrufen.

Ich habe auch versucht, auf das zweifelhafte Gerät zu verzichten. »Zurück zur guten alten Zeit!« skandierte ich fröhlich und schenkte meinen High-Tech-AB einer Oma im Altenheim, die sowieso den ganzen Tag zu Hause war. Die folgenden Tage und Wochen geschahen seltsame Dinge mit mir. Früher eine durch und durch gesellige Person, deren grenzenlose Vergnügungssucht von einigen meiner Mitbewohnerinnen schon sorgenvoll als ungesunde Realitätsflucht diagnostiziert wurde, fand ich mich immer weniger in der Lage, die Wohnung zu verlassen, und wenn es nur zum Semmeln holen war. Schloß ich die Haustür hinter mir, schrillte ein Klingeln durch meinen Kopf. Mein Telefon, es läutete! Wenn ich jetzt nicht zurückraste, würde ich nie erfahren, wer mich anrufen wollte. Sobald ich wieder in der Wohnung war, schwieg es trotzig. Als hätte es gar nicht geläutet.

Die wenigen mir in dieser Zeit verbliebenen Freunde sagten, ich sei paranoid, und schenkten mir einen Anrufbeantworter. Ich muß damals einen schweren, psychischen Schock erlitten haben, mit folgenreichen Spätschäden. Ich litt unter dem Trauma, nie mehr nicht erreichbar sein zu wollen, und kaufte mir ein Mobiltelefon.

Feind 2: das Mobiltelefon

(Ich werde mich auch im weiteren Verlauf dieses Textes weigern, für eine technische Monströsität wie das Mobiltelefon, dessen immense Risiken und Nebenwirkungen so gänzlich unerforscht sind, den possierlichen Namen »Handy« zu verwenden.)

Kein Mensch braucht ein Mobiltelefon, bis er sich entschließt, eines zu kaufen. Meistens sagen Menschen, bevor sie eben das tun, irgend etwas Lapidares, das vernünftig klingen soll. Zum Beispiel: »Ja, ich finde Leute auch blöd, die, wo sie gehen und stehen, telefonieren müssen. Ich möchte nur erreichbar sein. Für mich ist das Ding mehr ein tragbarer Anrufbeanworter.« Ich befürchte, ich habe auch irgend so einen rationalen Schwachsinn von mir gegeben, ehe die kleine, blinkende, blaue Psycho-Bombe (»ein Damenmodell«, hat der Verkäufer gesagt. Es gab kein anderes, ich mußte es trotzdem unbedingt nehmen) für ein paar Mark und eine Unterschrift ganz unschuldig in meine Handtasche rutschte. Dabei hätte ich als schwer gezeichneter Anrufbeantworter-Junkie die fatalen Folgen absehen müssen.

Manchmal versuche ich mir einzureden, mein Mobiltelefon und ich, wir hätten Stil. Wir telefonieren nicht in Restaurants und nur ganz selten auf offener Straße. Wir fahren mit dem Auto rechts ran, wenn wir angerufen werden, wir lassen keine Flugzeuge abstürzen, und nur ein einziges Mal ist uns im Kino ein Mißgeschick passiert. Außerdem habe ich mich soweit diszipliniert, daß ich das Gerät, so oft es geht, ausgeschaltet lasse. Weil ich sonst jede Sekunde darauf warte, daß es läutet. Und weil ich der Meinung bin, daß es für mich und meine Umwelt beim Obst- und Gemüsehändler oder in der Sauna nicht immer passend kommt, mit verärgerten Redakteuren oder meinem Steuerberater konfrontiert zu werden.

Früher habe ich das Mobiltelefon, um keine Meldung zu verpassen, auch mit auf die Toilette genommen. Tatsächlich bimmelte es dort einmal, als ich, etwas in Eile, gerade die Tür hinter mir zuschlug. Hin- und hergerissen zwischen Neugierde und Bedürfnis, habe ich zwar nicht in die Hose gemacht, aber dafür ist mir das Telefon ins Klo gefallen. Das letzte Läuten erstarb mit einem leisen Blubbern. Weil wir uns trotz des Wahnsinns, der unsere Beziehung umgibt, gegenseitig ans Herz gewachsen sind, habe ich es nicht über selbiges gebracht, mein Mobiltelefon einfach hinunterzuspülen. Ich habe es gerettet. Es hat zum Dank überlebt. Nun sind wir im Umgang miteinander etwas vorsichtiger geworden. Ich schalte es, wie gesagt, einfach öfter aus.

Nur bringt mich seither meine Mailbox um den Verstand. »Sie haben keine neuen Nachrichten in Ihrer Mailbox«, faselt die Dame aus dem Computer. »Aber das kann nicht stimmen«, antworte ich. »Peter, Paul und alle anderen hübschen Männer, die ich gestern kennengelernt habe, wollten mich anrufen. Auf meinem Mobiltelefon, weil man heutzutage mit nichts anderem mehr telefoniert.« »Wenn Sie alle ihre Nachrichten abhören wollen, drücken Sie bitte die Eins.« Na, also, sie hat sich nur verzählt. Kann wahrscheinlich alt von neu nicht unterscheiden. Falsch programmiert, Computer sind doof. Ich drücke die Eins. Aus irgendeinem Nirvana spulen sich bekannte Stimmen ab. Zweimal meine Mutter, einmal meine Schwester, mein Zahnarzt, weil mein Krankenschein fehlt, meine Bürokollegen, die fragen, ob sie eine Vermißtenanzeige aufgeben sollen, und ein paar vermeintlich wohlmeinende Freundinnen, die kichernd erfragen, wie der Abend gestern noch verlaufen sei. Woher soll ich das bitte wissen?

Keine neue Nachricht. »Wenn Sie ihre Mailbox-Optionen ändern wollen, drücken Sie die Zwei. Zum Beenden drücken Sie die Sterntaste.« Die Computerdame ignoriert mich zusehends. Ich schalte sie hilflos ab.

Was ist das überhaupt, eine Mailbox? Irgendwo sprechen Menschen Nachrichten ins Universum, von wo aus ich sie wieder auffange. Wer kontrolliert das Ganze, wer behält den Überblick? Kann da nichts verlorengehen? Solche Gedanken quälen mich den lieben langen Tag. Meine Freunde sprechen von Mailbox-Manie. Das ist, glaube ich, wenn man im Fünf-Minuten-Takt sein Mobiltelefon anknipst, um zu überprüfen, ob man neue, heiß ersehnte Nachrichten bekommen hat. Es ist eine ernsthaftere und gefährlichere Krankheit als das gewöhnliche Mobilfunk-Syndrom, bei dem Leute ihr Liebesleben durch ein Lokal brüllen oder im Schlauchgang zu einem Flugzeug ihre Sekretärin anrufen, um zu sagen: »Wir fliegen jetzt gleich.«

Mailbox-Manie vollzieht sich im Stillen und Geheimen und hält so lange an, bis sich für die Kiste im All eine bessere Verwendung gefunden hat. Meine ist jetzt eine Schmuckschatulle. Ich speichere positive Nachrichten, wie: »Hallo Häschen, ich liebe dich.« Oder: »Gestern nacht hat dein Verlangen mein Bewußtsein in eine andere Umlaufbahn katapultiert. Ich will mehr!« Oder: »Du bist die beste Freundin aller Zeiten. Laß uns gemeinsam im Trinkerheim sterben.« Oder: »Hier ist ihr Steuerberater. Sie bekommen sechstausend Mark vom Finanzamt zurück.« So lange, bis die Schachtel voll ist. Dann kommt einfach nichts mehr an, ob mich nun jemand sprechen will oder nicht, und ich habe immer etwas Schönes zum Abhören.

Ein Mobiltelefon macht mobil, und so hat man, bei allen grausamen Nachteilen, die es mit sich bringt, immerhin die Möglichkeit, sich die Wartezeit auf einen Männeranruf mit einem hübschen Einkaufsbummel oder einem meditativen Spaziergang im Park zu vertreiben. Was aber, wenn man die bangen Stunden in der zweifelhaften Gesellschaft eines stationären Gerätes zu Hause verbringen muß und nicht die Gabe meiner Freundin Julia besitzt, beim Anblick eines Telefons in tief depressive Apathie zu versinken?

Man lenkt sich ab. Soll Frauen geben, die machen dann Yoga oder autogenes Training. Solche kenne ich nicht. Die meisten verfallen in blinden Aktionismus, versuchen sich zu beschäftigen. Und ärgern sich, wenn der Typ gerade dann anruft, als sie unter der Dusche die dritte Tönungspackung aus den Haaren waschen wollten. Schließlich stehen sie da, erbärmlich naß, und zittern, weil sie spüren, wie ihnen das Wasserstoffperoxyd die Kopfhaut zerkaut. So läßt sich kein anregendes Gespräch führen. Der Ernst der Lage will vorbereitet sein.

Fünf Dinge, die man tun kann, während man auf einen Männeranruf wartet

1. Fingernägel lackieren

Wer außer Millionenerbinnen hat dazu sonst schon die nötige Zeit? Die Modefarbenlacke der letzten drei Jahre stapeln sich in den Badezimmerschränken dieser Welt und warten geduldig darauf, aufgetragen zu werden, bis sie zäh und klebrig sind. Weil es zwar ungeheuren Spaß macht, sich mit roten Krallen rauchen zu sehen (das ist fast so wie früher, als man auf Muttis Stöckeln durch die Wohnung wankte), aber unendliche Mühe, dafür die nötige Sorgfalt aufzubringen. Und weil jedesmal, wenn man die passende Verabredung zum neuen Lack hat, gerade noch Zeit bleibt, einen alten Lippenstift aufzutragen, bevor man nach dem fünften Garderobenwechsel eine halbe Stunde zu spät aus dem Haus hetzt.

Fingernägel lackieren sich am besten im Leerlauf der Wartezeit, und die meditative Ruhe der eigenen Halbmonde beruhigt idealerweise das Gemüt so weit, um letztlich gefaßt den Hörer abzunehmen. Sich dabei den Lack nicht zu versauen, ist reine Übungssache. Das läßt sich leicht vorher mit der besten Freundin trainieren.

2. Persönliche Post ordnen

Man sortiere alle schmachtenden Liebesbriefe und lese dabei jeden einzelnen. Bevorzugt natürlich die der flehenden Bittsteller, die einen ins Mythische überhöhen und mit Selbstmord drohen, falls man erneut verweigern sollte, die Hälfte des dargebotenen Pausenbrotes anzunehmen. Dabei ist es ganz egal, ob diese noch aus der Grundschulzeit stammen. Entscheidend ist, daß ihre Adressaten voll Liebe und Bewunderung für einen waren: ein Zustand, in dem der erwartete Anrufer, wenn er klug ist, auch bald schwelgen wird. Die Rückbesinnung auf verflossene Verehrer hebt das Selbstbewußtsein. Wenn keiner anruft, weiß man wenigstens, daß er sich um die wunderbarste Frau der Welt betrogen hat.

3. Ein gutes Glas Rotwein trinken

Ein wirklich gutes. Eines, bei dem schon in Millilitern verabreichte Dosen munden wie späte Sonne und Glück im Bauch. Das gibt hoffentlich einen Vorgeschmack auf das, was noch kommen mag, beruhigt die Nerven, verkürzt die Zeit und hebt die Laune. Wirkt also fast wie autogenes Training, geht nur einfacher.

4. Masturbieren

Eigentlich immer eine adäquate Methode, sich die Zeit mit sich selbst zu vertreiben. Kostet kein Geld, ist trotzdem schön und hat außerdem den Vorteil, daß das hoffentlich bald darauf folgende Telefongespräch ohne aufgestaute sexuelle Bedürfnisse geführt werden kann. Man sagt nämlich in einer noch frischen Bekanntschaft nämlich nicht gleich nach dem ersten »Hallo«: »Komm zu mir, mein Hengst, und reite mich! Und zwar dalli!«

5. Baden

In duftenden Ölen mit einem Naturschwamm spielen, das Telefon immer griffbereit. So was ist gut für das eigene Körpergefühl und eine ideale Gesprächsgrundlage für verführerischen Telefon-Talk. Auf die Frage: »Was machst du gerade?« sollte man unbedingt wahrheitsgetreu antworten. Der Rest ergibt sich, wenn man es nicht am anderen Ende der Leitung mit einem Sandsack zu tun hat, ganz von alleine.

Fünf Dinge, die man nicht tun sollte, während man auf einen Männeranruf wartet

1. Hausarbeit erledigen

Niedere Beschäftigungen dieser Art sind ganz und gar schädlich für das Selbstwertgefühl. Und erzählt mir jetzt nicht, ihr würdet eigentlich ganz gerne spülen, oder Badezimmer putzen wirke irgendwie entspannend für euch. Es gibt ganz andere Methoden, sich zu entspannen (s.o.). Keine Frau der Welt kann sich in Gummihandschuhen wirklich wohl fühlen (solange sie sie zum Putzen trägt). Hausarbeit zum Zeitvertreib ist meistens eine Verzweiflungstat. Man sollte sich dabei nicht erwischen lassen, und vor allem nicht auf eine bedeutungsvolle Frage, wie »Was machst du gerade?« antworten müssen: »Ich bade meine schrumpeligen Hände in verdrecktem Wischwasser.« Nur weil es die Wahrheit ist und einem auf die Schnelle nichts Besseres einfällt.

2. Mit der besten Freundin telefonieren

Ich sage das nicht, weil ich euch für blöd halte, sondern, weil es mir selber passiert ist. Mein desorientierter, nervöser Kopf ließ mich, wie immer, wenn er nervös und desorientiert ist, die Nummer meiner Freundin wählen. Es war gut und beruhigend, ihre Stimme zu hören. Wir plauderten gelassen über Männermacken und Mädchenneurosen, diskutierten ein wenig über die Politik der Bundesregierung und über den Verlauf des gestrigen Party-Abends. Bis sie mich fragte, ob sich der Mann, der mir gestern nicht nur infolge überhöhten Alkoholgenusses zu Füßen lag und sich den Kopf kraulen ließ, schon wieder gemeldet hatte.

Ich hatte Glück, er hat es später noch mal versucht. Doch das scheint mir eher die Ausnahme zu sein. Die meisten Männer schreckt es oft unwiderruflich ab, wenn ihr Anruf über Stunden nur von einem Besetztzeichen erwidert wird.

3. Zwei Flaschen Rotwein trinken

Nur das erste Glas macht mutig und charmant. Es ist ein unwägbares Risiko, Wartezeiten mit ungesunden Mengen an Alkohol zu überbrücken. Noch fataler wird die Situation, wenn sich trinkfeste Freundinnen dazugesellen. Falls man das Läuten des Telefons noch hört (was der unglücklichere Fall ist), wird man vielleicht zur Begrüßung singen: »Why don't we do it in the road?« Und der Damenchor im Hintergrund gibt der Situation den Rest. Doch selbst, wenn man sich nur mit lautem Gepruste meldet, hat man den Anrufer wahrscheinlich schon verschreckt, bevor man eine halbe Stunde später das erste »Hallo« japsen kann.

4. Die Buchhaltung ordnen

Es ist verlockend, die stumpfsinnigen Totzeiten im Leben mit sinnvollen Beschäftigungen auszufüllen. Doch in einer solchen Ausnahmewartesituation ist es wenig ratsam, die eigene Finanzmisere aufzudecken. Minusbilanzen machen klein und müde, wie soll man am Telefon die strahlend-starke junge Frau im Zenit des Lebens verkaufen, wenn man beginnt, die Tiefe des persönlichen Haushaltsloches zu erahnen. Am Ende blickt man, wenn der Liebhaber anruft, so grimmig wie Theo Waigel, und mit dem Gesicht kann man nun wirklich kein entspanntes Telefongespräch führen.

5. Den Kleiderschrank entrümpeln

Die traurigste Beschäftigung seit der Abschaffung des Lendenschurzes. Man stolpert über zentimeterbreite Miniröcke, die schmäler als lang sind und sich schon lange nicht mehr auch nur mit offenem Reißverschluß tragen lassen. Man quält seine Seele mit angeblich überflüssigen Pfunden, die man für das Designer-Kleid, das man noch nie getragen hat, loswerden wollte. Man diskutiert mit seinem Kopf über Fehl- und Frustkäufe, beginnt irgendwann, an der eigenen geistigen Zurechnungsfähigkeit zu zweifeln, und erwürgt sich mit einem Drahtkleiderbügel.

Selbst wenn der scheinbar harmlose Zeitvertreib kein so dramatisches Ende nimmt, man wird zumindest irgendwann in einem konfusen Kleiderhaufen sitzen und weinend feststellen, daß man sich trotz des ganzen Aufwandes nur von zwei zerschlissenen Slips guten Gewissens trennen kann. Man wird sich als Versager fühlen und hat außerdem seine Wohnung in einen derartigen Verwüstungszustand gebracht, daß man den potentiellen Anrufer im Ernstfall die nächsten zwei Wochen bestimmt nicht zu sich nach Hause einladen kann.

Doch irgendwann hat das Warten hoffentlich ein Ende. Irgendwann, wenn man beim Masturbieren kurz vor dem Höhepunkt ist, in der Badewanne schlummert oder gerade beim Herdschrubben alle Fingernägel geopfert hat, ruft er an. Dann hebt man ab und redet Unsinn. Vergißt seinen Namen, spricht von Dingen, die einen noch nie interessiert haben oder spult bis ins kleinste Detail die Familiensaga der eigenen Urgroßmutter ab, weil er gefragt hat, aus welcher Stadt man ursprünglich kommt. Egal, was man tut oder sagt, man tut oder sagt es falsch. Glaubt man zumindest. Ist natürlich nicht so. Läßt sich aber nicht vermeiden und hat im übrigen noch nie einen interessierten Liebhaber vom rechten Weg abgebracht. Trotzdem wäre es schön, manche Situationen im Leben für sich besser im Griff zu haben. Man kann ja mal üben, oder so.

Was man beim ersten Telefonat nie machen sollte und trotzdem immer wieder tut

1. Man darf nie zu erkennen geben, daß man auf den Anruf gewartet hat.

Gebt euch nicht die Blöße, den Mann jetzt schon in eure aufgewirbelte Gefühlswelt miteinzubeziehen, als wäre er ein Verbündeter eures Herzens. Männer neigen zu übertriebener Eitelkeit und nehmen jeden Ansatz von Entgegenkommen sofort persönlich. Mit ausgelassenen Sympathiebekundungen wartet man deswegen lieber bis nach dem ersten Sex. Sonst weiß man ja auch gar nicht, ob es sich wirklich lohnt, freundlich zu sein.

2. Man darf nie seine Mitbewohnerinnen mithören lassen.

Wichtige Telefongespräche führt man besser allein. Unterdrücktes Gelächter im Hintergrund und komische Grimassen im Blickfeld schaden der Konzentration und beeinflussen vor allem das Gespür für Prioritäten.

3. Man darf nie, ohne gefragt zu werden, sagen, was man tut oder trägt (im Notfall muß außerdem gelogen werden).

Sagt nie: »Haha, wenn du mich jetzt sehen könntest. Ich sitze hier mit meiner alten gelb-grünen Schlechtwetter-Jogginghose und einem

Flanellhemd meines Ex-Freundes und spiele mit meinen Zehen«, nur weil euch die Gesprächspause zu lang wurde. Sagt es auch nicht, wenn ihr danach gefragt werdet. Bezaubernden Pippi-Langstrumpf-Look finden Männer allenfalls in der Konsolidierungsphase einer Beziehung charmant. Dann, wenn man träge und zufrieden die Sonntagnachmittage durchvögelt. Vorher nie. Also erfindet in Gottes Namen irgendeinen seidenen Morgenrock oder sagt einfach Jeans und T-Shirt.

4. Man darf Verabredungsvorschläge nicht blind annehmen.

Wer morgens um drei mit keuchender Stimme per Telefon in seine Privatgemächer lädt, wird einem wahrscheinlich kein verantwortungsvoller Partner sein. Immer absagen. Aber auch harmlose Café-Termine oder Kino-Offerten sollten nicht überstürzt und spontan mit einem dreifachen Hipphipphurra zugesagt werden, wenn sie andere Termine kreuzen. Man wirft sein Leben nicht gleich für die erste Verabredung über den Haufen. Das spart man sich für später.

5. Man darf nie sagen, wie sehr man sich wirklich über den Anruf freut.

Verhalten freundliche Worte sind für den Anfang mehr als genug. Schließlich hat man dem Herrn seine Telefonnummer gegeben, und das reicht als Sympathievorschuß zumindest bis zum ersten Kuß.

6. Man darf nie sagen, wie oft man schon versucht hat, ihn zu erreichen.

(Man darf noch nicht mal sagen, wie oft man schon daran gedacht hat, ihn anzurufen.) Wenn man den Mumm nicht gefunden hat, seine Nummer zu wählen oder auf sein Band zu sprechen, geht ihn das überhaupt nichts an. Entweder man tut es oder hält den Mund.

7. Man darf nie sagen, daß man jederzeit Zeit und die Woche sowieso noch nichts vorhat.

Alle Verabredungen abzusagen, damit man auf jeden Fall für ihn frei ist, wäre eine kleine Dummheit, die vielleicht sogar ihren Zweck erfüllt. Darüber zu sprechen ist eine Katastrophe.

8. Man darf nicht kichern.

Er wird glauben, er mache einen nervös.

9. Man darf nicht stottern.

Er wird glauben, er mache einen nervös.

10. Man darf nicht Nägel kauen.

Er wird glauben, er mache einen nervös.

11. Man darf nicht rauchen.

Er wird glauben, er mache einen nervös.

12. Man darf nicht den Hörer fallen lassen.

Er wird wissen: Er macht einen nervös.

13. Man darf nicht seufzen (und erst recht nicht klagen).

Heutzutage leider ein beliebtes Mittel, schleppende Konversationen in Gang zu bringen. Ich hatte eine Freundin, die, wenn es gar nichts mehr zu sagen gab, alle fünfzehn Sekunden »Ach ja…« seufzte, nur weil sie Angst vor dem Schweigen in der Leitung hatte. Bevor es soweit kommt, legt lieber auf. Schließlich wollt ihr nicht aus Mitleid hofiert werden.

14. Man darf nicht auf die Toilette gehen.

Ich fühle mit, auch ich habe eine psychisch gesteuerte, reizanfällige Blase. Doch zum Telefonieren aufs Klo nimmt man nur seine Freundinnen oder Schwestern mit. Vergeßt die Hoffnung, es lasse sich akustisch verbergen, was man da gerade tut. Es gibt außerdem andere, aufreizendere Wege, die eigene Hemmungslosigkeit bereits zu Beginn einer Romanze deutlich zu demonstrieren.

15. Man darf nicht versuchen, lasziv zu sprechen.

Wer versucht, seine Stimme erotisierend zu steuern, klingt meist wie Krümelmonster in der Mülltonne. Und ich kenne keinen Mann, der die Sesamstraße mit Sex assoziiert.

VI. Liebeskummer, die erste

Wenn er nicht will: Darf ich Männer zum Sex zwingen, und wie geht das?

Dies ist eine wahre Geschichte, und es wird Zeit, daß ich sie mir von der Seele schreibe. Ich war noch sehr jung damals, hoffe ich. Das gewisse Maß an Selbstbeherrschung, das mein Leben heute immerhin nur am Rande der Katastrophe balancieren läßt, habe ich mir später erarbeitet. Zu dieser Zeit war davon noch nichts vorhanden, damals saß ich mittendrin im Chaos der Leidenschaften. Ich verbrachte mein zweites Jahr in einer großen Stadt. (Ich bin ein bayerisches Landkind, möglicherweise war das mit ein Grund für meine anfänglich etwas impulsive Lebensart in der Metropole.) Ich hatte bald nach meinem Umzug mein Herz an einen geistig verwirrten Musiker verloren, der mich lange keines Blickes würdigte. Was möglicherweise damit zu tun hatte, daß er (a) mit der schönsten Barfrau der Stadt nach Lust und Laune Tisch und Bett teilte und (b) von allen anderen schönen Frauen so bedingungslos verehrt wurde, daß er mit ihnen nach Belieben die Barfrau betrog. Meine Chancen, als vergleichsweise unscheinbare Neunzehnjährige in diesem Reigen auch mal an die Reihe zu kommen, standen vergleichsweise schlecht.

Irgendwann jedoch ist er mir an irgendeinem Tresen auf den Fuß getreten (oder ich ihm?), und wir wechselten ein paar unbedeutende Worte. Der Inhalt des Gesprächs war zweitrangig, wichtig war einzig: Mein Schattendasein hatte für ihn ein Gesicht bekommen, unsere Wege kreuzten sich in Kneipen, Clubs und Bars, und er war höflich genug, mich immer zu grüßen. Ich befand, die Zeit war für uns reif, und begann daraufhin, das laszive Gelächel der anderen Mädchen zu kopieren, wenn ich ihn sah. Er reagierte nicht. Ich beschloß, deutlicher zu werden, folgte ihm durch öffentliche Räume, stellte ihn in dunklen Zwischengängen, versuchte zweideutig zu plaudern. Manchmal grinste er, und das Funkeln in seinen Augen – Zeichen des einsetzenden Wahns, in dem er sich Jahre danach, wie ich hörte, tatsächlich befand – nahm ich konsequent persönlich. Regelmäßig stolzierte er später an diesen Abenden an mir vorbei, hinaus aus dem jeweiligen Laden, immer mit einer anderen Frau am Arm. Jede Frau an seiner Seite war für mich »die Andere«, weil ich in meiner damals völlig unkontrolliert blühenden Phantasie fest davon überzeugt war, die einzig »Richtige« zu sein.

Eines Abends hatte ich genug, vielleicht weil das Maß an lustvoll ertragener seelischer Grausamkeit (die ich mir natürlich größtenteils selbst zufügte) voll war, vielleicht auch, weil mir die Frau, die ihn vor meinen Augen aus dem Lokal zerrte, so empörend viel unattraktiver als ich vorkam. Ich stellte ihr ein Bein und hielt ihn fest. »Wo gehst du hin?« zischte ich. Er feixte und antwortete sehr gelassen: »Ich gehe mit ihr nach Hause. Sie hat gesagt, sie bläst mir einen.«

Ich war immer ein ehrgeiziges Kind gewesen, bis hin zur Ekelhaftigkeit. Konnte es kaum ertragen, wenn andere bessere Zensuren hatten als ich, wollte nie in der zweiten Reihe stehen. Ich begegnete fest seinem Blick, mein Herzschlag setzte aus, meine Hirnfunktionen kollabierten. Ich sagte: »Das kann ich besser.«

Was dann folgte, ging sehr schnell. Er lachte verschlagen, meinte: »Das will ich wissen«, nahm mich bei der Hand, und wir stiegen über die sich eben wieder aufrappelnde andere Dame die Treppe hinauf und verließen das Lokal. Wir fuhren zu mir. Ich tat wie versprochen, er revanchierte sich mit Durchschnittssex und verschwand am nächsten Morgen wieder aus meinem Intimleben.

Jetzt ist es also raus: Ich habe mich angebiedert bei einem debilen Sex-Protz, der ganz offensichtlich aus eigener Initiative jede andere Frau in diesem Universum vernaschen wollte, nur mich nicht. Und ich war erfolgreich. Ich habe bekommen, was zu erwarten war: belanglosen Geschlechtsverkehr. Keine bewußtseinserweiternde Erotik, kein grenzüberschreitendes Abenteuer; soweit ich mich erinnern kann noch nicht mal einen Orgasmus. Geblieben ist nur die geringfügige Genugtuung, erreicht zu haben, was ich glaubte zu wollen, mehr aber noch ein schlechtes Gefühl und eine allenfalls lehrreiche Erfahrung. Die da heißt: Jeder Mann will, ob er will oder nicht.

Unterschiedlich sind bei derartigen Harakiri-Unternehmen lediglich die mehr oder weniger drastischen Mittel, die angewandt werden müssen, um zu einem Stich zu kommen. Mit dem einen muß man mehrere Stunden über Georges Bataille diskutieren und sich dabei genußvoll die Lippen lecken, den anderen überzeugt nur ein entschlossener Griff an die Genitalien. An guten Tagen fühlt man sich dabei wie Sharon Stone, an schlechten wie eine Schlampe. Damit muß man umgehen lernen. Denn eigentlich ist das Ganze nichts anderes als die weibliche Adaption eines durchschnittlichen, männlichen Balzverhaltens. Und die größte Lust daran ist meist die Freude an der eigenen, oberflächlichen Machtdemonstration, die keine ist.

Einen Mann zum Sex zu zwingen, ist also grundsätzlich möglich (und Fellatio als Köder ist dabei nicht das schlechteste Werkzeug). Bleibt die Frage, ob es wirklich sein muß, und die hängt ganz von der inneren Einstellung ab.

Soll es nur schneller Sex als Notbehelf sein, ist jede Maßnahme legitim. Ich pflegte einige Jahre eine klare, stillschweigende Übereinkunft mit einem nicht unattraktiven DJ. Blieb ich so lange, bis er seine letzte Platte eingepackt hatte, war mein Anliegen ausreichend formuliert. Wir fuhren dann zusammen nach Hause. Unser gegenseitiges Interesse erschöpfte sich in diesen unregelmäßigen Zusammenkünften, er hat mir nie den Hof gemacht, und ich habe ihm nie eine Träne nachgeweint. Irgendwann hatte er eine Freundin und ich die Lust verloren, oder umgekehrt.

Das klingt natürlich wesentlich vernünftiger, als es der zweifelhafte Überfall auf den schwachsinnigen Musiker war. Weil sich ein sexueller Belagerungszustand nie empfiehlt, wenn das persönliche Interesse an einem Mann von irrationalen Gefühlen geleitet wird. Wenn die Verzweiflung zu groß wird, liegt die Peinlichkeit nahe. Sonst hängt man (wie ich in einer anderen schrecklichen Episode meiner Sturm- und Drangphase) am Tresen des hübschen Franz und weint darüber, daß er einen nicht mit Zungenschlag begrüßt, nur weil seine Freundin neben ihm steht. Der gute Franz hatte immerhin, als die Dame an seiner Seite in Ferien war und ich überhaupt noch nicht wußte, daß es sie gab, tatkräftig unter Beweis gestellt, daß man (oder jedenfalls ich) mit ihm eine Menge Spaß haben konnte. Aber das wäre noch lange kein Grund gewesen, jeden Tag in seiner Bar zu sitzen und mit geröteten Augen auf seinen Unterleib zu starren. Ich war verliebt in den Franz und wollte mehr, er auch, aber nicht von mir. Es war schrecklich.

Hoffnungs- und schamlos einen Franz anzuhimmeln ist so ungefähr das Schlimmste, was einem rundum gepeinigten weiblichen Selbstbewußtsein passieren kann. Weil wir die Absage jedes dahergelaufenen Charmeurs durch und durch persönlich nehmen. Wir beäugen böse das Ausmaß unserer Cellulitis, klagen über zu viel Doppelkinn und zu wenig Bildung und sind uns ganz sicher: Irgendwas an uns ist falsch, sonst hätte er uns doch genommen.

Das ist natürlich ausgemachter Quatsch, aber bei einem wie dem Franz noch ganz gut zu verstehen. Schließlich war seine Freundin etwa einen halben Meter größer als ich, trug blonde Haare und schwarze Stiefel, und der Franz war tatsächlich gut im Bett. In neunundneunzig Prozent aller Fälle ist ein männliches Objekt der Bewunderung, das letztlich passiv bleibt, jedoch keinen weiteren Seufzer mehr wert, weil ein Mann, der zum Sex überredet wurde, niemals die gleiche Leistung bringt wie einer, der von selber will. Männern hinterherzuweinen, die man nicht kriegen kann, ist deswegen nicht mehr als ein sentimentales Teenie-Vergnügen für Frauen, denen die Backstreet-Boys zu jung sind. Das ganze ist krankhaft und überflüssig und passiert einem in Single-Zeiten drei- bis fünfmal pro Woche. Halbschaurige Verbalargumentationen von außen wie: »Er ist sowieso ein ganz und gar unausstehliches Ekelpaket und hat jemand wie dich überhaupt nicht verdient«, sind ungefähr so wirkungsvoll wie Baldrian bei Heroinentzug. Auch nett gemeinte Nachforschungen seitens wohlmeinender Helfer, die zu dem Ergebnis führen, daß man einen gewalttätigen Zuhälter verehrt, schüttelt das schwärmende Selbst ganz lässig ab. In Härtefällen helfen nur Radikalmaßnahmen.

Wie man hoffentlich hoffnungslose Schwärmereien beendet

1. Konsequent den Kontakt zum Objekt der Begierde meiden.

Das heißt: selbsterteiltes Lokalverbot in dessen Lieblingsbar, die natürlich auch deine ist. Keine zufälligen Umwege mehr, die an seiner Wohnung oder Arbeitsstätte vorbeiführen, selbstverständlich keine Anrufe.

Das sind, wie jeder weiß, für den Anfang völlig unrealistische Forderungen, zumindest im Falle einer schwerwiegenden Schwärmerei. Deswegen im folgenden ein paar zweckmäßige Hilfen zur plumpen Ablenkung.

2. Urlaub machen

Wenn er sich nicht aus dem Gesichtsfeld bewegt, fliegt man mit dem Gesicht einfach weg. In ein fernes Land, wo viele schöne und aufmerksame Männer warten und immer die Sonne scheint. Am besten ins Paradies oder nach Italien.

3. Viele andere Bewunderer suchen

Man mag es in solchen Momenten nicht glauben, aber irgendwo auf dieser Welt, in der eigenen Stadt, manchmal sogar in derselben Straße, gibt es immer einen, der Frauen mit Cellulitis und Doppelkinn mag. Meistens gibt es sogar mehrere. Dabei ist es zunächst unerheblich, ob sie ebenfalls den eigenen Idealvorstellungen entsprechen. Sie sollen uns nicht heiraten, nur trösten.

4. Sich für einen guten Zweck engagieren

Wer eine Zeitlang Frösche über die Straße trägt oder Atomtransporte blockiert, bekommt einen anderen Blick für die ganz großen Zusammenhänge. Der kleine Schwarm wird angesichts der globalen Zerstörung unserer Umwelt und aller anderen Katastrophen, die uns umgeben, zum Windei. Das macht einen zwar nicht glücklicher, aber die eine Sorge ist man wenigstens los.

5. Einfache manische Beschäftigungen pflegen

Einstmals habe ich, um eine Schwärmerei zu überwinden, das Zehn-Finger-System auf der Schreibmaschine gelernt. Tagaus, tagein saß ich acht bis zehn Stunden in meinem 23-Quadratmeter-Appartement und hämmerte wie eine Besessene sinnlose Buchstabenkombinationen aufs Papier. Als ich perfekt tippen konnte, hatte ich ihn vergessen und dabei noch viel fürs Leben gelernt. Wer es gerne weniger didaktisch mag, kauft sich einfach ein paar windige Computerspiele oder legt Patiencen.

6. Sportlich werden

Ein großes Opfer für eine mittelmäßige Schwärmerei, doch die Schmerzen können sich lohnen. Irgendwann wird sich nach der vierzigsten Liegestütze ein Hochgefühl einstellen: Ganz ehrlich, es ist alles eine Frage des Trainings. Und wer zuviel Sport treibt, sagen die Fachleute, verliert die vorrangige Lust auf Sex. Das kann in dieser Situation vorübergehend und ausnahmsweise auch von Vorteil sein.

7. Sich in die ständige Obhut einer Freundin begeben

Wo der eigene, eiserne Wille fehlt, hilft das strenge Regiment einer guten Freundin, die am besten vierundzwanzig Stunden am Tag über einen wacht, Telefonate und Aktivitäten überprüft und einen notfalls vor dem Fernseher fesselt. Wenn sie eine wirklich gute Freundin ist, kauft sie dann noch Bier und Chips, setzt sich dazu und kommentiert auf unvergleichliche Weise das Programm, imitiert MTV-Helden und synchronisiert Schmachtfetzen, bis einem vor Lachen der Bauch platzt.

8. Trinken und tanzen gehen

Zur allseitigen Beruhigung: Um unsinnige Leidenschaften abzureagieren, hilft das genauso gut wie Sport, und was das allerbeste ist: Man verliert dabei nicht die Lust am Sex. Ganz im Gegenteil. Man trinkt und zappelt, und zappelt und trinkt, erwischt man die richtige Mischung von beidem, findet man seinen Hüftschwung spätestens nach einer halben Stunde besser als den von Madonna und Mick Jagger zusammen. Und wenn das sonst keinem auffällt, hat man trotzdem Spaß gehabt.

VII. Unvermeidlich: das erste Date – die Vorbereitungen

Krisensitzung im Kleiderschrank, Champagner im Eisfach, Wonderbra an Ort und Stelle: Wie überlebe ich die Stunden davor?

Ein Gefühl wie bei den Bundesjugendspielen: Tagelang hat man darauf gefiebert, es im Weitsprung allen zu zeigen, beschwingt durch die Luft zu segeln und auf einer goldenen Urkunde zu landen. Und wenn es dann soweit ist, liegt man morgens im Bett, lauscht dem Rumoren des eigenen Magens und spürt, wie der kleine Körper sich aufbäumt und schreit: »Ich will nicht! Ich will nicht erfolgreich und glücklich sein. Ich scheiß auf alle Siege der Welt. Ich will im Bett liegen und bis ans Ende meiner Tage die Blütenblätter der Tapete zählen. Damit bin ich voll und ganz zufrieden.«

Zehn Jahre später liegt derselbe Körper ein wenig verändert in einem etwas größeren Bett. Er schreit: »Ich will heute abend keinen Mann treffen. Es gibt keine große Liebe, Kinder sind doof. Ich genieße das Single-Dasein, und außerdem halten meine Nerven das gar nicht durch.«

Was erste Verabredungen mit Weitsprung und noch vielen anderen Dingen, etwa der Führerscheinprüfung, dem Abitur, Sex-Premieren oder einem Arztbesuch gemeinsam haben, ist: Erst mal bei der

Sache ist alles gar nicht mehr so schlimm. Das wahrlich Bedrückende sind die Stunden oder Tage davor, in denen man sich nach allen Regeln der perfekten Autosuggestion, von der man bis zu diesem kritischen Zeitpunkt nicht im entferntesten wußte, daß man sie so gut beherrscht, komplett verrückt machen kann. Der Verweis auf die Tatsache, daß es sich bei diesem Verhalten um ein weitverbreitetes Massenphänomen handelt, kann als Ausflucht nicht gelten. Es ist trotzdem nicht normal, ganze Kollegblöcke voll Infinitesimalrechnungen zu schreiben (wie ich vor meinem Mathematik-Abitur), alle Krankheiten der Welt an sich selbst zu diagnostizieren (wie vor jedem Arztbesuch) oder dreimal am Tag seinen Kleiderschrank ein- und auszuräumen. Leider ist dieses gräßliche Leiden, das irgendwo zwischen Prüfungs-, Lebens- und Liebesangst wabert, völlig unheilbar.

Wenn es um Verabredungen geht (bei anderen Tests ist folgendes, glaube ich, weniger anzuraten), empfiehlt es sich, zur Begrenzung der eigenen Leidensphase und um die Dinge nicht völlig aus der Hand gleiten zu lassen, erst am Stichtag mit den nötigen Vorbereitungen zu beginnen. Wer schon eine Woche vorher anfängt, sich darüber Gedanken zu machen, sagt am Ende doch noch ab. Am besten ist es, Dates so kurzfristig wie möglich anzusetzen, dann bleibt der Kopf von selber frei.

Früher oder später schleichen sie sich natürlich ein, die metastasierenden Gedanken, und bombardieren den Kopf mit Fragen: Was ziehe ich an? Wie tötet man einen Friseur? Warum habe ich gestern drei Portionen Panna Cotta gegessen? Wie heiße ich, und warum habe ich einen so verteufelt unerotischen Namen? Schlucke ich zuviel Baldrian? Hat mein Leben einen Sinn? Wie bekämpft man einen Sprachfehler? Wer hat Adam und Eva aus dem Paradies vertrieben? Warum haben wir uns nicht auf einem Maskenball verabredet? usw. usw.

Wenn die Fragen kommen, regiert der Wahnsinn im Kopf. Spätestens jetzt wird es Zeit für ein wenig Systematik.

1. Die Planung

Am Tag X kann man nie genug Zeit haben, denn zuletzt reicht sie doch nie. Wie man Zeit gewinnt, ist eine Frage der eigenen Kreativität, sofern die Verabredung an einem Werktag stattfindet. Übelkeit, Arzttermine, Fieberwahn oder Herzattacken, irgend etwas muß vorgetäuscht werden, um verfrüht aus dem grauen Dunst der Arbeit entschwinden zu können. Denn eine kleine Stunde nach Feierabend ist in jedem Fall zu knapp, um sich physisch und psychisch in einen empfangsbereiten Zustand zu versetzen.

Die Abende, an denen ich vom Büro nach Hause und durch meine eigene Wohnung hetzte, um simultan Haare zu waschen, Strümpfe überzustreifen, Wimperntusche in meinem Gesicht zu verteilen und die letzten telefonischen Anweisungen meiner besten Freundin entgegenzunehmen, endeten meist so, wie sie begonnen hatten: im kompletten Chaos.

Sofern ich nicht ohnehin auf der Fahrt nach Hause einen kapitalen Blechschaden verursacht hatte, und damit im Vorfeld schon alles zu spät war. Man braucht also Zeit, ein Samstag oder ein Sonntag sind für wohlvorbereitete Verabredungen die besseren Termine. Dann macht man Ferien in der eigenen Wohnung, frühstückt lange, liest Zeitung, badet, pflegt Haare, Zähne, Zehennägel und tut, als wäre das immer so. Vorsichtig tastet man die eigenen Nervenenden ab und gewinnt so hoffentlich genug Ruhe, sich selbst in den nächsten Stunden besser zu ertragen.

Denn der letzte Streß ist immer der gleiche: Die Haare fallen, wie sie im Leben noch nie gelegen sind, ultra-haltbare Strümpfe zerreißen, wenn man sie nur anblickt, und das Lieblingskleid ist bei der Notwäsche auf Kinderformat geschrumpft (»Dry clean only« – Nimmt das heutzutage noch jemand ernst?), der Nagellack wirft unschöne Falten.

Weil man sich jetzt in einem äußerst labilen Zustand befindet, sollte man sich selbst nicht unnötig belasten. Man verzichtet an solchen Tagen besser auf Experimente mit Lockenwicklern oder Kreppeisen, läßt die Finger von Haartönungen und nie erprobten Gesichtsmasken. Sonst sieht man am Ende aus wie Dolly Parton mit Sonnenbrand. Wer das Risiko liebt, sollte seine Experimente zumindest frühzeitig starten, so daß sich kapitale und im Ergebnis letztlich ungewollte Veränderungen einigermaßen ausmerzen lassen, sprich: man genug Zeit hat, um zum dritten Mal zu duschen und wieder von vorne anzufangen.

2. Die Garderobe

In meiner früheren Wohnung nahm mein Kleiderschrank eine ganze Wand ein, heute füllt er ein Zimmer. Erwartet jetzt also keine Ratschläge wie: »Wenige gut kombinierbare Einzelteile erleichtern die Auswahl«. Ein Kleiderschrank ist ein draller Ort der Leidenschaft und des Vergnügens, keine Katharsis-Kemenate. Und wenn man eine wichtige Verabredung hat, wühlt man darin mit beiden Händen und berauscht sich an der teuren Pracht, die man in so vielen schönen Stunden mit Liebe und Sorgfalt für sich ganz alleine zusammengetragen hat. Man muß das Ganze positiv sehen: Endlich kommen die investierten Tausender zu ihrer wahren Verwendung. Schließlich hat man das ganze Geld nicht ausgegeben, um sich für jeden dahergelaufenen Arbeitstag schick zu machen. Es sei denn, man ist auf den neuen Projekt-Leiter scharf.

Des weiteren macht es keinerlei Sinn, die perfekte Abendgarderobe in Gedanken zu entwerfen, außer man macht es aus Zeitvertreib. Etwa, um sich von einem schlechten Kantinenessen abzulenken, um Kollegengeschwätz auszublenden oder eine U-Bahnfahrt zu überstehen. Vielmehr sollten mehrere Stunden der Vorbereitungszeit für die Anprobe eingeplant werden. Verzichtet werden kann auf dieses Ritual nur in Ausnahmefällen: Ihr seid in der Sauna verabredet, du siehst aus wie Uma Thurman, er ist blind.

Denn Kleidungs-Kombinationen, die der Kopf zusammenreimt, sehen niemals so aus, wie man es gerne hätte, d. h. so wie man es vor kurzem in einer Modezeitschrift gesehen hat oder an der Freundin, die fünf Kilo leichter, zehn Zentimeter länger oder eine Körbchengröße besser ist. Das wahre Prozedere kann nur eines sein: alles aus dem Schrank reißen, alles anziehen, alles kombinieren. Man spielt also mit sich selber Barbie-Puppe. Und darf dabei niemals, niemals, niemals nur auf seine Oberschenkel gucken.

Im Idealfall sitzt der Prozedur eine gute, ehrliche und kritische, also die beste Freundin dabei, die einen davor schützt, Cocktail-Kleider mit Cowboy-Stiefeln zu kombinieren, nur weil er auch immer so kreativ gekleidet ist. Prinzipiell ist es sowieso verboten, darüber nachzudenken, was ihm gefallen könnte (das macht man angeblich nach zehn Jahren Ehe, wenn gar nichts mehr geht). Schließlich ist er nicht mit einer Schaufensterpuppe verabredet, sondern mit einer Person von Stil und Geschmack, auch wenn man das selber nach der ersten intensiven Kleiderschrank-Recherche nicht mehr so ganz glauben mag.

Welche Kleidung Männer im einzelnen an Frauen bevorzugen, ist ohnehin schwer herauszufinden, auch in langjährigen Beziehungen. Fragt man sie danach, ist die Reaktion durch alle Schichten und Altersgruppen weitgehend die gleiche. Die meisten glucksen: »Gar keine.« Das hilft einem wenig weiter, wenn man vorhat, in seinem Leben ab und zu das Haus zu verlassen. Stellt man sie konkret vor die Wahl und führt diverse Varianten vor, sind die Antworten kaum aufschlußreicher: »Schön«, heißt es dann zum Minikleid. »Auch schön«, zum klassischen Hosenanzug. »Du bist immer schön«, zur zerrissenen Jeans. Die wenigen Männer, die eine klare Meinung zum Thema Kleidung haben, sind auch nicht leichter einzuschätzen. Schon gar nicht aufgrund ihres eigenen Äußeren.

Ich kannte einen eigenwilligen Rockmusiker, der immer fünf bis sieben Kleidungsschichten so übereinander trug, daß man jede davon irgendwo heraushängen sah. Die einzelnen Schichten waren natürlich kunstvoll zusammengestellt, trotzdem sah er immer ein bißchen aus wie ein Garderobenständer bei einer gut besuchten Party. Freundin Sabine, die des öfteren sexuell mit ihm verkehrte, war, wenn sie ihn zu diesem Zwecke traf, immer bemüht, ihre sonst sehr stilvolle Kleidung zu einer ähnlich genialen Chaos-Kombination zu verquicken und ihre Haare so struppig wie möglich zu tragen. Ich fand, sie sah dabei sehr hübsch aus, er dachte wohl, sie liefe immer so herum. Eines Abends, als Sabine zu spät von einem geschäftlichen Termin gekommen war, wollte er sie abholen. Sabine hatte keine Zeit mehr gehabt, sich umzuziehen, und öffnete ihm die Tür im Nadelstreifenkostüm, mit streng zurückgebundenen Haaren. Zwei Minuten sagte er gar nichts, dann stammelte er so was wie »Geil!« oder »Mann, siehst du gut aus!« und begann ihre Füße, die in schlichten, nicht allzu hohen Pumps steckten, leidenschaftlich zu küssen. Überflüssig zu erwähnen, daß er das vorher noch nie getan hatte.

Es gibt natürlich auch Kleidungsstücke, die vordergründig jedem Mann gefallen, aber die trägt man nicht, wenn man mit Männern auch reden will. In einer etwas extremen Phase der Selbstfindung, in der ich vor allem an meinem Verhältnis zur eigenen Weiblichkeit arbeitete, habe ich mir vor langer Zeit ein hautenges Lackoberteil gekauft. Ich schwöre, ich hatte dabei keine Hintergedanken. Ich fand es sah gut aus, die Verkäuferin bestätigte das, und schwarze, figurbetonte Kleidung war damals der Trend.

Ich trug das Teil zum ersten Mal im wahrhaft alternativsten Live-Musik-Club der Stadt. Ein Ort, an dem alle Männer lange Haare und lange Strickjacken trugen und Frauen, wenn überhaupt, mit Sätzen ansprachen wie: »Du, du hast eine total intensive Ausstrahlung, hat dir das schon mal jemand gesagt?« Hätte man denen geantwortet: »Ja, tausendmal täglich, und du brauchst hier gar nicht herumzusülzen wie

Softeis, denn irgendwo hinter deiner labberigen Hose wartet auch nur ein Schwanz darauf, daß er mich ficken kann«, sie hätten wahrscheinlich noch ihr eigenes Geschlecht verleugnet.

Ich stand also in diesem Club mit meinem Lack-Leibchen zwischen all den geläuterten Hippie-Brüdern und wollte ganz unschuldig der wunderbaren Musik einer lärmenden Ami-Kapelle lauschen. Ich hatte noch nicht mal an meinem Bier genippt, da stand schon einer neben mir, ein sanftes Lamm mit großen Augen und Dreadlocks, reif für jede Jugendzimmerwand. Er prostete mir zu, sah mich an, als hätte er seine Gute-Nacht-Milch noch nicht leer getrunken, und sagte: »Was machst du heute noch? Ich will nämlich mit dir schlafen. Nur mit dir schlafen. Nur Sex. Purer Sex. Du siehst so verdammt geil aus.«

Was soll ich sagen? Ich habe mich erstmal heftig an meinem Bier verschluckt, wurde knallrot und stammelte, als ich wieder sprechen konnte: »Nein danke, ich will nicht.« Als ich meine Fassung wiedererlangt hatte, überlegte ich noch kurz, ob ich ihm eine Ohrfeige verpassen sollte, begnügte mich aber damit, mich den Rest des Abends über den ungezügelten Sexismus aller, wirklich aller Männer zu ereifern. Und wollte partout nicht einsehen, warum ein hautenges Lackteil die Männer denken läßt, seine Trägerin sei so was wie eine Prostituierte, nur umsonst. Heute, wo mir das scharfe Hemdchen ohnehin nicht mehr paßt, ist mir klar, daß es nicht wirklich logisch ist, im Lackfummel die Feministin herauszukehren.

Womit wir mittendrin wären in der verfahrenen Diskussion um erotische Schlüsselreize und die dazugehörige Kleidung. Wenn Frauen Ausschnitt tragen, habe ich unlängst gelesen, ist das eine weibliche Form von Exhibitionismus. Nicht gleichrangig, aber doch ähnlich dem Pimmelzeigen im Park. Sind nun alle Frauen ohne Rollkragen provokante Perverse? Und zeigt ein enger Rollkragenpullover nicht auch irgendwie die Brust? Werden bayerische Bedienungen im Dirndl öfter Opfer sexueller Übergriffe, und sind sie, wenn ja, selber schuld?

Das Lackteilchen ist ein Extremfall. Habt ihr ähnliches im Schrank hängen und tragt es gern, hebt den Joker für später auf – aus präventivem Selbstschutz, weil ihr vielleicht die wilde Sexnacht nicht schon vor dem Aperitif beginnen wollt.

Ansonsten: Macht doch einfach, was ihr wollt, und zwar ohne Rücksicht auf ideologische Vorbehalte. Schließlich ist es ganz und gar nicht einzusehen, warum man bei einer ersten Verabredung nicht seine Beine oder sonst was zeigen sollte, nur um den Mann nicht auf falsche Gedanken zu bringen. Was sind überhaupt »falsche Gedanken«? Wahrscheinlich doch genau die richtigen.

Vergeßt die hübschen Szenen in den Hollywoodfilmen, wenn der Held dem häßlichen Entlein die Brille von der Nase nimmt und die Haarnadeln löst, sie dann aussieht wie Audrey Hepburn oder Grace Kelly und er konsequenterweise mit ihr auf das nächstbeste Lager sinkt. Die Damen saßen drei Stunden in der Maske, um erst auf den zweiten Blick umwerfend auszusehen. Das bekommt unsereins nie so hin.

Deswegen halte ich persönlich gar nichts davon, als Überraschungsei durch die Gegend zu laufen, das man erst auspacken muß, um zu sehen, was sich darunter Aufregendes verbirgt. Eurem Galan muß bereits das Herz stehenbleiben, wenn ihr aus der Haustür kommt. Dafür muß man nicht ungefragt seine Titten auf den Tisch legen. Aber ein bißchen Mühe geben sollte man sich schon. Weil es nämlich Spaß macht, die begehrenswerteste Frau des Universums zu sein.

Die Gestaltung der eigenen Topform ist natürlich individuell ganz verschieden, doch es lohnt sich immer, über kleinere Schatten zu springen. Wer sich nur im strengen Blazer kennt, muß deswegen kein Tigerkleid tragen, sondern einfach die Blusenknöpfe weiter aufmachen. Ich halte allzuviel Vorsicht für ungesund und glaube an Festtags-Lippenstifte. Die sind rot, wenn man sonst immer blaßrosa trägt. Oder rosa, wenn der Alltag braun ist. Auf jeden Fall anders, weil sanfte Verkleidung das Hochgefühl hebt. Man zerbricht sich doch schließlich nicht stundenlang den Kopf, um dann so auszusehen wie immer.

Natürlich, man will sich auch nicht preisgeben, sich nicht offensichtlich zuviel Mühe machen für einen, den man gar nicht kennt. Er könnte es ja merken. Was merken? Daß man gut aussieht? Hoffentlich. Daß einen dieser Umstand mehrere Stunden seines Lebens gekostet hat (die Zeit der mentalen Vorbereitung mitgerechnet), wird er nicht mal ansatzweise ahnen. Männer machen sich nicht den geringsten Begriff von den Qualen, die wir uns tagtäglich auferlegen oder denen wir unterworfen sind. Selbst wenn man mit ihnen zusammenwohnt, bekommen sie davon nichts mit. Sie sitzen dann im Wohnzimmer, sehen fern, lesen Zeitschriften, hören Musik, schlafen ein und rufen irgendwann teilnahmslos durch den Gang: »Bist Du fertig?«

Das Schlimmste, was also passieren kann, ist, daß der Mann sich geschmeichelt fühlt vom äußeren Erscheinungsbild seiner Begleiterin. Und jede Wette, er hat sich auch lange überlegt, welches Hemd er tragen soll. Wahrscheinlich hat er sich auch rasiert, ein wenig Männerkosmetik benutzt und seine schönste Unterhose angezogen.

Nur hat er sich dabei nicht so viele Gedanken wie wir darüber gemacht, ob seine Boxer-Shorts heute noch jemand anders zu sehen bekommt. Recht hat er. Es gibt nämlich überhaupt keinen Grund, länger darüber nachzudenken, ob man einen schönen Büstenhalter anziehen soll oder nicht. Es sei denn, er kneift. Niemand muß sich beim Strapsfestklemmen fühlen wie Josefine Mutzenbacher. Strümpfe zu tragen heißt nicht: Ich will Sex beim ersten Date. Und wenn es trotzdem dazu kommen sollte, wird der Mann nicht denken, daß ihr schon fest mit ihm gerechnet habt. Männer denken dann nämlich nicht mehr. Womit sie uns wirklich etwas voraushaben.

Abgesehen davon fühlt sich schöne Unterwäsche gut an, auch im Kopf. Und darum muß man sich nicht wie eine verschmähte Ehefrau beim letzten Versuch vorkommen, wenn man später doch alleine nach Hause geht und sich die zarten Hüllen selber abstreift.

Schließlich gibt es Waschmaschinen, und morgen ist auch noch eine Nacht.

3. Die Nerven

Versucht erst gar nicht, ruhig zu bleiben. Ein gewisser Erregungszustand gehört zu Verabredungen auch in der Vorbereitungsphase und liefert der Nachwelt oft lustige Anekdoten. Später wird man sich immer gerne, herzlich lachend, daran erinnern, wie man siebzehnmal hintereinander den Inhalt seiner Tasche auf den Boden geleert hat, um einen Haustürschlüssel zu finden, den man die ganze Zeit in der Hand hielt, und deswegen letztlich zu spät war, um noch vor Ladenschluß ein Paar halterlose Strümpfe zu besorgen, was dann der Auslöser für den ersten Nervenzusammenbruch war, der noch vergleichsweise harmlos ausfiel, weil eine freundliche Mitbewohnerin einen irgendwann daran erinnerte, daß man am Vortag bereits sündteure Spitzenfummel für die Beine besorgt hatte. Nach dem dritten Beziehungsjahr darf man so was sogar den betreffenden Männern erzählen.

Gängige Hilfsmittel zur Beruhigung sind durchaus erlaubt, jedoch mit Vorsicht zu dosieren, schließlich hat man den Abend noch vor sich. Das heißt, nach der dritten Schachtel Zigaretten sollte man beginnen, die Befindlichkeit der eigenen Stimmbänder zu beobachten. Es ist nicht schön, bei einem ersten, tiefer gehenden Gespräch nur noch mit Kopfnicken oder -schütteln zur Konversation beitragen zu können. Und es ist noch weniger reizvoll, einem Mann das Essen vom Tisch zu husten.

Noch feinfühliger ist natürlich mit Alkohol und anderen Drogen zu verfahren, egal, wieviel ihr sonst vertragt. Ein Glas Sekt, um sich selbst und seine Schönheit zu feiern, ist immer erlaubt. Größere Mengen an Schnaps, Wein oder Bier bleiben verboten, solange man das Haus noch nicht verlassen hat. Ebenso alle Arten von illegalen Drogen. Weil ihr nicht bekifft durch die Gegensprechanlage lallen wollt: »Ist mir doch wurscht«, wenn er kommt, um euch abzuholen, und weil alles andere sowieso nur aufregt. Noch ist das Ziel schließlich, einen guten Eindruck zu machen. Lustig wird es erst später.

Wenn der Ernst der Situation es verlangt und genug Zeit dazu bleibt, empfiehlt es sich eher, fünfzig Liegestützen zu machen oder eine Aerobicstunde zu besuchen. Das bremst hysterische Hyperaktionen ganz natürlich und nimmt einem außerdem auf wunderbare Weise die Bürde des schlechten Gewissens, die auf einem lastet, weil der Lieblingsrock kneift. Schließlich ist es egal, wie dick ein Körper ist, Hauptsache er ist gut trainiert. Man muß allerdings auf den individuellen Trainingsstand achten. Es sollen nur überschüssige Energien abreagiert, nicht die letzten Reserven mobilisiert werden. Daß ein Abend erfolgreich wird, setzt voraus, ihn im Wachzustand zu erleben.

Gut für die Nerven, gesund und überhaupt nicht anstrengend ist es übrigens auch, mehrere Beratungsgespräche mit weiblichen Vertrauenspersonen zu führen, telefonisch oder vis à vis. Man erzählt dabei zur Auflockerung männerfeindliche Witze und zügellose Anekdoten, und der Druck des bevorstehenden möglicherweise stark überschätzten Ereignisses fällt automatisch von einem ab. Obendrein ist es für den weiteren Verlauf des Abends essentiell und überaus hilfreich, sich deutlich zu vergegenwärtigen, wer die wirklich wichtigen Menschen im eigenen Leben sind. Der Mann, mit dem man gerade zum ersten Mal ausgehen will, gehört noch lange nicht dazu.

4. Die innere Einstellung

Es ist müßig, bevor der Abend überhaupt begonnen hat, zu überlegen, wie er enden könnte. Noch unsinniger ist es, vorher eine Entscheidung zu treffen, wie man sich wohl verhalten würde, wenn der

Mann im Laufe des Abends das Ende desselbigen in eindeutiger Weise forciert. Ich glaube nicht, daß es in den neunziger Jahren in dieser Hinsicht noch Grundsatzentscheidungen geben darf. Ich darf es nicht glauben, ich hätte sonst die Liebe meines Lebens nicht als solche kennengelernt. Im Klartext: Man sollte auf alles vorbereitet sein, zumindest rudimentär. Das heißt im Grunde nicht mehr, als einen vernünftigen Vorrat an Verhütungsmitteln im Hause zu haben. Weil der gemeinsame Gang zum Kondomautomat nicht lustig, sondern eher lästig ist und man im Laufe der Zeit aus gutem Grund ein gewisses Qualitätsbewußtsein entwickelt. Einmal kam einer mit zu mir, der dann grinste und sagte: »Wir verwenden die gleiche Marke.« So was verbindet.

Wer an oberflächliche Romantik glaubt, zieht außerdem Satin auf, bunkert Champagner im Kühlschrank und spickt das Schlafzimmer mit Kerzen. Manche räumen auch ihre Wohnung auf. Mir hat das Fehlen von Champagner, glitschiger Bettwäsche und Kerzenschein noch keine schöne Sexnacht vergällt, letztendlich kommt es dann doch auf etwas anderes an. Und meine Wohnung bringe ich nur für mich oder meine Mutter in Ordnung, ich finde, man sollte sich in Beziehungen von Anfang an nichts vormachen. Wenn man außerdem zuviel Aufhebens um eine bloße Spekulation macht, kommt man sich am Ende noch blöd vor, falls man spät nachts doch alleine nach Hause kommt. Und das darf auf gar keinen Fall passieren.

VIII. Unvermeidlich: das erste Date – die Ausführung

Kichern, kreischen, Glas umkippen: die wundersame Metamorphose einer vernunftbegabten Frau

Das Make-up sitzt, das Outfit paßt, vielleicht ist man sogar pünktlich fertig geworden. Manchmal, gar nicht allzu selten, wenn man in solcher Staffage zu Weihnachtsfeiern, Familienfesten, Parties, Empfängen oder sonstigen halboffiziellen Anlässen anrauscht, bekommt man viele ehrliche Komplimente von Schwestern, Brüdern, belanglosen Kollegen, freundlichen Rentnern oder Freundinnen ohne Konkurrenzdruck. Dann zündet man sich, souverän lächelnd, ohne die geringsten Komplikationen, eine Zigarette an, schnalzt leicht mit der Zunge und entgegnet vielleicht sogar mit einem gelungenen Augenaufschlag vielsagend: »Danke.« Dabei denkt man sich unverhohlen: »Recht haben sie.«

Trifft man sich gleichwohl, als Traumfrau verkleidet, mit einem noch weitgehend unbekannten Mann, fühlt man sich vom ersten Moment des Abends an wie eine schlecht gestürzte Götterspeise.

Was unsereins nicht alles lernen kann heutzutage, in Kursen und Kompaktseminaren: Wie man erfolgreich vor einem Fußballstadion voller Menschen spricht. Welche Farbkombination im Kleiderschrank die Suizidgefahr bannt. Wie man selbstbewußt seine Vorgesetzten anbrüllt. Sogar, wie man einen Schreibtisch aufräumt. Nur, wie man sich über einen Abend hinüberrettet mit einem Mann, den man vielleicht noch öfter sehen möchte, das erklärt einem niemand für viel Geld.

Eine Marktlücke, fürwahr: »Kommunikation für kontaktfreudige Frauen. Anfänger und Fortgeschrittene gleichermaßen willkommen. Wir erklären Ihnen, wie Sie sprechen, ohne auf sein Revers zu spucken, wie Sie Ihre Gestik unter Kontrolle halten und wie Sie lernen, geheimnisvoll zu lächeln, statt blöd zu kichern.«

Ich fürchte jedoch, es kann einem gar keiner beibringen. Wahrscheinlich ist dieses subjektive Versagergefühl solcher Abende, das sich meist nur mit ein paar kräftigen Schlucken aus dem einen oder anderen Glas halbwegs verdrängen läßt, genetisch in uns verankert oder eine Folgeerscheinung jahrhundertelanger Unterdrückung.

Außerdem wäre eine Fortbildung in »Gutes Benehmen in beziehungsschwangeren Nächten« ihr Geld nicht wert. Denn eigentlich kann man gar nichts verkehrt machen. Man kann nämlich auch elegant stolpern und fallen. Oder wenigstens charmant. Und so sehr verzaubern, daß alles erlaubt ist, außer rülpsen und auf den Tisch kotzen. Kleinere Mißgeschicke werden von Männern, die sich ernsthaft für einen interessieren, meistens gar nicht registriert oder in der Erinnerung als positiv verbucht. Wer also in einem Restaurant mitsamt dem Aquarium ins Flaschenregal fällt, weil die Absätze dann doch fünf Millimeter zu hoch waren, und von seinem Begleiter dafür verzückt lächelnd ein weiteres Glas Champagner spendiert bekommt, darf anfangen, auf eine erfolgreiche Affäre zu hoffen. Das ändert leider zumeist trotzdem nichts an dem gottverlorenen Gefühl, das man selber dabei hat.

Lassen sich Peinlichkeiten verhindern? Nicht wirklich. Doch in der Extremsituation eines ersten Dates sollte man das Risiko, so weit es geht, schmälern, um nicht wegen einer an sich spannenden Begegnung beim Therapeuten zu landen.

Der adäquate Rahmen einer ersten Verabredung (und wir sprechen hier von einer Verabredung: Zusammen auf eine Party zu gehen, weil zufällig beide eingeladen sind, ist was für Anfänger) ist das Abendlicht. In der Dunkelheit kann man besser strahlen, und erste Küsse tauschen sich schöner in einer schummrigen Ecke. Kein Mensch geht tagsüber im roten Cocktailkleid in einen Biergarten, und bei Mittagslicht sieht man außerdem jeden Mitesser. Abende finden ihre Fortsetzung in der Nacht, das verkompliziert die Situation obendrein nicht unnötig.

Tageslichtverabredungen (vor allem solche zum Frühstück) kämpfen gegen Quellaugen und schlechte Laune. Stellt man trotzdem über Ei und Schinken eine gewisse Zuneigung fest, fühlt man sich am Ende doch dazu bemüßigt, den Einbruch der Dunkelheit abzuwarten, um entscheidende Schritte zu unternehmen.

Meine aufkeimende Beziehung zu Andreas zum Beispiel deutete sich an einem Sonntag morgen an. Wir waren zum Frühstück verabredet. Wir quälten uns durch die morgendliche Maulfaulheit, spazierten anschließend durch den Zoo. (Eine Beschäftigung, die angesichts der dortigen Vielfalt kopulierender Wildtierarten eher eingespielten Pärchen anzuraten ist. Gleich nach dem ersten gemeinsamen Frühstück war ich von der dort vorgeführten geballten animalischen Triebhaftigkeit etwas überfordert.) Weil trotz der deutlichen Motivation immer noch nichts Aufregendes passiert war, gingen wir anschließend Eis essen. Tauschten dabei erstmals mit den Zungen Himbeer- und Zitronengeschmack und saßen im grellen Sonnenlicht auf einer Mauer im Trubel eines öffentlichen Platzes. Wir konnten uns also in keine Ecke drücken und uns so lange küssen, bis die brennende Lust kommt, sich die Kleider vom Leib zu reißen, und man nur noch sehr kurz überlegt, ob und wo man das tut. Außerdem war ich mir nicht ganz sicher, ob man schon um vier Uhr nachmittags zu einem noch unbekannten Mann sagen kann: »Komm mit zu mir.« Also aßen wir unser Eis auf und gingen in einen Biergarten und danach Pizza essen. Wir tranken Wein und warteten auf die Nacht. Wir waren müde vom vielen Laufen, und mir war schlecht von Eis, Bier, Pizza und Wein. Es gab nicht mehr viel zu sagen, und als es dunkel wurde, sind wir endlich in meine Wohnung gegangen, wo dann leider gar nichts mehr ging. Wir trugen es mit Fassung und schliefen erschöpft ein. Aus dem Kaugummi-Tag wurde in bitterer Konsequenz eine zähe Beziehung. Wir sahen oft fern bis zum Sendeschluß, am Ende half auch meine erste selbstfinanzierte (!) Spitzengarnitur nichts mehr. Soviel zu Frühstücksverabredungen.

Man wartet also mit der Begegnung, bis es dunkel wird, und läßt sich am besten abholen. Das ist die erste Maßnahme zur persönlichen Schadensbegrenzung. Treffpunkte sind tückisch. Man kann sich im Chaos am Telefon gründlich mißverstehen, kann Plätze, Tage, Stadtteile und Jahreszeiten verwechseln. Dann warten zwei Leute an zwei Orten vergebens und haben wahrscheinlich das Gefühl, sie seien nicht füreinander bestimmt. Und ein mißmutiges Unterbewußtsein arbeitet fortan gegen sie. Das ist nicht das Ende aller Hoffnung, aber auch kein besonders glücklicher Start.

Sollte diese Planung tatsächlich klappen, dann stellt sich das nächste Problem. Komme ich zu früh oder zu spät? Nicht, daß man darüber irgendeine kontrollierte Handhabe hätte, und irgendwie ist es auch egal, denn beides ist gleich doof. Alleine zu sitzen und zu warten ist a) langweilig, b) die unpassendste und folglich sicherste Gelegenheit, ungewollt fünf bis fünfzig neue Männer kennenzulernen (»Naaaaa, ganz alleine da?«) und c) stellt für den einzigen Mann, den man an diesem Abend kennenlernen will, eine ihm nicht zustehende überflüssige Genugtuung dar.

In seiner gockelhaften Eitelkeit wird er denken, man sitze schon seit Stunden da und wippe mit den Knien, weil einen die Nervosität aus dem Haus getrieben hat. Das ist natürlich niemals der Fall. Selbst wenn man zwei Stunden zu früh ist, liegt das immer nur an der schlechten Busverbindung. Sollte man trotz allen diesen Vorwarnungen in solch eine mißliche Lage geraten, klebt man sich lieber die Zunge an den Zähnen fest, als die peinliche Verfrühung zu verraten, und achtet tunlichst darauf, daß die Batterien von Gläsern, die sich vor einem aufreihen, vollständig abgeräumt sind, bevor er erscheint. Betritt der Mann das Lokal, sagt man, man sei ebenfalls gerade erst zur Tür hereingekommen. Läßt sich das Lallen nicht mehr vermeiden, lächelt man nur nett. Und hofft, daß er viel zu erzählen hat.

Wer dagegen zu spät kommt, den bestraft oft die Türschwelle. Ich bin kein Mann und heiße nicht Woody Allen, doch bis jetzt bin ich noch bei jeder Verabredung, immer wenn ich versucht habe, souverän und im Alleingang einen gastronomisch bewirtschafteten Raum zu durchqueren, an irgend etwas hängengeblieben (Tische, Stühle, Türrahmen, einfach alles, was dort so im Weg herumsteht). Meine elegant fließenden Bewegungen wurden dadurch immer sehr häßlich unterbrochen. Manchmal konnten sich andere Gäste darüber das Lachen kaum noch verbeißen. Am Zucken ihrer Mundwinkel habe ich es genau bemerkt. Und ich kenne leider keinen originellen oder charmanten Spruch, der einen Trockenhecht in öffentlichen Lokalen überzeugend abfängt. Wenn es einem wider Erwarten doch gelingen sollte, konzentriert und ohne größere Komplikationen einen Fuß vor den anderen zu setzen, bis man schließlich am Tisch seiner Wünsche angelangt ist, hat man dabei bestimmt ein verkrampftes, also eher unschönes Gesicht geschnitten.

Wieviel einfacher ist es dagegen, wenn er einen abholt, das Klingeln abzuwarten und die eigene Tür zu öffnen. Mit der Vertrautheit des Privatreviers im Rücken läßt es sich in dekorativer Standpose gewinnend strahlen. Als einziger Weg bleibt dann der zu seinem Auto. Da geht man neben ihm her, nicht auf ihn zu, das ist für den Anfang leichter zu bewältigen. Auf der gemeinsamen Fahrt kann man genüßlich Zigaretten rauchen und ihn beim Schalten beobachten, das macht dann hoffentlich ihn nervös.

Bleibt bloß noch die Frage, wohin die vorläufige Reise geht, mal abgesehen von der zentralen Ungewißheit. Was ist der beste Ort, sich auszuforschen und auszuhorchen, sich anzustarren und mit Blicken zu bewerfen oder im Schweigen nach Gemeinsamkeiten zu suchen? Sprich: Wo lernt man sich gut besser kennen?

1. Restaurants

Der Klassiker für Abende in Zweisamkeit, und das zu Recht. Jeder junge Mann gibt sich ein gutes Entrée, wenn er zum ersten Stelldichein ein Essen ausgibt. Da darf man ruhig mal konservativ sein und sich einladen lassen. (Männer, die gleich beim ersten Restaurantbesuch die Rechnung auf Heller und Pfennig auseinanderdividieren, bügeln wahrscheinlich auch ihre Unterhemden und sagen beim Orgasmus leise »Mmpf«.)

Nicht nur deswegen empfiehlt sich die Wahl eines guten Lokals. Bei allem, was man vielleicht noch vorhat, sollte einem das Essen nicht allzuschwer im Magen liegen. Außerdem: Sollte der Abend längerfristige Folgen haben (eine Woche, ein Leben, Kinder oder nur kegeln), kehrt man gemeinhin gerne an symbolhafte Orte wie »das Restaurant, wo wir zum ersten Mal gemeinsam essen waren, und weißt du noch, wie blöd der Ober geguckt hat, als du meinen Stöckelschuh auf der Nase balanciert hast?«, immer wieder zurück. Dann ist man dankbar, wenn es nicht das Lokal mit den türkischen, italienischen, kroatischen und indischen Spezialitäten war, in dem die Pizza nach Curry und Köftes nach Cevapcici schmecken.

Essen verbindet und ist außerdem erotisch. (Man bestelle Austern, Hummer, aber auch gerne Pasta oder Hühnerflügel – irgend etwas, bei dem man schlürft und/oder die Finger gebraucht.) Das klingt natürlich schrecklich klischeehaft, doch ich habe Beweise: Der Mann, der mir in einer lauen Sommernacht am Meer Hummerhäppchen in den Mund schob (das ist mir wirklich passiert), ist meine große Liebe geworden. Eine leidenschaftliche Liaison, die über zwei Riesensteaks begann, endete in einem zwar unblutigen, aber äußerst bösartigen Drama.

Bei einem gemeinsamen Mahl bildet man sich außerdem auch das beste Urteil über einen Mann: Was bestellt er, wie genießt er, oder schlingt er wie ein Schwein? Die deutlichen Parallelen zwischen Tisch- und Bettverhalten sind so markant, daß sie hier nicht eigens erläutert werden müssen. Also: Meidet Männer mit Eßstörungen oder Hang zum Dosenfutter.

Das einzige Problem, was bleibt beim Essen, ist das Essen. Der Vorgang des Essens, um genauer zu sein. Nur wenn man einem Mann gegenübersitzt, wachsen Salatblätter auf ihrem Weg zum Mund zu Palmwedeln. Überdimensionale, widerspenstige Widersacher, deren letzter Wille es ist, nicht gegessen zu werden. Sondern fettige Soße zu versprühen über dem hübschen Antlitz einer jungen Frau, ihren neuen Lippenstift gleichmäßig zu verteilen auf gepuderten Bäckchen, um schließlich mit einem letzten Seufzer zu verschwinden in ihrem eigentlich schönen Schlund und einen kleinen Schwall Öl zu hinterlassen, der ihr dann langsam und beschaulich das Kinn hinunterläuft. Es gibt Situationen, da sind Servietten sinnlos. Wenn einem die Spaghetti um die Ohren fliegen beispielsweise, oder vom Meeresfrüchtespieß nur der Spieß übrigbleibt, weil Tintenfischtiere mitsamt Beilagen es sich lieber im warmen, weiblichen Schoß bequem machen.

Essen mit Messer und Gabel ist schwierig genug, noch schwieriger wird es bekanntlich, wenn einem jemand dabei zusieht. Essen mit Messer und Gabel bei einem ersten Date ist die höchste Schwierigkeitsstufe auf der Skala, rangierend noch weit über Gala-Diners und wichtigen Geschäftsessen. Weil einem dann schon das Kauen komisch vorkommt, es macht Lärm und sieht bestimmt unvorteilhaft aus. Darüber erschrickt man, hört damit auf, hat den Mund voll, verschluckt sich, und schon ist die Katastrophe perfekt. Denkt man daran weiterzukauen, kann man der Konversation nicht mehr folgen.

Der Sprühregen an Soßenflecken, der sich am liebsten auf hellen Kleidungsstücken verteilt, ist sowieso Standard. (Schwarz ist übrigens eine überaus elegante und immer passende Kleidungsfarbe.) Rotweinränder im Mundwinkel sieht man glücklicherweise erst auf dem Klo. Deswegen, ich kann es nur wiederholen, ist der Hummer die perfekteste aller Lösungen: Man bekommt ein Lätzchen, läßt sich füttern und trinkt Champagner oder Weißwein dazu. Getränke also, die keine Flecken machen. Wenn man dann nicht zu heftig mit dem Stuhl kippelt, kann fast nichts mehr passieren.

2. Kneipen und Bars

Nach dem Essen gerne. Ein Date mit leerem Magen in einer Alkoholschänke zu veranstalten, ist eine riskante Sache. Es ist fast unvermeidlich, daß einem die Situation irgendwann aus der Hand und vielleicht auch aus dem Gedächtnis gleitet. Abstinenzler und rettungslos Verklemmte sind wohl die einzigen, die sich dieser Gefahr aussetzen können oder wollen. Das nehme ich zumindest an, denn ich kenne solche Leute nicht.

Im klassischen Fall sind Bars und Kneipen der Fluchtpunkt nach einem gemeinsam genossenen Mahl. Also ein Ort, um Zeit zu schinden vor dem Finale, um den Abschied hinauszuzögern oder die Entscheidung über den weiteren Verlauf der Nacht. Natürlich auch ein Ort, um alle Hemmungen zu verlieren und sich gegenseitig so betrunken zu machen, daß man unweigerlich irgendwann übereinander herfällt. Das läßt sich am Tresen lehnend besser bewerkstelligen als im Restaurant. Meistens schließen Restaurants vor dem ersten Kuß, und das ist gut so. Über abgegessenen Tellern knutscht es sich schlecht, und obendrein ist es wenig romantisch, wenn der Kellner dazwischen kommt und sagt: »Könnten Sie bitte Ihre Brust aus dem Grätenteller nehmen, ich möchte gerne abräumen.«

In guten Bars erfahren späte Gäste große Kulanz. Dort, wo der Hummermann und ich die ersten Küsse tauschten, forderte uns keiner auf zu gehen. Alle Aufräumarbeiten erfolgten um uns herum auf Zehenspitzen und mit äußerster Diskretion. Und wir waren natürlich so in uns versunken, daß wir weder das Ende der Musik noch die impertinenten Aufstuhlgeräusche wahrnahmen. Als ich nach einer guten Stunde Küssen zum ersten Mal aufblickte, war keiner mehr da, außer dem Besitzer, und der hatte sich notgedrungen wartend selber in eine schöne Frau vergraben. Da wollten wir dann wiederum nicht stören und verließen ganz still und leise das Lokal.

Die Hummermanngeschichte war (und ist), wie bereits erwähnt, ein ausgesprochener Glücksfall. Auf so viel ungestörte Ruhe kann man natürlich nicht immer zählen. Leider bergen Bars und Kneipen nämlich, außer ihres Getränkevorrats, eine weitere Gefahr: Man ist dort nicht alleine, und die prickelnd private Atmosphäre eines zweisamen Essens kann sehr leicht zur Krisensstimmung verkommen, wenn man danach im Massenbetrieb zufällig Bekannte trifft.

Das Grauen nimmt erfahrungsgemäß vielerlei Gestalt an. Es kann erscheinen in Form von sogenannten Freundinnen, die zufällig auftauchen, den Verehrten aus der Ferne begutachten wollen und mit aufgerissenen Augen, wildem Kopfnicken und in die Luft gereckten Daumen ihre Zustimmung signalisieren. Versehentlich immer dann, wenn er in ihre Richtung guckt. Auf die Frage: »Sag mal, kennst du die?«, antwortet man in diesem Fall kategorisch: »Nein.« Gute Freundschaften müssen es ertragen, in Ausnahmefällen verleugnet zu werden. Wenn er den Damen später in der WG-Wohnung über den Weg läuft, bleibt es dabei: Er muß sie verwechselt haben.

Nachhaltig den Abend vermasseln kann einem auch ein zu

Unrecht erboster Ex-Freund, der im Vorbeigehen mit tragischer Miene raunt: »Du brichst wohl schon das nächste Herz.« Oder am Ende alte, längst überkommene Besitzansprüche geltend machen will und den neuen Begleiter zum Zweikampf herausfordert. Erwartet nicht, daß dieser sich schon am ersten Abend um euch prügelt. Männer sind heute keine Musketiere mehr. Viel wahrscheinlicher wird eure neue Flamme das Feld räumen. Wenn Ihr Glück habt, nimmt er euch wenigstens mit. Wenn nicht, betrinkt euch bloß nicht mit dem Ex-Freund. Man weiß, wie solche Abende enden. Und was immer man dabei denkt: »Lieber einen als keinen«, »Lecken kann er ja ganz gut« oder »Eigentlich war er doch meine große Liebe« – es wird deprimierend sein, wenn am nächsten Morgen statt der neuen Hoffnung eine alte Gewohnheit im eigenen Bett liegt.

Es ist für den erfolgreichen Verlauf eines verheißungsvollen Abends deswegen von Vorteil, eine Bar zu suchen, die man sonst nicht frequentiert. (Falls es eine solche in eurer Umgebung geben sollte.) Weil man dort höchstwahrscheinlich auch nicht auf grinsende Kollegen trifft, die einem auf die Schulter klopfen und gröhlen: »Ach, darum hast du dir morgen vormittag freigenommen. Von wegen Zahnarzttermin. Aber nicht, daß du morgen ins Büro kommst und sagst: Er hat überhaupt nicht gebohrt, hahahaha.«

3. Kino

Von Teenagerträumen schwer befrachteter Ort, eine geradezu symbolhafte Heimstätte feuchter Hoffnungen und aufkeimender Leidenschaften. Die erotisierende Wirkung von Dunkelheit und Popcorn-Duft bleibt unbestritten, doch bis sich zwei Hände in der Gummibären-Tüte treffen, gibt es einige Hürden zu überwinden. Das fängt bei der Filmauswahl an. Du willst heftige Action sehen, er eine lustige Beziehungskomödie. Du sagst: »Beziehungen sind nicht komisch«, er antwortet: »Ich kann kein Blut sehen.« Und schon ist die gemeinsame Zukunft im Keim erstickt.

Im Zweifelsfall empfiehlt sich Kompromißbereitschaft und geschicktes Kalkül. Mit dem »Schweigen der Lämmer« etwa begann eine große Leidenschaft in meinem Leben. Zunächst fand ich in meiner früheren Naivität die Filmauswahl des Herrn wenig romantisch und wahrlich unglücklich. Doch als ich beim ersten Schreckmoment auf seinem Schoß landete und bemerkte, wieviel Freude ihm das bereitete, beschloß ich, Romanzen nur noch mit Horrorfilmen zu beginnen.

Kompliziert sind Annäherungen im Kino trotzdem, vor allem bei wirklich sehenswerten Filmen. Das Dilemma ist das ewig gleiche: Wer knutscht, bekommt von der Handlung nichts mit, wer konzentriert guckt, kommt nicht zum Knutschen, daß heißt, irgendein Vergnügen kommt immer zu kurz.

Besonders unangenehm wird die Sache, wenn über die Qualität des Films Uneinigkeit herrscht. So wie damals, als mich ein netter Herr mit dem verheißungsvollen Versprechen ins Kino gelockt hatte: »Wenn der Film öde ist, falle ich einfach über dich her.« Ich fand den Film zum Sterben langweilig und wartete die ganze Zeit gespannt auf den angekündigten Übergriff. Nach über einer Stunde (ich war schon dreimal eingenickt) war ich überzeugt, daß ihn der Mut verlassen hatte, und faßte ihm entschieden zwischen die Beine. Er schrie auf und zischte mich erbost an: »Laß doch den Quatsch. Ich will den Film sehen.« Weil es bis zu diesem Zeitpunkt noch keinem Mann eingefallen war, eine leidenschaftliche Berührung von mir als »Quatsch« zu titulieren, verließ ich unter Protest den Saal.

Ein absolut sicherer Ort ist das Kino nur für fortgeschrittene Beziehungen, dann, wenn jeder schon weiß, was der andere für Filme mag und ob wer bei welchen Szenen weint. Wenn gemeinsame Stunden im Dunkeln kuschelige Vertraulichkeit bedeuten und keine

Unsicherheiten mehr aufkommen lassen. Sonst greift man am Ende noch nach der falschen Hand.

Und vergeßt außerdem die Legende vom Autokino. Autokinos sind eine Aporie, es gibt sie nur im Film. Oder zumindest die Vorstellung, die wir von ihnen haben. Autokinos sind nicht romantisch, und auf Rücksitzen fummeln muß kein Mensch, der eine eigene Wohnung hat. Ich kenne niemanden, der persönlich positive Erfahrungen in einem Autokino gemacht hat. Aber, um ehrlich zu sein, ich kenne niemanden, der so einen Begattungsparkplatz überhaupt jemals besucht hat. Einschließlich mir. Und vielleicht bin ich auch nur beleidigt, weil mich noch nie jemand dorthin eingeladen hat.

4.Theater

Zu schwierig für den Anfang, zu steif und zu unberechenbar. All die schlechten Inszenierungen vertreiben jeden Hauch von Sinnlichkeit, es gibt keine Gummibären, und der Sekt ist zu teuer. Man darf nicht kichern, nicht flüstern und schon gar nicht küssen. Wer den Kopf zusammensteckt, wird von strengen Räuspern gerügt. Eigentlich darf man gar nichts im Theater, und so kann keine entspannte Balzatmosphäre entstehen. Besonders Männer verkrampfen dort zusehends.

In der frühen Phase meines gescheiterten Germanistikstudiums war ich von der hehren Vorstellung beseelt, angehende Akademikerpärchen müßten ihre Zweisamkeit gepflegt betreiben. Ich träumte von Männern, die mir in Opernlogen auf Knien Heiratsanträge machen oder wichtige Shakespeare-Passagen auswendig wissen. Vor allem die Texte, die Romeo spricht.

Und dann saßen sie immer neben mir, die knackigsten Kommilitonen, die ich finden konnte, kerzengerade aufrecht, als hätten sie einen Stock verschluckt. Und der Raum war nicht erfüllt von den leidenschaftlichen Gemütswogen großer Geister, sondern erschlagen von aufdoktrinierter Ernsthaftigkeit. Was blieb einem da anderes übrig als der verzweifelte Versuch, die verfahrene Stimmung wenigstens im ganz privaten Umfeld etwas aufzulockern. Also warf ich mir in letzter Konsequenz mein Programmheft vor die Füße und nötigte meinen Begleiter, es aufzuheben, in der Hoffnung, wenn er erst mal unter meinem Rocksaum sitzt, würde ihn das auf andere Gedanken bringen. Er stieg hinunter, griff beim Fischen nach dem Programmheft aus Versehen nach einem anderen Frauenbein, erntete einen spitzen Schrei und einen Absatztritt direkt neben das Auge. Ich hatte sodann die Dramatik, die mir gefehlt hatte: einen Mann mit einer Platzwunde überm Auge und eine späte Nacht in der Notaufnahme. Jede Menge Theater also, nur aufregender inszeniert …

5. Konzerte

Das Spektrum ist bekanntlich groß. Ob die Gefühle bei Mozart oder Motörhead in Wallung kommen, ist Geschmackssache, allerdings rein situationsbedingt doch ein großer Unterschied. Klassische Veranstaltungen unterscheiden sich kaum von der prüden Steifheit eines Theaterbesuchs, selbst wenn das Orchester Vivaldis Frühlingskonzert intoniert. Man muß sitzen, zuhören und artig sein. Und auch beim schönsten Crescendo kann er nicht mehr tun, als ergriffen deine Hand zu ergreifen.

Bei U-Musik-Veranstaltungen läßt es sich freier flirten. Man kann zusammen Pogo oder Hüftschwung tanzen, sich mit warmen Pappbecher-Bieren beschütten oder sich beim Stage-diven gegenseitig auffangen. Gemeinsam besuchte Pop- und Rockkonzerte sind vor allem zu empfehlen, wenn man an einem Mann rein körperlich interessiert ist. So versteht man wenigstens kein Wort von dem, was er erzählt. Gemeinsamer Live-Musikgenuß hat außerdem den Vorteil, daß man sein Rhythmusgefühl im Vorfeld in Augenschein nehmen kann und schon eine gemeinsame körperliche Erfahrung teilt. Sprich: Die Atmosphäre ist gelockert, das erste Eis gebrochen. Man muß nur daran denken, das Oropax rechtzeitig zu entfernen, wenn man sich doch noch mit ihm unterhalten will.

Mit der Wahl des richtigen Ortes sind jedoch nicht alle Unklarheiten beseitigt. Zum seelischen Ausgleich nach einer ersten Verabredung ist es immer hilfreich, eine beste Freundin auf Bereitschaft zu halten (meistens ist es ohnehin nicht nötig, sie eigens dazu aufzufordern). Ob zwei Uhr nachts, neun Uhr morgens oder vier Tage später, sobald der Mann zum ersten Mal außer Reichweite und man wieder für sich alleine ist, muß man an verständnisvoller Stelle die Sätze loswerden, die alle ersten Dates der Welt zusammenfassen: »Oh Gott, es war entsetzlich! Ich habe mich grauenhaft benommen und nur Unsinn geredet! Er wird mich nie wieder anrufen, geschweige denn mit mir den Grand Canyon hinunterklettern oder eine Großfamilie gründen!« Darauf sagt die Freundin: »Ich weiß zwar auch nicht, warum du immer allen Männern von deinen X-Beinen und den Warzen an den Füßen erzählen mußt, während sie fasziniert in deinen Ausschnitt gucken. Aber glaub' mir, wenn er sich auf Knien mit Handkuß von dir verabschiedet hat und außerdem nächstes Jahr mit dir um die Welt segeln möchte, hört sich das ganz so an, als wollte er dich wiedersehen.«

Man versucht, ihr zu glauben, und ist trotzdem verzweifelt über die fehlende Kontrolle im eigenen Gehirn. Ein Organ, das mühelos Fahrkartenautomaten bedient, passabel multiplizieren und dividieren kann und für jeden außer seiner Trägerin manchmal ganz vernünftige Ratschläge parat hält, setzt regelmäßig aus, wenn man es wirklich braucht. Dann sagt es auf die Frage: »Möchtest du noch ein Glas Champagner?« verschämt »Ach, nein«, weil es plötzlich an fremde Geldbeutel denkt. Überflüssig zu erwähnen, daß ihm der eigene Finanzhaushalt meistens pfurzegal ist, gerade, wenn es darum ginge, die Preispolitik von Prada zu boykottieren. Oder es erzählt die wenig schmackhaften Details der eigenen Entjungferung noch vor der Vorspeise, ungeachtet der Tatsache, daß er Tomatensuppe bestellt hat.

Ich habe es bis heute nicht geschafft, die Kiste da oben für den Ernstfall adäquat so zu programmieren, daß sie souverän, charmant, intelligent und vor allem ohne einen Versprecher plaudert, wenn es wirklich darauf ankommt, und nicht nur dann, wenn ich mit meiner Mutter telefoniere. Ich habe jedoch versucht, mir Verhaltensmaßregeln zu erarbeiten, um groben Fehlern vorzubeugen. Die muß man dann nur noch einhalten.

Was man bei einer ersten Verabredung lieber nicht tun sollte

1. Über Heirat und Kinder sprechen

Und zwar einfach gar nicht. Niemals. Was immer die Beweggründe sein mögen, das Thema auf den Tisch zu bringen (und ich traue euch nicht zu, daß Ihr bei einer ersten Verabredung schon gedanklich mit Heim und Hof kokettiert), laßt es trotzdem sein. Ein Mann wird nicht verstehen, daß man gerade einen familienpsychologischen Ansatz zu den Konflikten des zwanzigsten Jahrhunderts erläutert oder einen lustigen Film über eine verunglückte Hochzeit erzählt. Er wird nicht hören wollen, daß der Sohn eurer Freundin ein entzückendes Kerlchen ist, und vor allem wird er euch nicht glauben, daß ihr all das nur sagt, um euch nett zu unterhalten. Ein Mann fühlt Ketten, bevor man das Wort »Kind« überhaupt zu Ende sprechen kann, auch wenn man eigentlich nur über die Rotzgöre am Nebentisch lästern wollte und das ganz persönliche Mutterglück darin besteht, keine zu sein.

Ich weiß nicht, wer Männern erzählt hat, daß wir alle letztlich doch nur Nestchen bauen wollen, in die wir Brigaden von Babies setzen können. Und ich weiß vor allem nicht, wie sie daraus die Schlußfolgerung ziehen konnten, daß wir dafür jede beiläufige Männerbekanntschaft, die die erste Ehre hat, mit uns einen Restauranttisch oder eine Barkante zu teilen, in Betracht ziehen würden. Es gehört ein bißchen mehr dazu als ein freundliches Lächeln und eine bezahlte Essensrechnung, will man ein Mann fürs Leben werden.

Um die Testphase dazu jedoch nicht vorzeitig abzubrechen, verkneift euch in Gottes Namen dieses Thema so lange, bis es wirklich wichtig wird. Denn wenn er erschrickt, ist mit einem Mann wirklich nichts mehr anzufangen. Und ihr wolltet doch wenigstens mal nachsehen, ob es sich lohnt.

2. Von vergangenen Männergeschichten fabulieren

Weder spornt es einen Mann an, zu wissen, daß alle passablen Männer des gesamten Viertels euch schon zu Füßen lagen, noch wird er großes Verständnis für die Ungerechtigkeiten zeigen, die euch dabei von seinen Geschlechtsgenossen widerfahren sind. Der Mann ist ein Mann und fällt einem ihm unbekannten Fiesling aus seiner Sippschaft nicht einfach so in den Rücken. Er nennt so was, glaube ich, Männerehre. Und außerdem möchte er, auch wenn er das Gegenteil ahnt, immer gerne der erste sein, der einzige, der beste – nicht einer unter vielen. Kann man verstehen. Also verschweigt ihm das männermordende Superweib, wieviel Erfahrung ihr mit seinem Geschlecht habt, wird er schon noch merken. Und daß es ein Privileg ist, euch auszuführen, sollte ihm ohnehin klar sein.

3. Die ganz persönlichen Beziehungssregeln erläutern

Das lohnt sich erst, wenn es wirklich ernst wird. Also kurz vor dem ersten gemeinsamen Urlaub, wenn er bei euch einzieht oder nachdem ihr ihn euren Eltern vorgestellt habt. Das wird anstrengend genug. Es ist ein schnöder Traum, zu glauben, wenn man frühzeitig seine Ansprüche formuliert, würden sie besser bei ihm durchsickern. Er versteht sie früher genauso schwer wie später.

Und man selber will sich doch schließlich auch nicht auf irgendwelche Allgemeingültigkeiten festlegen. Sagt man ganz modern und unabhängig: »Für eine feste Beziehung hätte ich im Moment gar keine Zeit«, ist das für ihn womöglich der willkommene Anlaß, seinem Hormonstau freie Fahrt zu verschaffen und sich irgendwann ziemlich unsensibel zu verabschieden. Er wird später, wenn er den Hauch eines emotionalen Bewußtseins hat, sagen: »Ich wußte nicht, daß ich dir weh tun kann.«

Sagt man: »Ich könnte mir vorstellen, irgendwann mit einem Mann zusammenzuleben«, steht er eine Woche später mit Sack und Pack vor der Tür. »Mein Engel, du bist die Lösung all meiner Probleme«, wird er sagen. »Meine Wohnung ist gekündigt, meine Krankenkasse auch. Nur bei dir kann ich die Ruhe finden, mich endlich selbständig zu machen. Ich wollte keine Minute länger darauf warten, das Experiment mit dir zu wagen.«

Belastet also nicht die locker-leichten Stunden eines ersten Rendezvous – diese seltenen Momente im Leben, in denen der Kopf bereit ist, an das Gute im Mann zu glauben und von der Liebe als Lebensziel zu schwärmen – mit theoretischem Ballast, von dem ihr heute nicht wißt, wie er übermorgen bei euch selber ankommt.

4. Auf Tischen oder Tresen strippen

Wenn alles gutgeht und er ein halbwegs souveräner Kerl ist, kann man sich solche Überraschungen für seinen Geburtstag oder sonstige Jubiläumsveranstaltungen aufsparen. Dann wird er mit stolzgeschwellter Brust den Sex-Appeal seiner Freundin preisen. Solange man diesen Vertrauensvorschuß noch nicht hat, sind solch drastische Methoden eher geeignet, ihn über die Maßen zu verunsichern statt zu beeindrucken. Am Ende denkt er noch, er habe euch von vornherein mißverstanden und müsse euch für den Rest des Abends bezahlen. Und dann wird er sich, wenn ihr Pech habt, wie ein windiger Zechpreller aus dem Staube machen.

Wenn Frauen bewußt kollektive Aufmerksamkeit erregen, finden das Männer meistens nur bewundernswert, toll oder gar aufregend, wenn betreffende Damen nicht an ihrer Seite agieren. Die Erwartungshaltung eines Gegenübers sollte natürlich den Drang zur persönlichen Entfaltung nicht beeinflussen, trotzdem sind am Anfang ein wenig Kompromißbereitschaft und Einfühlungsvermögen angebracht. Nicht jeder demonstriert gute Laune und spontane Begeisterung gleich, vielleicht wird er eure größte Sympathiebekundung einfach mißverstehen. Oder er rächt sich später auf fürchterliche Weise: Er hält im Flugzeug über Bordlautsprecher um eure Hand an.

5. Viele andere Männer küssen

Es könnte ihn mißtrauisch oder auch mißmutig stimmen, wenn ihr jedes männliche Wesen, das euch in seiner Anwesenheit in die Quere kommt, beim Namen kennt. Das läßt sich leider nicht verhindern, man kann ja nicht plötzlich aufhören, seine Freunde, Ex-Freunde und Gelegenheitsliebhaber zu grüßen, nur weil man mal mit einem neuen Mann unterwegs ist. Nur, so viel Verständnis müssen die anderen Herren auch erbringen, »Guten Tag« sagen reicht. Stoßt keine spitzen Schreie aus, fallt ihnen nicht um den Hals, verabreicht ihnen keine Zungenküsse, klopft ihnen nicht auf den Po. Es erweist sich immer als mühsam, einem Außenstehenden glaubhaft zu versichern, daß man sich nur freut, alte Bekannte wiederzusehen. Und ein klein bißchen unhöflich ist es außerdem auch.

Der wahre innere Konflikt entsteht sowieso erst dann, wenn euer Begleiter nur die zweite Wahl ist und die erste irgendwann auftaucht. Doch selbst dann ist es nicht unbedingt klug, sofort die Seiten zu wechseln. Winkt dem einen aus der Ferne zu und haltet den anderen höflich auf Distanz. Das weckt den individuellen Ehrgeiz beider. Ihr habt so bestimmt bald zwei, die euch zu Füßen liegen, und könnt in aller Ruhe eure Auswahl treffen.

6. Die Freundinnen zur späteren Besichtigung zulassen

Klar, da ist dieser frische junge Mann in eurem Leben. Der sieht schick aus und lächelt ganz atemberaubend, dessen seid ihr euch ganz sicher. Und ihr seid ein ganz klein wenig Stolz, daß er von euch das gleiche denkt. Jetzt wollt ihr mal einen Abend miteinander versuchen, und jeder soll sehen, daß ihr das Potential zum perfekten Paar habt. Vor allem natürlich eure primären Gewährsleute, die handverlesenen Freundinnen, die jeden Vorgang in eurem Leben kommentieren dürfen, von der Verdauungsstörung bis zum Karrieresprung. Schließlich und endlich ist es verdammt schwierig, eine Beziehung gegen den Willen seiner Freundinnen zu führen. Dem gilt es vorzubeugen, und außerdem platzen sie natürlich alle vor Neugier.

Trotzdem: Es gibt Momente im Leben, da braucht man kein Publikum, noch nicht mal die liebste Freundin, die zufällig dieselbe Bar aufsucht, ein beiläufig süffisantes »Hallo« spricht, den Mann an deiner Seite mustert, als sei sie Oberkommandant der Deutschen Bundeswehr, und ihn dann, wenn sie sein letztes Nasenhärchen gezählt hat, in eine politische Diskussion verwickelt, um seine Konfliktfähigkeit zu testen. Am Ende steigt er noch begeistert darauf ein, weil er Vorsitzender einer linksradikalen Aktionsgruppe ist, und du stellst bald fest, daß sich alle angeregt unterhalten außer dir.

Man darf seinen Freundinnen wenig abschlagen im Leben, aber auch bei flehentlichen Bitten (»Wir wollen nur einmal gucken, er wird gar nicht merken, daß du uns kennst.«) sollte man in diesem Fall hart bleiben und notfalls ihr Fernbleiben mit einem Schwur fixieren. Die detailgetreue Berichterstattung bekommen sie danach sowieso umgehend geliefert. Wer (äußerst praktisch und empfehlenswert übrigens) mit seinen Herzensdamen unter einem Dach wohnt, darf der neugierigen Brut einen Blick gestatten, muß allerdings auch dann auf schwierige Situationen gefaßt sein.

Einmal, als ein Neuzugang mich erstmals zu Hause abholte, saß Svenja unverrückbar in der Küche auf der Lauer. Ich liebe Svenja seit jeher für ihre unverstellte Art und ihre natürliche Offenheit. Und Michael war der erste Mann in meiner Sammlung, der nicht aussah wie ein Hungerkünstler. Er war kräftig, und genauso hatte ich das auch meinen Freundinnen gesagt. Während ich noch dabei war, die letzten Winkel meiner Lippen auszupinseln, läutete es. Zufrieden darüber, daß sich das Warten gelohnt hatte, öffnete Svenja. Ich stürmte hinterher, da stand meine Freundin, grinste in Richtung Michaels Bauchnabel und sagte genüßlich: »Ich weiß gar nicht, was du hast. So dick ist er auch wieder nicht.« Als nächstes bot sie ihm freundlich Cola und Kekse an. Bevor er zugreifen konnte, zerrte ich ihn aus der Wohnung in die nächste Sushi-Bar.

Ich glaube bis heute nicht, daß Svenja das absichtlich getan hat, revanchierte mich aber beizeiten, als sie mit dem Bilderbuchabzug eines Kinderschänders bei uns ankam. Als er groß und breit in unserer Tür stand, fragte ich sie, ob sie wirklich denke, wir müßten unsere Katze wegsperren, solange er in der Wohnung ist, weil die schließlich ja nicht wissen könne, daß er nur Kinder quält.

7. Nicht nur über die eigenen Schwächen sprechen

Es ist äußerst ungeschickt, einen Mann vor Vollendung der Tatsachen auf das fortgeschrittene Stadium der eigenen Cellulite aufmerksam zu machen. (Aber ohnehin bleibt es immer und zu jeder Zeit überflüssig, einen Mann auf die Tragik der eigenen Oberschenkel hinzuweisen, denn meistens weiß er gar nicht, was Cellulite ist. Wenn man es ihm erklärt, sagt er hoffentlich: »Ist doch ganz normal.« Und natürlich hat er recht, schließlich klagt er auch nicht: »Ich leide übrigens unter Bartwuchs.«)

Doch es muß nicht immer Cellulite sein, viele Frauen sind ja nachhaltig überzeugt, noch viele andere Schwächen zu haben. Ob ihr euch notorischer Unpünktlichkeit, krummer Zehen oder diverser psychischer Krankheiten bezichtigt, ist egal, aber bitte macht kein abendfüllendes Thema daraus. Es ist nämlich nicht charmant, mit den eigenen Unzulänglichkeiten zu kokettieren (»Hast du gesehen, wie ich gerade mit dem Fuß umgeknickt bin, das passiert mir immer, wenn ich hohe Schuhe trage. Hihi. Normal trage ich nur Turnschuhe. Hihi.«), sondern einfach bescheuert. Kein Mensch hat es nötig, zu sagen: »Ich habe ein viel zu rundes Gesicht«, nur um eine Liebeserklärung an seine Pausbäckchen zu hören. Komplimente fischen ist schrecklich unsouverän und zeigt die einzig wahre Schwäche, die man haben kann: ein verkümmertes Selbstbewußtsein.

Die männliche Variante der Selbstgeißelung dient dem Buhlen um einen Freischein: »Du hast immer gewußt, was für ein Arschloch ich bin.« Schön blöd, trotzdem darauf reingefallen zu sein, weil er zwischendurch nach Kräften versucht hat, einen vom Gegenteil zu überzeugen. Mit so perfiden Absicherungsstrategien fangen wir erst gar nicht an. Sonst bleibt am Ende nichts mehr, über das wir uns noch beschweren könnten.

8. Nicht nur über die eigenen Stärken sprechen

Es ist schön für euch und ein großer Schritt für die Frauenbewegung, für euer Bankkonto oder den eigenen Seelenfrieden, daß ihr eben befördert worden seid, jetzt mehr verdient, als man laut sagen darf, oder gerade den schwarzen Gürtel im Kickboxen erkämpft habt. Und wahrscheinlich macht ihr ihm damit angst. Doch das ist noch gar nicht mal das Schlimmste. Auch wenn es nicht immer geschickt ist, die eigene Professur zum Aperitif auf den Tisch zu knallen (bei manchen Männern soll sich das sogar auf die Potenz auswirken...), verboten darf es nicht sein, denn wahrscheinlich hat er schon die ganze Autofahrt von seinem neuen Projekt erzählt oder seine aus Unentbehrlichkeit resultierende Arbeitsüberlastung beklagt. Aber war das etwa nett? War das sympathisch? Nicht wirklich, und nur mit ein wenig Kulanz läßt sich egozentrische Selbstbeweihräucherung als nervöse Übersprunghandlung deuten. Ihr wollt mit dem Mann nicht »mein Haus, mein Auto, mein Pferd« spielen, er ist kein Sparringspartner im Überlebenskampf und hoffentlich keiner, mit dem man nur über Leistung philosophieren kann. Also wechselt wenigstens ihr das Thema.

9. Keinen Kaugummi kauen

Ich weiß, es beruhigt die Nerven und beugt Mundgeruch vor, aber, und da bleibe ich kategorisch konservativ, es sieht einfach schrecklich aus. Vor allem, wenn man ihn verschluckt und dann grün im Gesicht wird.

Was man bei der ersten Verabredung immer tun kann (aber nicht muß)

1. Das Besteck fallen lassen und beim Aufheben unter dem Tisch an sein Bein stoßen

Das ist ganz einfach, weil einem das Besteck sowieso irgendwann runterfallen wird. Oder die Serviette. Oder das Feuerzeug. Oder die Kondompackung. Und dann wirkt es viel weniger ungeschickt, wenn ihr ahnen laßt, daß das nicht unbedingt aus Versehen passiert ist. (Wen interessiert die Wahrheit?) Ihr greift unter den Tisch, und alleine die Bewegung Eures Armes wird seine Phantasie in Erregung versetzen. Ihr fingert nach dem verlorengegangenen Gegenstand und findet ihn hoffentlich. Doch selbst, wenn er drei Tische weiter geschlittert ist, taucht ihr tief unter die Tischdecke und sucht ganz zufällig zwischen seinen Füßen, und dabei dürft ihr aus Versehen alles streifen, was sich von seinem Körper unterhalb der Tischkante befindet. Doch behaltet dabei stets die Kontrolle und bleibt nicht zu lange auf Tauchstation, sonst ist er, bis ihr wieder hochkommt, entweder besinnungslos oder zerrt Euch ohne weiteren Kommentar aufs Klo. Ersteres ist lästig, zweiteres Geschmackssache.

Ein gesundes Mittelmaß an Erregung ist meistens schon nach

ein paar Minuten erreicht. Dann ist er einfach verzückt, und ihr könnt den kleinen Zwischenfall mit einer hübschen Unschuldsmiene und echter Freude über das wiedergefundene Feuerzeug abrunden.

2. Über Sex sprechen

Sex ist immer ein schönes Thema – wenn der Abend gut verläuft, auch schon vor dem letzten Drink. Natürlich muß man trotzdem, um die Fragilität einer aufkeimenden Romanze nicht zu sehr zu belasten, bei einer entsprechenden Konversation sensibel und vorsichtig formulieren. Diskutiert also nicht gleich detailgetreu exotische Stellungen oder prahlt mit euren Fähigkeiten und Ansprüchen als Liebhaberin.

Subtil über Sex zu plaudern bringt nämlich mehr Spannung als Verbalexhibitionismus. Ein wenig Anzüglichkeit erfüllt meist ausreichend ihren Zweck. Der Phantasie sind dabei keine Grenzen gesetzt. Ihr könnt ganz nebenbei ein paar Reiskugeln als Brüste dekorieren, euer liebstes Pornogedicht referieren oder ein Streitgespräch über Pikanterie im Film beginnen. Ganz wichtig ist es natürlich, dabei so zu tun, als spräche man über Sex wie über schönes Wetter. Erfreut zwar, aber ohne übersteigerte Emotionen. Ihr dürft dabei verwegene Blicke üben, aber niemals freudig erregt auf dem Stuhl herumrutschen. Wenn euch dazu die nötige Kontrolle fehlt (meist vom akuten Abstinenzzustand abhängig), sprecht lieber über Aktienkurse, Männer finden das angeblich auch sexy. Und er wird nicht denken, ihr hättet es am Ende nötig.

3. Dem Gegenüber länger in die Augen sehen

Ein bißchen inszeniertes Klischee muß sein, wofür hätte man sich sonst die Wimpern siebenmal getuscht? Seht ihnen also in die Augen, so tief, so lange und so oft es geht. Ihr dürft ruhig rot werden dabei oder ab und zu den Blick scheinbar verschämt nach unten senken. Dann trifft der nächste Augenaufschlag um so besser. Mit ziemlicher

Sicherheit wird er versuchen, eurem Blick standzuhalten, und so beginnt das äußerst prickelnde Wer-guckt-zuerst-weg-Spiel. Das ist bekanntermaßen die gängigste Ouvertüre zum ersten Kuß, der sich immer dann einstellt, wenn zu lange gar keiner wegguckt. Der an sich harmlose Anfängertrick hat also ein Fernziel, das sich lohnen kann.

Allerdings bedarf es für ausgedehnten Augenkontakt eines nicht zu unterschätzenden Maßes an Konzentration. Wer zu lange in eine Richtung guckt und darüber Sinn und Zweck vergißt, verliert leicht die Kontrolle über seinen Sehnerv. Gebt also nach, bevor ihr anfangt zu schielen.

4. Oberbekleidung ausziehen

Natürlich nur in gesellschaftlich sanktioniertem Rahmen. Wer in einem strategisch günstigen Moment mit verworfener Miene noch eine Jacke von den Schultern gleiten lassen kann oder, natürlich immer mit dem Hinweis auf steigende Raumtemperatur, einen Knopf zu öffnen hat, überbrückt damit sogar peinliche Schweigeminuten im stockenden Gespräch. Die Stimmung lockert sich ganz mühelos. Ein aufmunterndes Lächeln dazu nimmt dem Gegenüber Nervosität und Befangenheit. Er wird anerkennend, beeindruckt und wohlwollend Schultern, Bauchnabel oder Brustansatz mustern, je nachdem, was die Aufmachung freiläßt. Wenn er dann immer noch sprachlos ist, läßt sich das Schweigen wenigstens als Kompliment deuten.

5. Schuhe ausziehen

Aber erst wenn der Abend weiter fortgeschritten ist. Wenn man irgendwann die Vorstufe der Ekstase auf einer Tanzfläche probt, beseelt durch die Nacht spaziert oder sich gegenseitig die letzten Treppen hinaufschiebt. Will heißen, wenn die erste Phase der Enthemmung eingesetzt hat. Dann darf man die Hacken in der Hand tragen. Weil sich der Gang in diesem Stadium schon lange ganz natürlich von selber wiegt und das viel schöner aussieht als ein von Fußschmerzen verkrampftes Gesicht und Beine, die auf Eiern laufen.

Haltung zu bewahren ist bei einer erfolgreichen Verabredung glücklicherweise irgendwann überflüssig. Ich selber war auch zu lange der Meinung, die selbst auferlegte Schönheit, die einem hohe Absätze verleihen, müsse aus Stilgründen stoisch bis in die letzte Konsequenz ertragen werden. Doch ich habe mir sagen lassen, Männer fänden es bisweilen sogar anregend, wenn Damen strumpf- oder barfüßig dem Morgengrauen entgegentänzeln. Und wieder einmal beweist sich, wie einfach es doch ist, sie in Aufregung zu versetzen. Und das ganz ohne Blasen an den Füßen.

6. Mindestens ein Dessert bestellen

Das demonstriert auf herrlich wohlschmeckende Weise, daß ihr verführbar seid. An manchen Abenden darf man keine Kalorien zählen, ist das nicht wunderbar? Jede Art von Einschränkung ist nämlich eigentlich unnatürlich und ganz und gar unsinnlich. Also wälzt euch in Roter Grütze, Sorbet und dicken Schokoladen-Saucen. Jede Wette, beim genußvollen Ablutschen eines Eislöffels gelingen euch die verführerischsten Blicke.

Wenn er ein netter Mann ist, macht ihn das an. Wenn nicht, dann geht er jeden Tag vor dem Frühstück joggen. Und wer morgens joggen geht, versteht nichts von gesundem Frühsport. In diesem Fall ist es dann ohnehin fraglich, ob es sich lohnt, mit diesem Mann Bett und Blaubeer-Mousse zu teilen. Gebt ihm lieber noch ein Mineralwasser aus und geht allein nach Hause.

7. Vielleicht sogar streiten

Auf jeden Fall aber: kein Blatt vor den Mund nehmen, kein kalkuliertes Gespräch führen, nichts sagen, was man nicht wirklich denkt. Ich weiß, das klingt jetzt nach Persönlichkeitsschulung für Anfänger, im normalen Leben braucht hoffentlich kein Mensch so stumpfe Ratschläge. Im normalen Leben lächle ich auch nicht konform, wenn jemand zu mir sagt: »Man braucht Disziplin, um im Leben voranzukommen.« Ich gestehe aber, ich habe es getan bei ersten Dates. In der Aufregung, nichts falsch zu machen, nichts falsch zu sagen, habe ich noch angesichts der absurdesten Lebensentwürfe Zustimmung signalisiert. Habe mich je nach Gesprächsverlauf verkauft als politisch Radikale kurz vor dem ersten selbstentworfenen Terrorakt oder als erfolgsgeile Karriere-Mieze. Es ist entwürdigend und ekelhaft – ich wollte gefallen. Natürlich schätzt es kein halbwegs vernünftig denkender Mensch, wenn die Gesprächspartnerin nur Ja und Amen sagt. Und es ist auch keine besonders gute Ausrede vor dem eigenen Gewissen, zu behaupten, der Mann hätte den ganzen Abend wirklich nur hundertprozentig vernünftige Dinge geäußert, die absolute Zustimmung verdienten. Wir wissen alle, daß das ein Ding der Unmöglichkeit ist.

Wenn ihr euch amüsieren wollt, gebt contra, hinterfragt den Kerl, schließlich muß man doch wissen, wer einem später eventuell nahe kommt. Das erspart zum einen verzögerte Langeweile, Enttäuschung und eklige Szenen, es prüft seine Widerstandsfähigkeit, geistige Flexibilität und schafft außerdem gesunde Spannung.

Ich hatte einstmals eine äußerst unterhaltsame Liaison mit einem Zeitsoldaten. Unsere Beziehung hätte fast ein vorzeitiges Ende gefunden, als er bei unserem ersten Gespräch auf meine Frage nach seinem Beruf antwortete, er habe sich für zwölf Jahre bei der Bundeswehr verpflichtet. Meine Harmoniesucht ging selbst damals nicht so weit, daß ich nett lächelnd darüber hinweggehen konnte. Ich sagte: »Du spinnst« und wollte kein Wort mehr mit ihm reden. Er aber ließ nicht locker, und so verbrachten wir den Abend mit einer aufgebrachten Diskussion über unsere unterschiedlichen Auffassungen von Friedenspolitik. Und als wir so stritten, leuchteten seine Augen immer leidenschaftlicher, während er mir beim Gestikulieren zusah. Der erregte Disput endete in wildem Geküsse, und das Geküsse endete in meinem Bett.

Was soll ich noch sagen, »political correctness« hat nichts mit Leidenschaft zu tun, Konfliktverhalten schon eher. Der stramme Soldat jedenfalls wurde eine große Liebe, so groß, daß es mir auch nichts ausmachte, auf die Fragen meiner Freundinnen nach seiner beruflichen Tätigkeit wahrheitsgetreu zu antworten und darauf immer die gleiche Reaktion zu ernten: »Spinnt der?« und »Was willst du denn von dem?« Nur detailgetreue Schilderungen unseres Liebeslebens brachten sie zu verständnisvollem Schweigen.

Also besser, ihr bringt den Mann in Rage, als ihn mit behutsamer Betulichkeit einzuschläfern und dabei noch überflüssigerweise seinen hübschen Bauch zu pinseln. Erklärt ihm die Welt oder das Wetter, redet lieber Unsinn, als artig zu schweigen. Wenn der Abend Zukunft hat, wird euch im nachhinein bestimmt nichts davon negativ ausgelegt, weil sich der Mann dann an andere Dinge erinnert als an inhaltsschwere Gespräche.

Meiner größten Liebe habe ich, Hobby-Kinogängerin, am ersten Abend vorwitzig meine ganz persönliche Filmtheorie erläutert, nicht wissend, daß ein cineastischer Fachmann vor mir steht, dem sich wahrscheinlich dabei die Fußnägel kräuselten. Ein Jahr später konnte er sich nicht mal mehr an das Thema unseres ersten Gesprächs erinnern. Aber er weiß bis heute noch jeden Stellungswechsel, den wir irgendwann vorgenommen haben.

8. Sich höflich behandeln lassen

Vorausgesetzt, er versucht es überhaupt. Es gibt noch seltene Exemplare gepflegter Junggesellen, die Mäntel holen, Türen aufhalten, einen zur Haustür begleiten, eben all den wunderbaren altmodischen Quatsch zelebrieren. Manche geben sogar Handkuß. Laßt sie um Himmels willen gewähren. Es ist tatsächlich einfacher, in eine Jacke zu schlüpfen, wenn ein Mann sie hält. Man muß sich dann nicht unschön verrenken und kann beim Danke-Sagen noch einen wohlplazierten Blick über die Schulter werfen. Jede kleine Aufmerksamkeit kann man mit einem unwiderstehlichen Lächeln quittieren, alleine das ist ein guter Grund, keine einzige abzulehnen. Der Gedanke »Das kann ich alleine« ist so dumm wie überflüssig. Man muß wirklich nicht sich und der Welt beweisen, daß man den richtigen Mantel vom Haken nehmen kann oder selbständig genug ist, um eine Tür zu öffnen. Spart euch die Kraft für die wichtigen Kämpfe und versaut nicht noch mehr Jungs, die es irgendwann vor lauter gleichberechtigter Kumpelei noch nicht mal mehr für nötig halten, »Entschuldigung« zu sagen, wenn sie einem mit männlicher Wucht auf beide Zehen treten.

9. Seine Laster ausleben

Versucht bitte nicht, einen übertrieben guten Eindruck zu machen. Das klappt aus vielerlei schon beschriebenen Gründen sowieso nicht. Der Abend soll zuallererst für alle Beteiligten ein angenehmes Erlebnis werden, also reglementiert euch nicht unnötig. Trinkt und raucht, was euch Spaß macht, nicht, was der Suchtberater empfiehlt oder euer Gegenüber vormacht. Es ist nach wie vor und immer verkehrt, falsche Tatsachen vorzuspiegeln, und ein paar hübsch dekorierte Getränke haben außerdem noch keinem Rendezvous geschadet. Selbst der einzige anti-alkoholische Freund, den ich jemals hatte, hat am ersten Abend mutig Piña Colada genossen und ist dann ebenso mutig über mich hergefallen. Später, als er wieder Abstinenzler war, haben wir zum Ausgleich das von seiner Mutter angebaute Gras geraucht.

»Was Spaß macht« heißt allerdings auch nicht mehr als das. Wer zu hastig die Aufregung mit Alkoholischem bekämpft, erlebt das Ende des Abends bewußtlos im Taxi, wacht mit Geschlechtskrankheiten wieder auf oder ist, falls das junge Glück die erste delirierende Begegnung trotzdem unbeschadet übersteht, beim nächsten Zusammentreffen noch nervöser, weil die Erinnerung an das letzte fehlt.

10. Interesse zeigen

Eisblock spielen ist kindisch. Gut, man hat mal was von männlichem Jagdtrieb gehört, und daß man es ihnen nicht zu leichtmachen darf. Das heißt im Umkehrschluß: Versucht nicht, sie zu vergewaltigen, fleht sie nicht an, verfolgt keine hoffnungslosen Fälle. Seid ansonsten eingeschränkt ehrlich, ihr wollt was von ihm. Ihr findet ihn nett, und er soll euch umwerfend finden. Er soll euch begehren und vergöttern, dazu muß man ihn auch ein bißchen motivieren. Männer sind nicht nur schwanzgesteuert, sondern meistens auch träge. Wenn man ihrem Begehren kein bißchen Hoffnung gibt, verlieren sie irgendwann die Lust. Oder wollen einen um jeden Preis rumkriegen und sich letztlich nur die unnahbare Frau, die man danach nicht mehr ist, als Trophäe in die Sammlung heften. Das hat man dann davon.

Dabei ist es so einfach, sie mit kleinen Zeichen bei Laune zu halten. Ein Blick, der ihre stolzgeschwellte Brust schon in Gedanken krault, ein Signal, das sagt: »Ich will dich auch, nicht gleich, aber später, vielleicht.« Ihr müßt es ihm nicht schriftlich geben und nicht mit fliegendem Röckchen auf seinen Schoß hopsen; nur glauben, daß er Erfolg haben kann, muß er schon. So kann man schön mit seinem Ehrgeiz spielen und hat dabei mehr Spaß als bei dem drögen Trick mit der kalten Schulter.

IX. Das erste Mal

Zu mir, zu ihm, gleich jetzt oder lieber übermorgen? Leidenschaft im Hausflur, kerzenflackernde Langeweile und die alles entscheidende Frage: Lohnt sich ein zweites Mal?

Das Leben kann so einfach sein. Er durchquerte den Raum mit geradezu unverschämter Sicherheit, fixierte mich mit tiefsee-grünen Augen, stellte sich direkt neben mich an die Bar, strich behutsam meine Haare hinter mein Ohr und raunte in selbiges: »Kann ich heute Nacht bei dir schlafen?«

Er war kein Traum. Ich hatte ihn schon seit zwei Wochen aus den Augenwinkeln angestarrt, ziemlich lüstern, wie ich fürchte. Fast könnte man sagen, seine verschlüsselte Frage nach zügellosem Sex war nach meiner allzu offensichtlichen Vorbereitung der Situation eine rein rhetorische.

Jetzt stand er neben mir, rechts. Links stand meine Freundin Sabine, hinter mir mein möglicherweise dritter Caipirinha, aber das soll keine Ausrede sein. Wofür auch? Mein rechtes Ohr lauschte verzaubert: »Du willst es doch auch«, sagte die männliche Stimme. Mein linkes war Sabine ausgeliefert: »Hier wird jemand gleich eine ganz große Dummheit begehen«, plärrte sie ihrem Begleiter zu, und ich bin mir sicher, sie hat es absichtlich so laut gesagt. Ich ließ Sabine links liegen, warf einen Blick nach rechts und sagte ebenso deutlich: »Ja!« Damit waren alle Fragen beantwortet.

Wir sind dann wohl zu mir gefahren. Alles ging sehr schnell. Wir knutschten uns die Treppe hinauf, fielen mit der Wohnungstür in den Flur. Keine Zeit mehr, Licht zu machen, keine Zeit für »Pst, die anderen schlafen schon.« Mit Ach und Krach konnte ich den jungen Heißsporn dazu bringen, mit mir noch drei Meter in mein Schlafzimmer zu robben, um ein Mindestmaß an Rücksicht gegenüber meinen WG-Genossinnen zu wahren. Ich wollte nicht, daß Sabine über uns stolperte, wenn sie nach Hause kommen würde. Als ich die Tür mit dem großen Zeh zuschob, hatte ich schon nichts mehr an. Der schöne Wilde fiel über mich her, als hätte er die letzten zehn Jahre in Einzelhaft verbracht. An Details kann ich mich nicht mehr erinnern, deswegen weiß ich, es (er) war gut.

Leider war unser erstes Mal auch unser letztes, die imaginäre Einzelhaft entpuppte sich als feste Freundin, wie er mir am nächsten Morgen gestand. Die Dame war gerade in Urlaub, mein Galan deswegen obdachlos, weil er in der Stadt momentan keine feste Bleibe hatte und ihre Wohnung nur betreten durfte, wenn sie auch dabei war. Man ahnt, warum und außerdem, daß der begnadete Stecher eben nur ein begnadeter Stecher war und seine Freundin wenig zu beneiden. Was mich natürlich trotzdem nicht davon abhielt, mich unsterblich in ihn zu verlieben.

Das muß man verstehen, ich hatte die perfekte Sex-Premiere erlebt. Der Mann hat mich so schnell und überzeugend flachgelegt, daß ich vor lauter Verwirrung vergaß, über die eigenen Komplexe nachzudenken. Freundin Sabine runzelte sorgenvoll die Stirn, als ich am nächsten Abend wild gestikulierend die rasantesten Stellungswechsel schilderte. Ob mir der Mann irgendwelche Drogen eingeflößt hätte, fragte sie dann, und wir im Rauschzustand das RTL-Nachtprogramm genossen hätten. Die wüste Wahrheit wollte sie mir einfach nicht glauben.

Mir war ja auch so was wie ein Wunder geschehen (leider ohne Fortsetzung): Ein erster Sexualkontakt ohne Wenn und Aber, ohne zu mir oder zu dir, ohne ich weiß nicht, ob jetzt schon und wenn doch, was machen wir dann. Man könnte auch sagen, wir sind ziemlich unreflektiert übereinanderhergefallen. Für zwei einander völlig Unbekannte ist das bestimmt die einzige Möglichkeit und außerdem die ideale Voraussetzung, um zusammen berauschenden Geschlechtsverkehr zu genießen. Dummerweise, und mein Beispiel belegt diese These, entstehen aus impulsiven Begegnungen dieser Art (Wir robbten nackt über meinen Schlafzimmerboden und wußten gerade mal unsere Vornamen.) in den seltensten Fällen Verbindungen fürs Leben. Mit viel Glück schafft man am nächsten Morgen einen zweiten Koitus.

Das wahre Leben versteht nichts von gutem Porno, zumindest nicht in der ersten Nacht, wenn der potentielle Bettpartner einer mit Chancen auf eine Dauerstellung ist. Dann will der Kopf auf einmal steuern, wovon er keine Ahnung hat. Dann werden Inszenierungen vorausgedacht, Kerzenständer positioniert und Spitzenhöschen ausgesucht. Dann will man sich mit dem Neuen auf Rosen betten und liegt im Ernstfall immer daneben. Weil man zuviel nachdenkt und trotzdem vom anderen nichts weiß. Weil es dann egal ist, wie viele nette gepflegte Abende man in heimeligen Restaurants verbracht hat. Gespräche ziehen einen nun mal nicht aus.

Wenn er nackt neben dir im Bett liegt, ist er wieder ganz fremd, der Mann, dem du schon so weit vertraut hast, weil er manchmal ein paar Bücher liest oder auch am liebsten Kalbsschnitzel mit Zitronensauce kocht. Dann schiebt sich deine Bauchfalte im Kopf vor die schönsten Gedanken, und du überlegst nur noch, welche Position deine beschissene Figur am besten versteckt, während er alle Orgasmusrekorde brechen will, sich gleichzeitig wundert, warum du noch keinen hattest und es, wenn es ganz schlimm kommt, am Ende bei keinem klappt.

Mal ehrlich: Das erste Mal ist zumeist, wenn man Glück hat, allenfalls netter Durchschnitts-Sex. Wenn man Pech hat, lacht man hoffentlich später darüber. Bett-Premieren, die mir unauslöschlich in Erinnerung geblieben sind, wurden denkwürdig nur durch ihren anekdotenhaften Charakter.

Unvergeßlich etwa die Nacht mit einem Kollegen, als ich, ganz und gar lächerlich und obendrein unglaubwürdig versuchte, Moral zu heucheln. Ich bremste ihn in der Küche, bot ihm einen harten Holzstuhl an und gemahnte streng, mein Angebot sei nur ein Glas Wein und ein nettes Gespräch gewesen. Eine Flasche später wollten wir uns doch an die Wäsche, aber meine männerfeindliche Katze hatte die mühsam lange Vorbereitungszeit effektiv genutzt und mein Bett mit feuchten, stinkenden Protestpfützen versehen. Wir haben uns also auf dem Sofa mehr oder minder vergnügt. Es war zu kalt, die Heizung lief auf Nachtbetrieb, und bei mir übernachten wollte er auf sechzig Zentimetern Liegefläche unter einer kratzigen Wolldecke natürlich auch nicht. Meine Katze hat sich, nachdem er mürrisch nach Hause gegangen war, sehr zufrieden an meinen Bauch geschmiegt, und ich war zu liebesbedürftig, um ihr noch länger böse zu sein.

Ein anderes Mal klopfte mir das Herz bis zum Hals, als ein Jahrhundertschwarm mir endlich ins Schlafzimmer folgte. Ich wollte alles richtig machen, die reinste, beste, schönste Frau des Universums für ihn sein. Ich hatte in freudiger Erwartung gesaugt, geputzt und dezenten Blumenschmuck auf den Fensterbänken verteilt. Das Bett hatte ich mit unschuldigem Baumwollsatin bezogen, ich hatte ein Philosophie-Buch auf den Nachttisch gelegt und die Präser-Kiste und den Vibrator versteckt. Wir sanken in die frischen Kissen, ich seufzte ein wenig, um dem Moment noch mehr Bedeutsamkeit zu verleihen, und warf den Kopf ergriffen in den Nacken, wohlwissend, daß so mein Doppelkinn auf wunderbare Weise ganz verschwand. Ich sah den

Heizkörper hinter meinem Bett, und direkt vor meinen Augen baumelte daran ein dunkel scheinendes, runzliges, längliches Ding. Ich schaute genauer hin. An einer Heizungsrippe klebte ein schwarzes Kondom.

Martin war vorgestern dagewesen, Martin, ein guter Freund und akzeptabler Liebhaber, den ich schon so lange kannte, daß Sex mit ihm gemütlich wie ein Fernsehabend war. Wir hatten herumgealbert wie pubertierende Kinder und zu guter Letzt mit dem gefüllten Kondom Lasso werfen geübt. Besonders lustig fanden wir den Umstand, daß unser glibberiges Geschoß irgendwann unauffindbar verschwunden war.

Jetzt lag Fabian über mir. Glücklicherweise hatte er gerade seinen Kopf in den Wölbungen meiner Brust vergraben. Fabian war ein außergewöhnlicher Mann. Er studierte Russisch und war unwiderstehlich, wenn er zum Denken die Stirn in Falten legte. Er tat selten etwas anderes und hatte keine Ahnung, was seine Grübelei bei mir bewirkte. »Sex«, sagte er oft, wenn er zwischen drei und vier Uhr morgens in obskuren Nachtbars der Bahnhofsgegend sein makelloses Gesicht in dicke Rauchschwaden hüllte, »Sex ist nicht mehr als profanes Geplauder zwischen ein paar komischen Körperteilen, ohne die wir alle glücklicher wären.« Man munkelte, er habe eine schwere Enttäuschung hinter sich und seit über einem Jahr mit keiner Frau geschlafen. Ich hatte beschlossen, vorrangig natürlich im eigenen Interesse, dem Mann die Freuden des Lebens wieder nahezubringen. Ich habe zu diesem Zweck Dostojewski gelesen und mit ihm die Nächte durch diskutiert. Ich wäre darüber beinahe selber wahnsinnig geworden, und zum Abbau ganz natürlicher, körperlicher Spannungen war Martin stets treu zur Stelle.

Irgendwann schöpfte Fabian Vertrauen, kündigte feierlich an, er wolle mit mir bis zum Äußersten gehen, aber er brauche noch etwas Zeit. Um den Schmerz, der ihn einschnürte, vollends zu überwinden, müsse er sich meiner jedoch ganz und gar sicher sein. Ihr ahnt es, der

Mann war schlicht und ergreifend von seiner Ex-Frau verlassen worden. Wenn sein sexuelles Gebaren ihr gegenüber auch schon so skurril war wie zu der Zeit, als ich mich mit ihm abplagte, wundert mich das mittlerweile gar nicht mehr. Damals allerdings war mein Hang zu schweren Neurotikern noch stärker ausgeprägt als heute, und ich antwortete so theatralisch ich konnte: »Auf ewig dein.«

Ein benutzter schwarzer Präser an einer Heizungsrippe bei Fabians erster sexueller Rehabilitationsmaßnahme würde wochenlange therapeutische Arbeit auf einen Schlag zunichte machen, das war mir ziemlich klar. Also bäumte ich mich unter ihm auf, griff ihm gleichzeitig an die Oberschenkel, veränderte mit einer heftigen, ruckartigen Bewegung und der Kraft der Verzweiflung unsere Position um einhundertachtzig Grad und legte ihn kurzerhand am anderen Ende des Bettes flach. So konnte ich, unter einigen Anstrengungen zwar, aber letztlich erfolgreich, mit den Zehen das Kondom aus der Heizung fischen und unters Bett schleudern. Keuchend dankte mir Fabian später meinen notgedrungenen körperlichen Einsatz. Noch nie hätte er auf so wunderbare Weise erfahren, was passieren kann, wenn eine Frau die Initiative im Bett ergreift. Der Therapieerfolg war also erreicht, auf längere Sicht hat sich der Aufwand jedoch nicht gelohnt. Es dauerte keine fünf Tage, bis Fabian voll kindlicher Freude über seine wiedererwachte und wahrlich voll funktionsfähige Manneskraft begann, das Wunder in andere Betten zu tragen. Will heißen, der Mann war vollständig kuriert, und ich ließ mich wieder mal von Martin trösten.

Der Zeitaufwand der vorsichtigen Vorbereitungsphase schien mir schon bei Fabian im Vergleich zur kurzen Freude über das Ergebnis in keiner Relation zu stehen. Die Sex-Premiere war überfrachtet von meiner peinlichen Planung, die Wochen davor waren peinlich verklemmt, der Lustgewinn harmlos und knäpplich. Und das ist leider meistens so, auch wenn man nicht mit schwermütigen Geistern zugange ist. Vergeßt die erste Nacht, laßt uns lieber über die zweite, fünfte oder dreiundzwanzigste reden. Oder wenigstens über den Morgen danach, weil der Schlaf der ersten Nacht oft mehr traute Zweisamkeit schafft als alles, was sich davor abgespielt hat. Und weil Sex immer schöner wird, je besser man sein Lustobjekt als solches kennt.

Die erste Nacht ist ein Mythos, mehr als entweihen kann man ihn meistens nicht, und deswegen finde ich es durchaus legitim, sie so schnell wie möglich hinter sich zu bringen. Traditionell überlieferte Ratschläge, die einer Frau nahelegen, sich nicht zu schnell »herzugeben«, weil Männer sonst das Interesse verlieren, halte ich für impraktikabel bis schwachsinnig. Wenn die Lust eines Kerls nicht über die erste Nacht hinausreicht, lohnt es sich kaum, auf die auch noch drei Wochen zu warten. Und warum sollen wir eigentlich immer so tun, als wären wir soviel anständiger als er? Ich glaube nicht, daß Beziehungen an verfrühtem Sex scheitern. An Planetenkonstellationen vielleicht, an schlechtem Wetter, schlechten Filmen oder Mundgeruch, aber nicht daran, daß sich zwei erwachsene Menschen, die Lust aufeinander haben, selbige nicht verkneifen.

Das muß ja nicht gleich heißen, daß man zur Begrüßung sagt: »Nett, Sie kennenzulernen. Wollen wir jetzt miteinander schlafen?« Ich leugne auch nicht, daß es einen positiven, erzieherischen und auch luststeigernden Effekt auf überzogene Draufgänger haben kann, ihnen ein paarmal die Tür vor der Nase zuzuschlagen. Nur sollte es keine Standardmethode werden und um Himmels willen nicht aus moralischen Gründen passieren. Oder wollt ihr als Jungfrau in die Ehe?

Drei meiner wunderbarsten Langzeitpartner, einschließlich meiner größten Liebe, die bis heute hält, sind übrigens noch an dem Abend, an dem ich sie kennenlernte, in meinem Bett gelandet. Der Ernsthaftigkeit unserer Beziehungen hat das keinen Abbruch getan.

Die Hinhaltetaktik hingegen habe ich nur einmal praktiziert. Und das war mehr oder minder ein Versehen. Jim war amerikanischer Musiker, Pianist in einem Varieté-Theater, wo ich oft eine Freundin bei der Arbeit besuchte. Er sah aus wie Robert Redford vor dem Faltenwurf und spielte nach Feierabend meine liebsten Hollywood-Schlager für mich. Ich verdiente damals mein Geld bei einer Musikzeitschrift, und nach mehreren fröhlichen Feierabenden fragte Jim, ob ich denn kein Interview mit ihm machen wolle. Der prüde oder vielleicht auch schelmische Amerikaner gebrauchte diese Umschreibung, um sich nach meiner Bereitschaft zum Sex zu erkundigen. Ich verstand die Frage wörtlich und war peinlicher berührt, als hätte ich ihre wahre Bedeutung begriffen. Jim klimperte Kleinkunst, wie sollte ich ihm ohne größere Kränkung beibringen, daß ich nur über Popstars schrieb. Ich zuckte hilflos mit den Schultern, lächelte freundlich und sagte: »Mal sehen.«

Wir haben uns, glaube ich, drei Wochen lang fast täglich gesehen, jedesmal fragte er artig nach seinem Interview, jedesmal wand ich mich um eine konkrete Antwort. Und gleichzeitig wunderte ich mich, warum der Mann mich immer nur küssen wollte. Parallel dazu begann er, wohl aus schierer Verzweiflung, sich verstärkt als exorbitanten Liebhaber zu preisen, eine Tatsache, die mich ob seiner sonstigen Zurückhaltung nicht nur stark verwirrte, sondern mit der Zeit auch meine ehrliche Zuneigung zu ihm arg in Frage stellte. So mußte ihn erst sein bester Freund aus New York besuchen, dem er sein Leid klagte und der Jims Metapher bei einem gemeinsamen Abendessen so unverschämt lasziv wiederholte (»Is Jim going to get his interview toniiiiight?«), daß ich endlich ihren wahren Sinn verstand. Natürlich schritt ich noch am selben Abend, erleichtert und nunmehr äußerst stimuliert von seinen verlockenden Ankündigungen, zur Tat.

Doch die drei Wochen meiner versehentlichen standhaften Unberührbarkeit hatten aus dem Mann eine Maus gemacht. Da tobte nun nicht etwa der unbezähmbare Wille, endlich zu siegen, und wenn doch, dann tat er es so kurz, daß ich es kaum bemerken konnte. Der prächtige Kerl, der jeden kalifornischen Strand veredelt hätte, war nervös wie ein zwölfjähriger Debütant und benahm sich auch genauso. Und ich war nach all der Warterei zu genervt, um noch verständnisvoll zu sein. Kurzum: Was mit Klavierklang begonnen hatte, endete im kompletten Desaster. Ich mußte ihn nicht mehr darum bitten, er ist freiwillig gegangen. Spätestens damals habe ich beschlossen, nie mehr so lange auf die erste Nacht zu warten, und das vor allem, weil es mich bis heute ärgert, nicht zu wissen, wie er wirklich ist.

Wenn der Mann also nicht verschwindet oder komplett versagt, geht es nach dem ersten Mal erst richtig los. In Anbetracht der überbordenden Unsicherheit auf beiden Seiten und des außerdem vielen Sex-Premieren vorangegangenen Genusses von Alkohol oder sonstigen Rauschmitteln sollte man das Erlebte, sofern man sich noch daran erinnern kann, nicht allzu kritisch beurteilen. Ganz viele Männer verdienen eine zweite Chance.

X. Sex, Sex, Sex – oder war da noch was anderes?

Falsche Orgasmen, wahre Liebe, Runterschlucken, Stellung halten, Quickie oder Dauerständer: der perfekte Akt, der perfekte Körper und was es sonst noch alles (nicht) gibt.

Die ganze Woche hat man es vergessen, jedesmal, wenn man an der Reinigung vorbeigekommen ist. Hat nie daran gedacht, daß dort noch ein Sakko zum Abholen hängt. Aber jetzt fällt es einem ein. Klebt im Kopf und ist da nicht mehr wegzudenken, so sehr man sich auch auf seine Klitoris konzentriert. Was macht man nun? Sagt man dem Mann, zu dem die Hand gehört, die einen so nett am Kitzler kitzelt: »Laß gut sein, bevor ich nicht die restlichen Klamotten aus der Reinigung geholt habe, wird das sowieso nichts mit meinem Orgasmus.« Wohl kaum, schließlich ist es drei Uhr nachts, da hat keine Reinigung mehr offen. Und außerdem wollte man doch jetzt nicht von seinem Kleiderschrank reden. Man wollte gar nichts mehr sagen, außer süßen Schweinereien. Man wollte Sex. Sex. Und nochmal Sex. Das hat man zumindest gedacht, gehofft, geglaubt, gespürt. Bis eben noch.

Das menschliche Hirn hat eine Leistungskapazität, die den tollsten Computer auf immer und ewig übertrifft. Warum in aller Welt ist es dann an einer Stelle so dusselig fehlprogrammiert? So unberechenbar und benutzerunfreundlich? Warum kann es sich beim Flippern auf den Ball konzentrieren, beim Einkaufen aufs Abendessen, beim Briefeschreiben auf Kommaregeln – nur dann, wenn es wirklich wichtig wird, ist es plötzlich nicht mehr bei der Sache? Es verabschiedet sich im Straßenverkehr und bei wichtigen Sitzungen bisweilen ins Nirwana, aber läßt sich manchmal einfach nicht ausknipsen, wenn man auf dem besten Weg zur größtmöglichen Ekstase ist?

Man lernt einander kennen, erfragt Namen und Beruf und denkt an Sex. Man trifft sich ein zweites Mal, spricht über Sternzeichen und die Weltrevolution und hofft auf Sex. Man mag sich trotzdem noch und will nun definitiv: Sex. Angst, Unsicherheit, Launen und Liebestaumel – alles nur wegen Sex. Wegen pulsierend warmer Haut, die nicht die eigene ist, wegen Rausch, den so keine Droge bringt, wegen Nähe, die nicht im Kopf entsteht. Darum hat man mit Männern zu tun, darauf fällt alles zurück. Dabei geht es nicht nur und ausschließlich um das eine. Aber auch nicht ohne.

Sex ist schön und jeder will ihn, da herrscht ähnlich kollektive Einigkeit wie bei: Alle freuen sich, wenn die Sonne scheint. Nur hat mit schönem Wetter keiner Probleme. Jeder weiß, wie man baden geht. Keiner springt neben den See, keiner trägt Sonnenbrillen am Hinterkopf.

Es gibt jedoch Männer, die haben keine Ahnung, wie eine Klitoris funktioniert, es gibt Frauen, die keinen Orgasmus kennen. Kein Vergnügen kann so schwierig sein wie Sex. Wer immer daran schuld sein mag, die katholische Kirche oder das Patriarchat, jedenfalls wurden wir jahrhundertelang nicht genügend versaut.

Was der Ausweg ist? Gelobt sei, was Spaß macht. Und das so oft wie möglich und im Idealfall mit einem willigen Dauerpartner, der auch außerhalb der Schlafzimmerwände den eigenen Ansprüchen genügt. Ein Bett ist kein geheiligter Ort, und guter Sex ist kein Wunder. Er fühlt sich nur so an. Gegen Kapriolen, die der Kopf dabei schlägt, hilft meiner Erfahrung nach nur jede Menge Übung mit guten Liebhabern und in gesunder Gelassenheit. Guter Sex ist der Feind jeder Gebrauchsanweisung, nur wenige Dinge sind definitiv verboten.

Keinesfalls darf man beim Sex ...

1. An den (oder über die) falschen Stellen lachen

Aufgeschlossene moderne Menschen sind nicht in jeder horizontalen Lage von der Größe ihres Tuns und der Magie des Moments überwältigt. Sex kann komisch werden, insbesondere, wenn er in die Nähe der Akrobatik gelangt. Zusammen lachen lockert Knoten auf und entspannt verdrehte Situationen. Die meisten Männer finden es allerdings gar nicht amüsant, wenn man alleine lacht. Vor allem, wenn man dabei mit dem Finger zwischen ihre Beine zeigt.

2. Sich vorher unbedingt abschminken wollen

Sicher, man sieht nicht mehr ganz so attraktiv aus, wenn die Wimperntusche am nächsten Morgen auf beiden Backen hängt und sich dort mit den kläglichen Resten des Lippenstifts vermischt. Aber ein gehöriger Teil der aufgestauten Spannung auf ein angestrebtes Sex-Erlebnis geht verloren, wenn man vor dem Finale zwei Stunden lang im Badezimmer verschwindet. Die meisten Männer regt das nicht an, allenfalls auf und zwar im negativen Sinn. Oder, noch schlimmer, sie schlafen in der Zwischenzeit einfach ein. Dann ist es die größte Errungenschaft des Abends, daß eure Haut frei atmen kann, ebenso ruhig und regelmäßig wie der rüsselnde Reiter neben euch. Zu diesem Zweck habt ihr die schöne Schminke vorher bestimmt nicht aufgelegt.

Steht Sex auf dem Plan, ist es generell üblich, auf gewohnte Einschlaf-Rituale zu verzichten, auch wenn man sonst allabendlich eine Tasse Kräutertee trinkt. Sex drängt sich immer vor, wenn das nicht ebenso im eigenen Interesse ist, sollte man es lieber gleich bleibenlassen. Im Zweifelsfall muß die Haut für eine Weile die Luft anhalten. Sex macht sowieso schön, von innen und außen und durch und durch. Da kommt es auf ein paar Augenfältchen mehr nun wirklich nicht an.

3. An Gewebeschwächen denken

Der größte Fehler, der allerallergrößte Fehler. Nichts kann einem den Spaß an der Sache nachhaltiger versauen, als im Bett noch über vermeintliche Makel des eigenen Körpers zu räsonnieren. Eigentlich gibt es jetzt gar nichts mehr zu überlegen und wenn schon, dann ist das der völlig verkehrte Ansatz. Die Sachlage verhält sich nämlich genau gegenteilig. Niemals wird ein Mann vorbehaltloser jeden Quadratzentimeter eurer sichtbaren Oberfläche verehren als im Zustand der vorfreudigen Erregung. Der Mann hat jetzt den Weichzeichner im Blick, der liebt alles an euch, solange er es auch anfassen darf. Und außerdem: Die meisten Männer halten die meisten Frauen sowieso für zu dünn. Ehrlich.

4. Noch nach der Lieblingsplatte suchen

Sex und Musik – eine heikle Kombination. Natürlich, die Kerzen brennen schon, und auch der neue Seidenfummel hat einen guten Auftritt verschafft. Doch bevor er gleich Schampus aus eurem Bauchnabel schlürft, soll zum perfekten Akt noch die passende Musik dazu. Also aufgesprungen und nach der Lieblingsplatte gesucht – die, die ihr schon immer mal beim Sex hören wolltet, die, bei der ihr ständig warme Schenkel bekommt. Dann wird durch CDs gewühlt, und Plastikschachteln fliegen durch die Luft. Findet man die Hülle, ist die Platte nicht drin, findet man die Platte, paßt der Rhythmus nicht mehr. Stimmt der Beat doch, kommt man sich plötzlich vor wie im schlechten Film. Fehlt nur noch, daß einer »Action« ruft.

Kann vorkommen, daß sich schöne Szenen mit Musik ganz zufällig ergeben, doch es ist immer peinlich, gezielt nach dem richtigen

Soundtrack zu suchen. Das mieft ziemlich nach mieser Verführungskunst. In ganz jungen Jahren hat mich mal einer in seine Wohnung gelotst. Wir lagen irgendwann auf dem Fußboden, aus der Stereoanlage waberte eine Rolling-Stones-Ballade nach der anderen, und zwischen zwei Küssen fragte er triumphierend, ob ich mich nicht wundern würde, all die wunderbaren Liebeslieder der alten Herren in dieser perfekten Reihenfolge zu hören. Ich war mit den Gedanken eigentlich woanders, dachte vielleicht gerade »Let's spend the night together« und zuckte mit den Schultern. Er wollte sich dennoch erklären und sagte stolz: »Habe ich extra so aufgenommen.« Der Teppich, auf dem wir lagen, war übrigens rot, und ich wette, den hat er auch noch eigens in eine günstige Position vor seinem unbequemen Sofa gerückt, so daß wir irgendwann darauf landen würden. Der Mann war neunzehn, da läßt sich solches Verhalten noch als jugendlicher Unsinn auslegen. Mit zunehmender sexueller Reife hört man sich beim Sex lieber selber zu, und wenn doch Musik laufen soll, dann bestimmt nicht »Angie«.

5. Berechnend sein

Sex ist kein Tauschgeschäft. Natürlich bekommt man jede Bankvollmacht für einen guten Blow-Job. Und untergräbt damit die einzige sexuelle Moral, die es geben sollte: Sex passiert freiwillig zum beidseitigen Vergnügen und verfolgt keinen anderen Zweck als gemeinsamen Lustgewinn. Der Preis dafür kann ohnehin immer nur zu niedrig sein.

Ansonsten ist erlaubt, was beiden gefällt. Es ist ein weites Feld zwischen Tittenkanal und Tantrasex, deswegen gibt es hier zur weiteren Aufarbeitung des großen Themas nur ein paar kleine Stichworte, von A bis Z, ohne Anspruch auf Vollständigkeit. Der Rest bleibt der eigenen Phantasie überlassen. Und es ist übrigens wirklich nichts dabei, wenn Ihr bei A lieber an Analsex denkt.

Aphrodisiaka

Auf jeden Fall ein schönes Wort, wenn man es fließend aussprechen kann. Von den althergebrachten Appetitanregern sieht man heutzutage eher ab, deswegen weiß kein Mensch mehr, ob Hahnenkämme, Kamelmilch oder Stierblut wirklich stimulieren. Zusammen kochen, essen oder beides kann auch ohne Potenzmittel scharf machen, das ist nicht nur eine Frage des Küchentisches und wie bequem man sich darüber beugen kann. Nahrungsaufnahme ist ein sinnliches Vergnügen, kann ebenso Vor- wie Nachspiel sein. Wer noch mehr Anregungen braucht, folgt in der Zusammenstellung der Zutaten den Mutmaßungen erfahrener Küchenerotomanen.

Hier eine Auswahl: Artischocken entblättern regt an und inspiriert. Lauch macht Mut. Sellerie entspannt. Zwiebel schürt die Leidenschaft. Trauben machen munter. Dill enthemmt. Majoran betört. Melisse macht fröhlich. Minze hilft gegen Impotenz. Petersilie gibt Kraft. Rosmarin belebt die Sinne. Ingwer regt die Durchblutung an. Nelken machen Appetit. Muskatnuß stärkt den Trieb. Fisch macht fit und Wild macht wild.

Beleuchtung

Der Umgang mit dem Lichtschalter ist natürlich Geschmackssache wie alles andere, aber verhüllte Schlafzimmerromantik darf auf gar keinen Fall ein Dauerzustand sein. Manchmal, wenn die Augen müde sind vom Blick auf das Alltägliche, muß man, um zu lieben, in der Nacht versinken und dem Tastsinn die Regie überlassen. Dennoch: Erwachsene Menschen machen das Licht auch mal an. Weil man sich sehen sollte, wenn es wichtig wird. Von Kopf bis Fuß und vor allem in die Augen. Es ist schön, wenn sich darin die eigene Lust und Laune widerspiegelt, es ist aufregend, wenn ein geliebtes Gesicht in Verzückung gerät.

Man hält sich im Bett nicht bedeckt. Wer fürchtet, beim Orgasmus blöd zu gucken und dabei ertappt zu werden, hat den Sinn der Übung nicht verstanden. Ein Schlafzimmer ist keine Kinoleinwand, da gibt es keine Abblende, nach dem Kuß ist nicht Schluß.

Mal ganz abgesehen von den vielen Unannehmlichkeiten, die ein stockdusteres Schlafzimmer mit sich bringt. Ein erschöpft abgestreiftes Kondom landet am Ende im Schuh oder versteckt sich bis zum nächsten Elternbesuch in einer Zimmerpflanze. Und irgendwann muß man doch wieder Licht machen, weil die Blase drückt oder der Mund trocken wird. Dann wundert man sich, daß man plötzlich diagonal im Bett liegt, robbt auf der Suche nach dem Schalter über den Adonis, der neben einem liegt, und quetscht dabei noch sein edelstes Teil. Auf einmal ist es grell, die Augen tränen, und man fühlt sich beim Gang durch das Zimmer am Ende wirklich bloßgestellt.

Dies soll kein Plädoyer für Neonröhren als Bettbeleuchtung werden, Licht muß immer stimmungsvoll sein, auch auf dem Klo. Ich wehre mich nur gegen den Automatismus bei der Bedienung des Lichtschalters im Zusammenhang mit Sex. Weil ein liebender Mensch viel zu schön aussieht, um ihn immer im Dunkeln zu lassen.

Cunnilingus

Ganz einfach: das, wonach sich Frauenherzen (und vor allem andere Körperteile) sehnen (ich grüße die männlichen Sekundärleser). Außerdem unser gutes Recht. Wie wonnig schön und faul kann man sich so verwöhnen lassen. Scheut euch nicht, nach Herzenslust zu stöhnen und zu seufzen, das motiviert den Gönner ungemein. Ein guter Mann erweist diesen Liebesdienst mit dem vollsten Vergnügen, allen anderen kann man mit leichtem Druck Nachhilfe geben.

Sollte es Männer geben, die sich dennoch vehement sträuben, kann man sie getrost vergessen. Oder vierteilen. Damit keine andere mehr unter ihnen leiden muß.

Dessous

Kleine, feine Slips, samtige Strümpfe und seidige Hemdchen sind schwere Suchtmittel. Unglücklicherweise kosten anständige Garnituren auch mindestens soviel wie ein gutes Gramm Koks. Dafür ist im Gegensatz zur verwerflichen Droge der therapeutische Effekt von italienischer Spitze oder französischer Seide universal wirksam und von großer Intensität. Ob bei Liebeskummer oder Komplexattacken, zur Feier des Tages oder in Erwartung der nächsten Nacht: Ein Stück schöne Verpackung hebt das weibliche Selbstbewußtsein. Ich weiß, das klingt schrecklich banal und schwer nach: Wie mache ich mich am besten zum Lustobjekt für sexistische Idioten? Doch darum geht es überhaupt nicht. Der Straps unterm Kleid fühlt sich erstmal für einen selber gut an. Der Kopf macht »klick« im Gleichklang mit den zarten Verschlüssen und träumt, er gehöre zu Madonna oder Mata Hari. Das verhilft zu einer grundgesunden Femme-fatale-Ausstrahlung, und jedes verworfene Lächeln gelingt überzeugender, weil es gleichzeitig sagt: »Wenn du wüßtest, was ich unter diesem Kleid trage ...«.

Irgendwann ging das Gerücht, daß der »neue Mann«, weil nicht mehr sexistisch, sondern politisch schwer korrekt, gelernt hat, auch an Frauen die Ödnis einer Calvin-Klein-Garnitur zu schätzen: Slips mit breiten Gummibändern, die »sportlich« heißen; als wollten die, die sie tragen, damit Medaillen gewinnen und Rekorde brechen. Solche Maximen vertragen sich bekanntlich schwer mit sinnlichem Genuß. Ich wette, darauf haben sich die Männer nie wirklich eingelassen. Von ihren libidinösen Urinstinkten lassen die sich nicht so einfach ablenken. Jeder Abend, an dem ein Strumpfansatz unter meinem Rock hervorlugte, hat mir das Gegenteil bewiesen. Ein einfacheres Mittel gibt es nicht, um die Aufmerksamkeit aller Männer im Raum, egal in welcher Art von Gesellschaft auch immer man sich befinden mag, uneingeschränkt auf sich zu ziehen. Die angenehmste Begleiterscheinung dabei ist natürlich, daß einen auch der eigene Begleiter den ganzen Abend mit Blicken auszieht. Wenn er einem später zu Hause dann wirklich an die schöne Wäsche darf, ist die Freude um so größer.

Erektion

Erfreulich, wenn vorhanden. Wenn nicht, ist das allerdings kein Grund, in höhnisches Gelächter auszubrechen oder manisch manuelle Stimulationen zu erproben. Manchmal geht es eben nicht, Männer meinen das nicht persönlich. Also setzt sie nicht unter Druck und deutet seinen Schlappschwanz vor allem nicht als mangelndes Interesse.

Unsinnig ehrgeizig, wie Männer nun mal sind, verlangen sie sich in einem fort Rekordleistungen ab. Mit ihrem Geltungsbewußtsein in Sachen Sex quälen sie sich selbst am meisten. Wenn ein Mann keinen hochkriegt, macht sich in seinem Kopf Katastrophenstimmung breit. Jedesmal denkt er, das war's jetzt dann mit Sex und Existenzberechtigung. Eine seltsame Urangst, wie bei den Galliern, die sich fürchteten, daß ihnen der Himmel auf den Kopf fallen könnte. Das wäre den meisten Männern wohl egal, und wenn es noch so kracht und die Schädeldecke bröselt, Hauptsache der Pimmel pariert weiterhin. Wir werden das nie verstehen und sollten wahrscheinlich dankbar sein, daß uns die ganz persönliche Erfahrung deplazierter oder nicht eintretender Erektionen erspart bleibt.

Doch was kann man tun, wenn sich gar nichts tut? Trösten ist falsch, sagen meine Gewährsmänner, ignorieren auch. Lächeln ist verboten, übertriebene Verführungsversuche ebenso unangebracht. Man soll sie nicht in Ruhe lassen und auch nicht in den Arm nehmen. Am besten, man löst sich in Luft auf.

Fellatio

Unsere leichteste Übung. Man stelle sich einfach vor, sein bestes Stück sei aus Bananeneis. Die notwendige Technik haben wir also schon im frühesten Kindesalter erlernt, und weiterreichende Kenntnisse braucht es tatsächlich nicht, um einen Mann hörig zu machen. Also ziert euch nicht, es macht einen Heidenspaß, ihn halb besinnungslos »Mehr, mehr!« japsen zu hören, während man genüßlich seine Eichel knutscht. Ein gut gewaschenes Geschlechtsteil fühlt sich außerdem schöner an als manch schlecht rasierte Mundpartie, und beim Küssen läßt man sich schließlich auch nicht so bitten.

Die finale Konsequenz der Angelegenheit ist dagegen im wahrsten Sinne des Wortes Geschmackssache. Man sollte sich zu gar nichts und erst recht nicht zum Schlucken zwingen lassen. Generelle Ablehnung muß vom Mann toleriert werden. Gefällt euch nur die individuelle Nuance des jeweiligen Herrn nicht, sollte er es vielleicht mit einer Obst-Diät versuchen. Viel frische Früchte machen Sperma süßer, Alkohol und Nikotin dagegen sorgen eher für herb-bitteres Aroma, heißt es. Und, auch wenn es kein Mann gerne glauben mag: Eine durchschnittliche Ladung ist nur ein Eßlöffel voll. Falls ihr den schließlich zu euch nehmt, verzieht dabei nicht das Gesicht, als hätte man euch Hustensaft verabreicht. Das kränkt die meisten Männer.

Meine Freundin Luise schwört darauf, sich lieber statt dessen den letzten Tropfen genüßlich von den Lippen zu lecken, um gleich danach ihren Liebsten um den Bau eines Bücherregals, die Installation einer Geschirrspülmaschine oder einfach ein Frühstück im Bett zu bitten. Er sagt dann zu allem ja. Ich persönlich finde es zweifelhaft, Sex zu instrumentalisieren, auch wenn die Wirkung von Fellatio auf Männer zweifelsohne der einer Gehirnwäsche gleicht. Nur am Ende drückt er dann jedesmal, wenn er glaubt, euch einen Gefallen getan zu haben, euren Kopf zwischen seine Eier. Soll immer wieder vorkommen, ist extrem entwürdigend, und keine Geschirrspülmaschine der Welt ist das wert.

Größe

Ja, ja, ja, es kommt darauf an. Bei Schuhen gibt es schließlich auch nicht ein Paar für alle, und Unisex-Größen (welch passendes Wort) haben sich nur bei Kleidungsstücken durchgesetzt, bei denen es nicht unbedingt auf die genaue Paßform ankommt. Wann immer man das Universal-Prinzip anderweitig anzuwenden versuchte, ging es daneben. BHs, die »Einer für alle« hießen, hielten schlichtweg nichts, und wer sie trug, sah außerdem obenrum aus wie Brust in Wurstpelle. Feinstrumpfhosen, die sich endlos dehnen, schlagen bei jeder Trägerin Falten und rutschen trotzdem im Schritt. Ergo: Die richtige Größe ist wichtig.

Das lehrt auch schon das Kamasutra: Männer werden dort je nach Ausstattung in Hase, Stier und Hengst unterteilt, die weiblichen Gegenstücke heißen Gazelle, Stute und Elefantenkuh. Und am besten treibt es sich eben mit der entsprechenden gegengeschlechtlichen Kategorie. Hasenmänner müssen deswegen nicht hysterisch werden, sie dürfen sich nur nicht in eine Elefantenkuh verlieben.

Das entscheidende Problem dabei ist also: Wie soll man seinen Hasen/Stier/Hengst erkennen? Es empfiehlt sich definitiv nicht, vor dem Ernstfall erst mal zu fragen: »Und wie groß ist deiner?« Das schüchtert die meisten Männer ein. Und ein Testgriff ist wenig verläßlich, solange sich in der Hose noch nichts regt. Alle fremden Boxer-Shorts sind also ein kleines (oder großes) Überraschungspaket. Doch egal, was man im entscheidenden Moment präsentiert bekommt, man sollte nicht vorschnell urteilen. Geschickte Handhabung macht bisweilen fehlende Zentimeter wett, und das Ergebnis ist dann, zur Beruhigung des deutschen Durchschnittsmannes, allemal lustvoller als das Geprammel eines Mega-Hengstes, der einem nur die Eingeweide durchschüttelt.

Hitzewellen

Sommer, Sonne, Sexgewitter. Daß Männer ab fünfundzwanzig Grad im Schatten extrem rollig werden, liegt nicht nur an der leichten Bekleidung vieler Damen. Sonnenlicht aktiviert die Absonderung von Sexualhormonen, besonders schwül geht es angeblich im Juli zu. Und natürlich laden die Außentemperaturen dazu ein, zu jeder Gelegenheit das Haus zu verlassen. Die Depotwirkung der täglichen Sonneneinstrahlung hält erfahrungsgemäß bis in die späten Nachtstunden an. Alles sucht, also findet man sich leicht, und dann braucht man nur noch das geeignete Plätzchen, um sich niederzulassen oder hinzulegen.

Doch so profan das klingen mag, Romantik im Freien genieße ich nie mehr ohne Insektenspray. Mein erster Sommernachtstraum in einem Wiener Schloßpark endete mit achtundvierzig Mückenstichen. Nach Abklingen der Erregung bekam ich am nächsten Tag allergisches Fieber, die Stiche schwollen zu Beulen, und ich hütete eine Woche schüttelgefrostet das Bett. Was mich derart heftig traumatisierte, daß ich mich eine Zeitlang weigerte, es überhaupt jemals wieder zu tun.

Intimspray

Ungesund und überflüssig, wahrscheinlich eine Erfindung keimfreier Kalifornier oder so. Sich riechen können gehört zu einem gesunden Lustempfinden. Jungs sind keine Fetischisten, nur weil sie gerne an eurer Unterwäsche schnüffeln. Schließlich ist es eure Unterwäsche und keine, die man in Japan aus dem Automaten zieht.

Jubelschreie

Wonnige Laute aus Schlafzimmern sind besonders wirkungsvoll, wenn sich Fenster auf Hinterhöfe öffnen. Warum soll die Welt nicht wissen, daß man mit Spaß bei der Sache ist? Kinder brüllen, Hunde bellen, aber ausgewachsene Menschen kneifen in höchster Ekstase die Lippen zusammen. Es gab diesen Film »Frankie & Johnny«, wo Al Pacino beim Orgasmus keinen Mucks macht, sehr zur Verwunderung von Michelle Pfeiffer. Das hatte natürlich einen schwerwiegenden Grund: Al, alias Johnny, war jahrelang im Gefängnis gewesen und hatte gezwungenermaßen gelernt, es sich schweigend selber zu besorgen, da er nicht alleine in der Zelle war.

Wir wissen allerdings auch, daß nicht alle Männer wie Al Pacino sind. Wenn einer beim Sex keinen Laut gibt, deutet das eher auf eine akute Verklemmung denn auf eine kriminelle Vergangenheit hin. Der gesunde Mann ist stolz auf seine Brunftlaute, und er freut sich, wenn man einstimmt. Nicht vergessen: Sex ist dazu da, die Kontrolle zu verlieren. Normale Nachbarn, die hoffentlich ebenfalls ein funktionierendes Sexualleben haben, sollten das genauso wissen.

Trotzdem kann es zu dummen Mißverständnissen kommen. Ein Bekannter von mir wurde in der eigenen Wohnung während des Aktes von der Polizei überrascht. Seine Freundin hatte wohl eine Menge Freude dabei, die sie lauthals äußerte, und eine ältere Dame, die im selben Haus wohnte, dachte, er bringe sie um. Das Ganze stand sogar in der Zeitung, die besagter Bekannter fürderhin mit Stolz herumreichte: Er betrachtete den Bericht als verbrieftes Zeugnis seiner außergewöhnlichen sexuellen Leistungsfähigkeit.

Im Idealfall freuen sich die Nachbarn mit. Wie das Pärchen, das unter mir und meiner Liebe wohnte. Als den beiden die Wohnung gekündigt wurde, sagte sie versonnen zum Abschied, es täte ihr wirklich leid, daß sie wegziehen müßten, sie habe uns immer so gerne zugehört. Alle anderen, die eher befremdet gucken, wenn sie mir im Hausflur begegnen, bekommen als Antwort ein strahlendes Lächeln. Im Gegensatz zu ihnen habe ich schließlich allen Grund dazu.

Kater

Manchmal paßt Alkohol nicht in den Biorhythmus oder in die Tagesplanung. Wenn kein Essen im Terminplan steht und man zu spät merkt, daß Sekt alleine als Nahrungsmittel nicht taugt. Oder man seine Tage bekommt und tatsächlich bis zum Anschlag trinken will (Ich bin hoffentlich nicht die einzige Frau auf der Welt mit dieser seltsamen Hormonstörung?).

Am nächsten Tag geht es einem schlecht. Der Kopf tut weh, der Magen schreit, der Rest des Körpers rührt sich gar nicht mehr. Es gibt ein paar herkömmliche, weitverbreitete Heilmittel, um diesem Leiden zu begegnen: Aspirin, Rollmops, schwarzer Kaffee mit Zitrone, Spiegeleier mit Speck, Multi-Vitamin-Saft, Magnesium-Tabletten, mehr Alkohol, andere Drogen, Pommes mit Ketchup und Majo, Schwitzkuren, kalte Cola, orientierungsloser Fernsehkonsum, künstlich hergestellte Bewußtlosigkeit oder ein Spaziergang an der frischen Luft. Von all dem wird einem, wenn man Pech hat, noch schlechter als schlecht.

Ganz sicher hilft nur eines: Sex. Das ist praktisch, denn aufstehen kann man sowieso nicht, und außerdem logisch, denn in schweren Katerzuständen registriert der Kopf nur noch elementare Bedürfnisse: Hunger, Durst oder eben ein wohliges Gefühl zwischen den Beinen. Vielleicht ist das Hirn auch schlichtweg einfacher auszuschalten, wenn es sowieso nicht richtig arbeitet. Die unmittelbaren Auswirkungen sind jedenfalls geradezu wunderbar: Spätestens nach dem zweiten Orgasmus hat sich selbst der heftigste Kopfschmerz verflüchtigt, und nach dem dritten bis fünften hat man soviel Kalorien verbraucht, daß das Frühstück am späten Nachmittag auch wieder schmeckt.

Liebe

Natürlich geht es auch ohne. Sex, meine ich. Das ist schlichtweg eine Frage des Angebots und der Nachfrage. In schlechten Zeiten will man manchmal nehmen, was man kriegt. Dann muß es eine schnelle Nacht sein, wenn das lange Leben gerade auf sich warten läßt. Weil man mal wieder wissen will, wie sich Sex anfühlt. Oder weil die ganze Welt immer davon spricht und man schließlich auch dazugehört. Dann ist man jung und unbeschwert, und wenn man Pech hat, hinterher doch verliebt.

Wenn man Glück hat, ist man gar nichts. Dann ist Sex so einfach, unkompliziert und unterhaltsam wie ein hübscher Tierfilm im Fernsehen, und man freut sich, daß man sich zufällig eingeschaltet hat. Oder er ist so überflüssig wie eine Werbeunterbrechung, und man ärgert sich ein bißchen darüber, daß man wieder mal nicht abgeschaltet hat. Dann ist Sex nur Sex, mal besser, mal schlechter, mal grauenvoll und nie das Wahre.

Mit ein wenig Vertrauen macht das Ganze mehr Spaß, mit viel Glück wird Liebe daraus. Dann wird alles groß, gewaltig und wunderbar. Das läßt sich nicht werten und vergleichen, weil das Spiel dann nicht mehr in derselben Liga stattfindet. Oder weil Tiefseetauchen nichts mit Schnorcheln zu tun hat. Außer daß beides besser ist als gar nicht baden gehen.

Morgenstund

Das Leben kann so schön sein: An jedem Tag, der mit Sex beginnt, hat man schon ein positives Erlebnis gehabt, bevor man überhaupt aufgestanden ist. Das bringt Kraft für die kommenden Stunden, zaubert ein hübsches Lächeln aufs Gesicht und hilft einem, vielen aufreibenden Situationen im Laufe des Tages mit Gleichmut zu begegnen. Da kann der Chef brüllen, wie er will, und das Telefon läuten, sooft es kann: Man träumt sich einfach zurück in den Morgen. Als der Liebste sich im frischen Tageslicht räkelte und man ihn studieren konnte von der linken Augenbraue bis zum rechten Zeh. Man ihn dann zur Begrüßung auf den Bauchnabel küßte und der Rest sich ganz von selbst ergab.

Die oft zitierte weibliche Abneigung gegen Morgenlatten ist mir ein völliges Rätsel. Ich finde es seltsam, wenn Sex an noch ungeputzten Zähnen scheitert, und kann mich des Verdachts nicht erwehren, daß den Menschen, die sich deshalb morgendlicher Liebkosung verweigern, auch mit einer Flasche Mundwasser neben dem Bett nicht geholfen wäre.

Ganz definitiv entgeht ihnen etwas, denn Sex am Morgen hat viele wunderbare Eigenheiten. Sex am Morgen ist unvernünftig, weil man eigentlich aufstehen muß und dauert meistens dennoch lange, weil keiner müde wird. Wenn er gut ist, hört man keinen Wecker und kein Telefon. Und vor allem ist Sex am Morgen ein unauslöschlicher Erfahrungswert. Bei allen Männern, an die ich mich freiwillig erinnere, war das Beste an der ersten Nacht der nächste Morgen. Da beeinflußte kein Alkohol die Manneskraft und keine Nervosität ein normales Sexualverhalten. Da war Mensch dann endlich Mensch, und der Spaß ging richtig los.

Auch in eingespielten Kombinationen birgt der Abend zuvor manchmal viele Risiken für sicheres Sexvergnügen. Da verläßt man heiter zu zweit eine Feier und beginnt im Bett plötzlich über Eifersucht zu diskutieren, nur weil einer von beiden zur Auflockerung des Party-Abends ein fröhliches »Flaschendrehen!« in die Runde geworfen hat. Die Stimmung, in der Sex entsteht, ist mimosenhaft fragil. Mit der Bürde des Tages im nächtlichen Kopf endete schon so mancher verheißungsvolle Abend Rücken an Rücken. Ich für meinen Teil hasse gestörte Einschlafsituationen. Wenn morgens alles schiefläuft, kann ich wenigstens aufstehen. Er schläft wieder ein und vergißt den Zwist, und wenn wir später noch Zeit haben, versuchen wir es einfach nach dem Duschen noch mal.

Nein sagen

Es muß ja nicht gleich Migräne sein. Trotzdem kann es natürlich vorkommen, daß auch das harmonischste Sexualleben gewissen Differenzen unterworfen ist. Wenn einen der Liebste aus dem Tiefschlaf reißt, weil er Spätheimkehrer oder Frühaufsteher ist, wenn der Kopf vom Tage surrt und man gar nichts mehr will, wenn man gerade mit seiner Mutter telefoniert oder Magenschmerzen hat, wenn eine gepflegte Depression wichtiger ist als alles andere oder man lieber Zeitung lesen will, muß das kein triftiger Grund sein, keinen Sex zu haben. Es kann aber einer sein. Im Prinzip kann alles ein Grund sein, keinen Sex haben zu wollen, weil man eigentlich nichts begründen muß. Sex ist keinen Kausalzusammenhängen unterworfen, und deswegen braucht ein Nein keine Erklärung, geschweige denn eine Entschuldigung. »Nein« heißt einfach »nein« und sollte immer ausgesprochen werden, wenn es im Raum steht.

Man kann vieles über sich ergehen lassen, und meistens ist das falsch, aber niemals ist es so ungesund wie beim Sex. Weil diese faule Ergebenheit auf beiden Seiten Vertrauen zerstört und ein großes Gefühl ganz klein macht. Ein Nein ist keine persönliche Beleidigung und keine Absage an die Liebeskunst des anderen, das sollte beiden klar sein.

Allzuoft kommt es hoffentlich ohnehin nicht vor. Auch, weil man das explizit ausgesprochene Nein vorsichtig einsetzen sollte. Wann immer ein Nein zum Vielleicht tendiert, sagt man besser gar nichts, läßt sich genußvoll und träge vom Gegenteil überzeugen und zerstört dann noch nicht mal die eigene Glaubwürdigkeit.

Orgasmus

Wie soll man sich dazu noch äußern? Der weibliche Orgasmus: zerredet und durchgehechelt von Zeitschriften, Büchern und Sexualforschern, zerlegt in Einzelteile, die dann nur noch Ekstasen heißen, erwartet, ersehnt, und wo läuft nur was falsch? Die Antwort darauf weiß auch schon jeder: Macht euch locker, Mädchen, entspannt euch. Dann kommt alles von ganz allein.

Schönen Dank, alleine kommt es sowieso. Außerdem kommt es jedesmal anders und wenn man denkt, sowieso nicht. Deswegen kann es auch keine Anleitungen geben, es sein denn, man gibt sie selber, wenn es darauf ankommt. Auf die Jungs kann man sich jedenfalls nicht verlassen, die sind dankbar für jeden Hinweis, den wir ihnen geben. Und stolz auf jedes Schauspiel, das wir ihnen vorführen, die Armen. Die Dummen dabei sind natürlich in Wirklichkeit wir.

Frauen fälschen Orgasmen aus Höflichkeit oder manchmal aus Zeitdruck, haben die Forscher festgestellt. Aber sonst geht es uns noch gut? Wahrscheinlich nicht. Natürlich redet keine darüber, obwohl bestimmt jede was dazu zu sagen hat. Lieber albern wir ein bißchen über unsere Scheidenflora oder diskutieren unseren Busenkomplex. Selber schuld, wenn wir alles so mystifizieren und überfrachten und nebenbei den Herren auch noch einen Gefallen tun wollen. Ein Orgasmus ist schön, keiner auch, echter Sex ist mehr als ein Höhepunkt, und wenn ich doch einen guten Ratschlag geben soll, dann trainiert eure Beckenbodenmuskulatur, das kann wirklich helfen.

Pornos

Zwei fremde Menschen vögeln im Fernseher. Jungs gucken so was, wenn sie alleine sind, Mädchen manchmal auch, und die Darsteller sind meistens häßlich. Wenn man zu zweit ist, macht man es lieber selber. Ich wette, das sieht auch noch besser aus.

Quickie

Wie schön, daß es in einem Sex-Alphabet ein so einfaches Wort für den schwierigen Buchstaben Q gibt. Sex im Affekt kann Spaß machen, wenn das Gegenüber unser Vertrauen verdient. Man kommt sich so schön besessen dabei vor, aber bevor man das denken kann, ist es auch schon wieder vorbei. Ich schätze, Jungs haben mehr davon.

Reden im Bett

Die gängigsten Wortwendungen sind »Ich komme« und »Fick mich«, manche Menschen entwickeln aber auch deutlich mehr Phantasie. Reden beim Sex, vor allem wieviel und was, ist Geschmackssache,

Reden über Sex allerdings unerläßlich für glückliche erotische Beziehungen. Wer nicht sagt, was er will, muß sich nicht wundern, wenn er das Falsche bekommt. Auch Gutes läßt sich noch verbessern, und selbst Langzeitbeziehungen geht so nie der Gesprächsstoff aus.

Selbstbefriedigung

Ein wenig Handarbeit entspannt in jeder Lebenslage und birgt dabei unschätzbare Vorteile: Man braucht dazu nichts und niemanden. Es bedarf keiner mühsam erlernbaren Kopftechnik wie bei autogenem Training oder Meditation. Es ist nicht so anstrengend wie Sport. Man lernt sich selber besser kennen. Man fühlt sich danach wohl, und keiner fragt »War ich gut?«

Tage, die

Eigentlich kein Problem, oder? Zumindest beim Sex. Wenn er das anders sieht, soll er am besten gleich ins Kloster gehen. Gut, es hinterläßt im Bett eine ziemlich üble Sauerei, und die manchmal von reinlichen Sex-Ratgebern als Unterlage empfohlenen Handtücher bleiben, wenn man es richtig treibt, natürlich mitnichten da, wo sie sein sollten. Aber deswegen will man doch nicht ein knappes Viertel seines fruchtbaren Lebens ohne Sex verbringen.

Verkneifen muß man sich das Blutbad nur in Ausnahmefällen: auf Besuch und in Hotelbetten. Weil man mit fremder Wäsche nun mal nicht so freizügig umgehen kann. Sonst steht man am Ende, wie ich mit meiner ersten großen Liebe, des nächtens im Waschkeller seiner Großmutter, versucht zu retten, was noch zu säubern ist und verbringt den Rest der Nacht auf der nackten Matratze. Oder wird am Ende für extra Reinigungskosten zur Kasse gebeten (das gibt es wirklich). Im Notfall weicht man also besser auf das Badezimmer aus. Oder den Boden, vorausgesetzt, er hat eine passende Farbe.

unten/oben

Ich erinnere mich dunkel an eine Liedzeile aus ferner Vergangenheit, die da hieß: »Ich will im Bett auch manchmal oben liegen.« Hat es diese Diskussion wirklich gegeben? Ändern sich die Zeiten so schnell? Im Ernst, ich kannte und kenne nur Männer, die sich bereitwillig mit breitem Grinsen auf den Rücken legen und faul und zufrieden alle Viere von sich strecken. Und viele waren davon so begeistert, daß man sie beizeiten daran erinnern mußte, daß es im Bett am besten drunter und drüber geht.

Glücklicherweise ist die Diskussion um die Position heute keine politische mehr. Jede Stellung hat ihre Vorzüge, solange man auch andere kennt. Halbwegs phantasiebegabte Menschen brauchen dazu auch keine Ratgeber. (»Nehmen Sie ihr linkes Bein hinter den Kopf und stützen Sie Sich mit der rechten Hand in der Magengrube Ihres Partners ab. Sie werden so nie geahnte gemeinsame Freuden erleben....«) Flexibilität und ein gesunder Muskeltonus sind dagegen durchaus hilfreich. So bekommt auch das Martyrium eines Sportprogramms endlich einen wahren Sinn.

Vorspiel

Wo fängt das an, wo hört das auf? Wer hat uns nur all diese Namen beigebracht? Erstens wird hier nicht gespielt, sondern gleich gevögelt. Zweitens ist man nicht davor, sondern schon mitten dabei, in einem wunderbaren Rausch, wo geküßt wird und gestreichelt und angefaßt und geliebt und wieder geküßt und gestreichelt und manchmal eingeschlafen und wieder aufgewacht und weitergemacht. Vorspiel, Akt, Nachspiel, Augen zu – danke für die Vorstellung. Wo sind wir, im Bett oder im Theater? Wenn man mit einem Mann über ein versäumtes Vorspiel sprechen muß, läßt man ihn lieber woanders üben. Das eigene Bett ist keine sexuelle Besserungsanstalt. Und es gibt genug Jungs, denen man nicht ganz so viel beibringen muß.

Wo und wann

Immer und überall ist manchmal verboten. Und deswegen verhält es sich mit Sex genauso wie mit allem, was man nur eingeschränkt darf. Je weniger es sich ziemt, um so mehr Spaß macht die Sache bisweilen. Wenn die Pflicht ruft oder Gäste warten, wenn Termine drücken oder die Welt untergeht, dann ist es besonders schön, sich gegenseitig in Kissen, Wandschränke, Flugzeugtoiletten oder den nächstbesten halbwegs verborgenen Ort zu schubsen, sich schulterzuckend hinzugeben und zu wissen: Nichts kann jetzt wichtiger sein.

Man muß schließlich Prioritäten setzen im Leben und die Gunst der Stunden nutzen, in denen man aufeinander Lust bekommt. Irgendwann, so verkünden Beziehungsgeschädigte und Brigitte-Heftchen in tragischem Ton, ist es nämlich vorbei. Dann glimmt kein Fünkchen mehr, und jeder Käsewürfel in Partyküchen entfacht bei ihm mehr Leidenschaft als eure bestrumpften Beine. Dann könnt ihr Lambada auf Sofalehnen tanzen, bis ihr umfallt, und hinterher zum Eheberater gehen. Oder einen anderen finden, der euch hinter dem Garderobenständer sucht.

X-beliebig

Darf eigentlich nichts und niemand sein. Wenn die Anzahl eurer Liebhaber der letzten drei Wochen den Umfang eines durchschnittlich dicken Adressbuches sprengt (vorausgesetzt, ihr notiert noch Nummern), braucht ihr nicht auf eure Sammlung stolz zu sein. Sondern solltet vielleicht eure Grundeinstellung zum Thema Männer und Sex noch einmal überdenken.

Der wahre Genuß hat, wie bei allen wirklich wertvollen Dingen, mehr mit Qualität denn mit Quantität zu tun. Wahllos Massen an Männern abzuschleppen und die Frequenz der Bettbesuche als Beweis der eigenen Unwiderstehlichkeit zu werten, ist entweder pubertär oder krankhaft. Männer sind verführbar, und zwar ziemlich leicht. Wenn sie nicht zu der seltenen Gruppe der Hochanständigen, vielleicht auch noch Verheirateten gehören, bekommt man sie alle irgendwie ins Bett. Nicht jeder kriegt dort einen hoch (manchmal drückt ihn das schlechte Gewissen), aber versuchen werden sie es trotzdem.

Letztlich fängt man sich als männermordendes Massenphänomen nur Unannehmlichkeiten und Pilzinfektionen. Die Männer zollen einem nicht viel mehr Respekt als einem Fußabtreter, auf große Frauensolidarität darf man auch nicht hoffen, und meistens kann man sich irgendwann selbst nicht mehr leiden. Dann muß man nach Amerika ziehen, zu den anonymen Sexoholics gehen und sagen: »Guten Tag. Ich heiße Friederike und bin sexabhängig.« So darf nicht enden, was einst nett und harmlos auf einem Autorücksitz oder im Doppelbett eurer Eltern begann. Also reißt euch gefälligst zusammen.

Yoga

Jede Art von sportlicher Betätigung ist einem gesunden Körperbewußtsein zuträglich. Bewegung macht nicht nur Appetit auf Schnitzel und Isostar, sondern fördert auch die Produktion von Sexualhormonen. Und Yoga steht hier nur, weil ich nicht weiß, wie sich Sex mit Yetis anfühlt.

Zonen, erogene

Zone ist das falsche Wort, im Idealfall ist das Vergnügen grenzenlos. Natürlich erregt einen eine Berührung an der Nasenspitze nicht so wie Körperkontakt in der Klitorisgegend, doch wenn der richtige Mann zur Stelle ist, fühlt jede Stelle mit. Daß Männer nur zwei Hände haben, ist übrigens keine gültige Entschuldigung für Grapscher, die stereotyp nach primären und sekundären Geschlechtsmerkmalen griffeln. Wer noch nie euren Bauchnabel, die Ohrläppchen, Fingerkuppen oder Kniekehlen erforscht hat, hat auch den Rest nicht verdient.

XI. Der Ernstfall: wirklich verliebt

Wenn der Wahnsinn Einzug hält: Warum noch aufstehen, arbeiten, abspülen? Muß ich wirklich auf meine beste Freundin hören, oder wer bewahrt mich sonst vor dem sozialen Absturz?

Es war im zweiten Jahr einer großen Liebe. Freundin Christine und ich saßen um drei Uhr morgens beim vierten Daiquiri in einer verwegen beleuchteten Cocktail-Bar. Ich hatte gerade den Kellner zum Zigarettenholen geschickt und hinter seinem Rücken ein paar hübsche Grimassen und harmlose obszöne Bewegungen vollführt. Christine hob das Glas in meine Richtung und sah mich voller Zuneigung an. Der Moment bekam fast etwas Feierliches, und ich beeilte mich, meine Augen wieder gerade zu richten, die hechelnde Zunge zu verstauen und meinen Unterleib ruhigzustellen. Christine sagte ernst: »Ich dachte schon, du wirst nie mehr normal. Ehrlich, ich hatte dich schon abgeschrieben.«

Christine, von Herzen geliebte Christine, die unbestechlichste meiner Freundinnen, die fröhlich Sachen sagt wie: »Deine neue Frisur sieht echt Scheiße aus.« oder »Oh Gott, was hast du denn da Blödes an?« Christine ist so ehrlich, daß einem manchmal schlecht davon wird, und sie läßt mir nicht das geringste Fehlverhalten durchgehen.

Christines Augen zogen sich zusammen, ihre Stimme wurde jetzt doch, wie ich fand, unangemessen hart: »Als wir uns das letzte Mal gesehen haben, hattest du Mühe, dich an meinen Namen zu erinnern.« Das letzte Mal gesehen? Christine? Und was soll ich da getan haben? Wann war das? »Vor einem halben Jahr, auf Meikes Hochzeit.« Christines Stimme ist jetzt tiefgefroren. Hochzeit? Ein halbes Jahr her? Was ist nur in der Zwischenzeit passiert? »Meike hat sich wieder scheiden lassen und ist mit deinem Ex-Freund Marco nach Australien ausgewandert.« Stimmt, Marco, der Schuft, hatte meine Freundin und meine liebsten Schafwoll-Socken auf einen anderen Kontinent verschleppt. (Sie waren die einzige Sache, über die wir uns bei der Gütertrennung uneins waren – und ich bin mir immer noch sicher, ich habe niemals gesagt, daß meinen Füßen mausgrau nicht steht.)

Marco, Meike, meine Freunde, meine Vergangenheit, und was war mit mir? Ich hatte wohl einen schweren Unfall erlitten, ein ganzes Jahr im Koma verbracht, bestimmt hatten sie alle an meinem Bett um mich gebetet, meine Füße gekitzelt und gehofft, daß bald ein kleiner Rülpser meine Auferstehung ankündigen werde. »Du hast ja nur noch von deinem Max geredet.« Von Max? Nur noch von Max? Kein Zweifel, ich liebte Max. Er war der beste Liebhaber der Welt. Seine Augen funkelten, als hätte er Diamanten verschluckt. Wenn er lachte, dann sah man sie nicht mehr, und wenn er mich sah, öffnete er die Arme. Außerdem soff Max wie ein Seeräuber und konnte das böseste kleine Arschloch sein, das ich kannte. Und das auch noch mit Absicht.

Max. Wo wollte er heute abend nochmal hingehen? War ich mit ihm verabredet? Egal, treffen würde ich ihn auf jeden Fall. Spätestens zu Hause. Max lebte mit mir. Das fanden wir gut. Manchmal baute Max Mist. Dann kotzte ich mich woanders aus. Aber warum um alles in der Welt soll ich nur noch von ihm geredet haben? Max war nicht Gott und ich nicht Jesus, der seinen Willen in die Welt trug.

Christine hatte den nächsten Drink bestellt. Sie schien wieder etwas friedlicher zu sein, ließ die Cocktail-Schalen aneinanderkrachen und zuckte ausnahmsweise mit den Schultern: »Blind. Blöd. Verliebt. Fein, daß du wieder unter uns bist.« Ich atmete auf und gab dem Kellner einen Klaps auf den Po. Christine grinste. Die Welt war schön, weil es Christine gab. Und Max. Und Meike würde bestimmt auch bald wiederkommen.

Verliebt. Allein der Klang des Wortes sagt doch schon alles. Dieses entrückte, zerfasernde, wabernde »ver« vor der Liebe. Es kommt doch nicht von ungefähr, daß andere Wörter genauso anfangen: Verwirrt, ver-stört, ver-rückt, ver-blödet. Komplett verblödet. Wegen Max. Wegen Florian. Wegen Michael. Wegen Hubert. Wegen allen. Jahre meines Lebens haben sie mich gekostet. Ein Wunder, daß man noch Freunde hat. Die nicht schreiend davonlaufen, wenn man zwischen zwei Männern sagt: »Ich würde mich so gerne mal wieder verlieben.« Als wüßte man nicht, was das heißt. Gehirnwäsche total.

Ein Glück, daß jeder das Leiden kennt. Sogar Platon wußte Bescheid, und zwar ziemlich gut. Philosophierte vor zweitausend Jahren schon zum Thema Verliebtheit: »eine schwere Geisteskrankheit«, so lautete seine Diagnose. Seither sprechen alle Erfahrungen für ihn und gegen die Hypothese vom Menschen als vernunftbegabtem Wesen. Man hätte doch den Virus zwischendurch auch wegevolutionieren können.

Auf einmal sind alle Synapsen ausgeknipst. Wir mißtrauen Taxifahrern, Polizisten und Bäckereiverkäuferinnen auf ganz natürliche, instinktive Weise. Wir gehen nachts nicht alleine durch einen Park, und wenn auf offener Straße jemand »Hey Baby« zu uns sagt, antworten wir deutlich vernehmbar: »Verpiß dich, du Depp.« Wir lesen Kleingedrucktes, abonnieren jährlich nicht mehr als zwei Zeitungen aus Versehen und laden seit der letzten Wohnungsrenovierung keine wildfremden Leute mehr auf Parties ein.

Aber dann kommt so ein Mensch, der riecht nach Mann und

sagt am nächsten Morgen in unser zerknittertes Gesicht: »Du bist die schönste Frau des Universums.« Vor zwei Wochen wußten wir noch gar nicht, daß es ihn gibt. Da hätte er genausogut gar nicht leben können. Und plötzlich gibt es auf der Welt nichts Wichtigeres als die liebste Kakao-Sorte dieses Fremden, der seit kurzem ab und an in unserem Bett logiert. Ihm erzählen wir unser Leben in Details, die keiner kennt und an die wir uns selber kaum erinnern konnten, bis er begann, uns zuzuhören. Sprudeln wie ein defekter Getränkeautomat und wissen nicht, welchen Knopf er gedrückt hat. Arrangieren unser Leben neu. Tun so, als wäre er immer schon dagewesen. Und stellen keine weiteren Fragen mehr. Warum er, warum jetzt, und was war mit den anderen falsch? Alles egal, Hauptsache, er ruft bald an.

»Eine schwere Geisteskrankheit« und zudem kreuzgefährlich, weil sie alle mühsam erlernten Auslösemechanismen mit leichter Hand und schweren körpereigenen Drogen außer Gefecht setzt. Wir haben als Kinder »Aktenzeichen XY« gesehen und wollten keine Schokolade mehr von fremden Männern, wir haben gelernt, daß es weh tut, wenn man vom Baumhaus knallt, und daß unser Körper unter endlosen Karussellfahrten leidet. Wir haben viel erfahren und sind schon zweimal befördert worden. Wir sind versichert gegen Einbruch, Diebstahl und die Folgen der Beulenpest. Aber ohne Zentralverriegelung lassen wir jeden Heinz Herzensbrecher in unsere Psyche ein. Die kann er streicheln, warmhalten und bewachen gegen den Rest der Welt – oder plündern und brandmarken und von dannen ziehen. Dann pfeift es kalt durch die Eingeweide, und man fragt sich, warum man Idiot die Türen schon wieder so weit aufgelassen hat.

Passiert einem natürlich nie wieder, daß man irgendeinem hergelaufenen Schönschwätzer die Traumata der Teenie-Zeit auftischt. Oder schon nach zehn Tagen die Träume fürs nächste Jahrzehnt mit ihm teilt, nur weil er einen mal auf Händen ins Bett getragen hat. Passiert einem nie wieder, bis der nächste kommt, der einem ehrlich oder nur begehrlich in die Augen blickt.

Scheint, man ist nicht gefeit, und jede Früherkennungsmethode ist deswegen absolut sinnlos. Ihr ahnt euren Zustand an den Falten auf der Stirn eurer Freunde, wenn sie euch sehen. Vorausgesetzt, ihr seht sie noch. Zur Selbstdiagnose kommt man meistens erst viel später. Denn, so besorgniserregend und hartnäckig die Krankheit auch sein mag: Im Regelfall geht sie vorbei. Geistige Ausfallzustände im akuten Stadium sollten euch deswegen auch nicht allzusehr beunruhigen. Irgendwann klingt der Wahnsinn ab, und ein reines, ruhiges Wohlgefühl setzt ein. Man nennt es, glaube ich, Liebe, und die ist grundgesund. Zur richtigen Unterscheidung seien hier im Überblick die gängigsten Merkmale der ihr vorausgehenden Hysterie zusammengefaßt.

Die zehn häufigsten Symptome der akuten Verliebtheit

1. Existenzbedrohende Konzentrationsschwächen

Wie schnell ein Bürotag vergehen kann, wenn man acht Stunden aus dem Fenster sieht. Natürlich sieht man dort kein Fenster. Manchmal sieht man dort ein rosarotes Marshmallow-Meer, manchmal Sonnenuntergänge in Malibu, meistens ihn. Ihn, wie er sich morgens in die Kissen wühlt, ihn, wenn er sich mit Rasierschaum bepinselt und beim anschließenden Bartschaben entzückende Grimassen schneidet. Ihn, als er gestern so bezaubernd betrunken Luciano Pavarotti parodierte. (Nun gut, er ist danach auf dem Badezimmerteppich in ein tiefes Koma gefallen und hat, als man ihn endlich ins Bett gezerrt hatte, dort angefangen zu schnarchen wie ein ganzer Sturmtrupp, aber es ist doch auch schön, daß er schon so viel Vertrauen zu einem hat.)

Er ist plötzlich überall, reflektiert sich im Bildschirm des Büro-Computers, der so aufdringlich nach Arbeit brummt, versteckt sich zwischen Aktendeckeln, grinst einem sogar aus dem Kantinenfraß entgegen. Fast hätte man deswegen schon aus Versehen den Chef lasziv angelächelt, der trug nämlich plötzlich seinen Kopf. Gerade noch konnte man die Gesichtsmuskeln kontrollieren, ist dafür aber sehr weich und federnd mit dem Bauch des Vorgesetzten kollidiert. Und natürlich hat der daraufhin gesagt: »Was ist eigentlich mit Ihnen los?«

Leider läßt sich die aus akuter Verliebtheit resultierende Arbeitsunfähigkeit durch kein Attest bescheinigen. Wenn ihr euren Job behalten wollt, täuscht eine Erkältung mit hohem Fieber vor (da sieht man etwa genauso wirr aus), oder noch besser, nehmt euren Resturlaub, fahrt wirklich mit ihm nach Malibu, oder legt euch wie bei jeder anständigen Krankheit ins Bett.

2. Dramatische Verengung des geistigen Horizonts

Früher konnte man nächtelang über die Interpretation und Rezeption der Kantschen »Kritik der reinen Vernunft« im ausgehenden zwanzigsten Jahrhundert diskutieren oder wenigstens über das aktuelle Kinoprogramm. Wurde allerortens geschätzt als aufgeweckte, aufgeschlossene und geistig mobile Gesprächspartnerin. Irgendwann, im fortgeschrittenen Stadium der Verliebtheit, fangen selbst die besten Freundinnen an zu gähnen, sobald man den Mund aufmacht.

Und das nur, weil man sich thematisch neuerdings auf das wirklich Wesentliche in seinem Leben beschränkt. Das Wesentliche steht immer am Satzanfang und trägt einen männlichen Namen: »Klaus hat sich heute morgen die Zehennägel geschnitten. Er sagt, er muß sich frei fühlen in seinen Stiefeln. Klaus mißt jetzt jeden Tag seinen Bauchumfang und freut sich, wenn er wächst. Klaus möchte im nächsten Urlaub nach Nepal fahren. Klaus steigt dann auf den Nanga Parbat, und ich sehe von unten zu. Klaus meint, das wird spannend. Klaus hat gesagt, normalerweise mag er gar keine Frauen mit kleinen Titten. Klaus ist eben auch manchmal ein Mann. Klaus kocht heute Hawaii-Toast. Ich glaube, Klaus ist wirklich etwas ganz Besonderes. Klaus usw. usw.« Der einzige Mensch, mit dem man nicht über Klaus spricht, ist Klaus. Deswegen ist Klaus binnen kürzester Zeit der einzige Mensch, der überhaupt noch mit einem spricht. Wenn Klaus irgendwann kein Thema mehr ist, wird es ziemlich schwierig, die früheren Gesprächspartner davon zu überzeugen, daß man sich wieder für Zimmerpflanzen und Politik interessiert.

3. Verlust des gesunden Menschenverstandes

Oder auch Verlust jeglichen Verstandes. Leider kommt einem dazu obendrein noch das Gespür abhanden. Das Gespür für alles. Für Werte. Für Wochentage. Für bisherige Überzeugungen. Für natürliche Grenzen. Für unnatürliches Verhalten. Für schleichenden Schwachsinn. Im allerschlimmsten Fall erkennt man noch nicht mal mehr eine schlechte Frisur.

Der neue Mann hat alle gespeicherten Daten gelöscht. Alle Sicherheiten, die man sich mühsam im Kopf zusammengeschustert hat. Inlineskaten war immer doof, bis der Mann auf Rollen daherkam. Seine Freunde fressen einem den Kühlschrank leer und reißen kindische Witze dazu, aber eigentlich sind sie ganz nett. »Ich liebe dich« hat er noch nie gesagt, aber wer sagt das heute schon noch. Außerdem hat er eine schwere Kindheit gehabt. Deswegen kifft er auch den ganzen Tag. Meistens ißt er Pommes, aber den gedämpften Seehecht mit Fenchel und Kapern, den man mit viel Liebe für ihn zubereitet hat, weil er im erotischen Kochbuch als »Sinfonie der Lust« verzeichnet ist, hat er auch in drei Bissen verschlungen. »Is okay«, hat er gesagt und die letzten Reste aus der Ketchup-Flasche geschüttelt.

Von hysterischer Verliebtheit bedröhnt, gerät einem das Weltbild aus den Fugen. Ich war in einen Mann verliebt, der im Bett noch sein Hip-Hop-Mützchen trug, in einen, der Gehirnchirurg war, sogar in einen, der beige Western-Stiefel mit Plastiksohle besaß. Die anderen, so glaubt man, müssen es auch sehen, welches Juwel sich hinter diversen Ausfallerscheinungen verbirgt. Die anderen sehen natürlich genau das, was es zu sehen gibt. Einen rollerbladenden Berufsjugendlichen mit Gehörschaden und Herdentrieb oder einen schief lächelnden Medizin-Metzger, einen drogenabhängigen Teddybär, vielleicht auch einen aufmerksamen Anzugträger. Einen von vielen halt.

Versucht bitte nicht, ihnen die Besonderheiten des jeweiligen Kandidaten zu erläutern. Sie werden sonst ganz den Glauben an euch verlieren.

4. Verlust der eigenen Persönlichkeit

Seit Jahren arbeitet man vergeblich an der Disziplinierung des eigenen Muskelaufbaus, hat Fitneß-Studio-Besitzern kleine Eigenheime finanziert und außerdem eine stattliche Sammlung hübscher Damenhanteln in allen Pastellfarben im Flur, die bisher auf dem morgendlichen Weg zum Klo eher blaue Zehen als straffe Oberarme verursacht haben. Nach dem dritten Bier am Abend eines aufwühlenden Tages wird man regelmäßig zur vehementen Verfechterin der Sport-ist-Mord-Theorie, nicht zuletzt deswegen, weil alle großen Denker nicht auch noch für ihre gesunde Lebensart berühmt waren. Die Theorie gerinnt zur festen Überzeugung, bis man sein Herz an einen Free-Style-Kletterer verliert oder an einen passionierten Fahrradfahrer, das reicht auch schon. Dann beginnt man, sich zunächst für seine Schlaffarme zu schämen und später den Tag mit Liegestützen. Wenn der Herr ein Dauerläufer im eigenen Leben wird, preist man auf einmal die Schönheit der Berge und vergißt an der Kletterwand jede neue Club-Eröffnung. Oder kauft sich ein Rennrad anstelle des lange ersehnten Lese-Sessels.

Das ganze funktioniert natürlich genauso umgekehrt und in jede Richtung. Ich habe auch schon junge Dynamikerinnen zu existentialistischen Nachtpflanzen mutieren sehen, weil der neue Freund sich nur im Dunkeln zeigte. Ich kenne eine Frau, die aus Liebe zu einem buntgetupften Punker obskure indische Meditationstechniken in ihr Leben integriert hat. Den Punker hat sie gewechselt wie er seine Haarfarbe, dafür hält sie an der Lehre des Yogi bis heute fest. Im Idealfall bereichert es einen also, wenn ein zweites Individuum die eigene

Lebensart modifiziert, und in der Regel pendelt sich der Querschnitt, den eine neue Liebe bringt, auf ein Mittelmaß ein, das für die Umwelt und die alten Freunde erträglich ist. Sofern man die nötige Charakterstärke hat. Mir jedenfalls hat die dreijährige Verbindung mit einem Antialkoholiker nicht längerfristig geschadet.

5. Verlust der Kontrolle über das eigene Konsumverhalten

Das schlimmste, was einem passieren kann: Da kommt einer daher und sagt, er finde einen schön. Und natürlich glaubt man ihm das. Die gängigen Kontrollmechanismen des angeborenen Kaufrauschs, wie Neonröhren in Umkleidekabinen, Kontoauszüge oder gesunde Komplexe, sind damit sofort außer Betrieb gesetzt. Er findet einen schön, also Mut zum Schlauchkleid! Mut zu Strapsen, Strümpfen, Minirock, zu allem, was eng und teuer ist. Der Mann hat es angesichts seiner ausgesprochenen Freundlichkeit schließlich verdient, seine neue Diva jeden Tag in einer anderen, atemberaubenden Ausstattung bewundern zu dürfen. Natürlich kauft man all die neuen Sachen nicht nur wegen ihm, sondern weil man schon lange seine Grundgarderobe aufstocken wollte: mit so sinnvollen und vielseitig kombinierbaren Kleidungsstücken wie Organza-Blusen, Spitzen-BHs und knackengen Stiefeln.

Das allgemeine Hochgefühl, das einem das Herz hüpfen läßt, sorgt außerdem für unermüdliche Energiereserven. Will heißen, mit dem Überfluß ist nie Schluß, weil einen noch nicht mal die schmerzenden Füße beizeiten bremsen. Und er bekommt von alledem natürlich überhaupt nichts mit. Fragt man im Einzelfall, wie ihm die stetig wachsende Garderobe gefällt, sagt er »hübsch« oder »auch hübsch«. Die hauseigene Bank zeigt irgendwann mehr Reaktion beziehungsweise ihre geldspuckenden Automaten gar keine mehr. Und so regelt sich das Problem schließlich von ganz alleine.

6. Gefahr der Verwahrlosung und des sozialen Absturzes

Die mühselige Suche nach dem Sinn im Sein hat ein Ende. Endlich. Eine wohlige Sicherheit macht sich breit: Man ist dazu geschaffen worden, den Rest seines Lebens im Bett zu verbringen. Zu zweit. Das übrige ergibt sich von selbst. Pizza-Boten kommen und gehen und bringen auch teure und schlechte Getränke mit. Manchmal, immer seltener, gucken die Tagesthemen vorbei. Am Anfang stört öfter ein Telefon, doch bald ist das Band voll. Waschen ist doof, es riecht auch so gut unter der Bettdecke, und irgendwann tragen kleine Tiere die leeren Schachteln mit den Pepperoni-Stengeln und den Olivenkernen fort. Übertrieben hat man es dann, wenn der Gerichtsvollzieher kommt und den Rest einpackt.

7. Verlust des guten Geschmacks

Die Welt ist ein gefühlvoller Seufzer geworden, ein Wattebausch voller Geigen. Man ist verliebt. Für diesen Zustand der Unzurechnungsfähig- bis Schwachsinnigkeit arbeitet nahezu die gesamte Unterhaltungsindustrie. Eine Tatsache, die man normalerweise scharfsinnig durchschaut und als alter Zyniker liebend gerne auf den Boden der profitgierigen Profanität nagelt. Dabei läßt man nur wenige Ausnahmen zu.

Doch plötzlich programmiert man den Video-Rekorder auf »Pretty Woman« und fängt auch beim dritten Abspielen kurz vor dem Happy-End zu weinen an oder dreht bei Take That das Radio lauter. Plötzlich versteht man die Welt wieder, die glücklichen Menschen auf Werbeplakaten, die Wahrheit der Gefühle in amerikanischer Kommerz-Kacke, die Synthesizer, die wie Streicher säuseln. Sie meinen es nur gut mit einem, sie haben schon früher begriffen, wie schön das Leben ist.

Dies alles ist eine äußerst unangenehme Begleiterscheinung, am besten schafft man sich für die akute Phase der Geschmacksverirrungen ein paar neue fünfzehnjährige Freundinnen an und versucht gleichzeitig, mit kleinen Dosen von »Reservoir Dogs« und Henry-Rollins-Platten gegenzusteuern.

8. Eßstörungen

Typabhängig unterschiedlich. Entweder (a) versinkt man im Sinnesrausch und schiebt sich neben diversen Teilen des neuen Liebhabers alles in den Mund, was Genuß verschafft. Man gefällt sich als pralles Leben im besten Fellini-Sinn und will sich nun rein gar nichts mehr versagen. Weil viel Sex Hunger macht und er außerdem gesagt hat, daß man schlank ist. Alle Männer sagen das. Selber schuld. Ißt man eben noch ein Stück Sahnetorte, weil sie endlich ganz ohne schlechte Gewissensbisse schmeckt.

Oder (b) der Gefühlshaushalt verschlägt einem den Appetit. Dann lebt man glücklicherweise von Luft und Liebe und sollte die Situation ausnützen, solange sie anhält. Die nächste Tafel Schokolade kommt bestimmt. Spätestens, wenn er sich zum erstenmal so benimmt, wie er wirklich ist. Und man das auch noch merkt.

9. Unnatürliche, bisweilen ungesund gute Laune

Es ist grundsätzlich nichts dagegen einzuwenden, ein freundliches Lächeln durch die Welt zu tragen, solange man dabei nicht in ein latent debiles Grinsen verfällt. Leider ist eben diese Gefahr überdurchschnittlich groß, wenn verliebte Euphorie die Gesichtszüge beherrscht. Am Ende fragt einen gar jemand, warum man so dämlich strahlt, und um die grausame Peinlichkeit noch zu übertreffen, antwortet man wildfremden Leuten: »Ich bin verliebt.« Bitte nicht. Die einzig legitime Antwort auf diese Frage kann sein: »Ich habe gerade fünf Millionen im Lotto gewonnen.« Oder: »Mein Goldfisch hat heute Mama zu mir gesagt.« Dinge also, die wirklich außergewöhnlich sind.

Darüber hinaus reicht es, wenn einen die Freunde vorübergehend für geisteskrank erklären, man muß nicht auch noch bei seinem

Blumenhändler, dem Müllmann und dem Kontaktbereichsbeamten diesen Eindruck erwecken. Ganz abgesehen davon, daß übertriebene, unbegründete Freundlichkeit die natürliche Weltordnung verwirrt. Am Ende flötet man noch einen Finanzbeamten fröhlich an oder einen Verkehrswacht-Heini. Und der meint dann, das Lächeln gelte wirklich ihm.

10. Fahrlässige Vernachlässigung des gewohnten weiblichen Umfeldes

Für seine Freundinnen ist man wie tot. Ruft man sie an, wenn der neue Mann gerade mal aufs Klo geht, redet man nur Unsinn. Irgendwann geben sie einen auf. Sieht man sie Wochen später zufällig wieder, sagt man wahrscheinlich zu allem Überfluß: »Ich wollte mich die ganze Zeit melden.« Man hat sie verraten für eine irrationale Leidenschaft, und als sie zu bedenken gaben, daß der neue Mann Mickey-Mouse-Socken trägt und solches Fußkleid als verbrieftes Zeichen für spätpubertäre Macken am Mann gilt, dachte man obendrein: »Die sind doch nur neidisch.« Und hat ihm als Offensive gegen ihr Mißtrauen ein Superman-T-Shirt gekauft.

Alles in allem ist es unverzeihlich, tragisch und todtraurig, daß man den Konsens so vieler traut-trunkener Nächte mit seinen Freundinnen immer wieder leichtfertig gegen die fremde Welt der Bartstoppeln tauscht. Unverzeihlich und unvermeidlich. Wahrlich gute Freundinnen haben deswegen viel Geduld. Das Schicksal »Mann« kann schließlich jede treffen. Außerdem kommt immer der Tag, an dem ihr mit ihnen gemeinsam über den neuen Liebhaber lästert. Und zwar meistens ziemlich schnell. Das wissen sie aus Erfahrung.

XII. Der doppelte Ernstfall: die feste Beziehung

Bund fürs Leben oder Spiel ohne Grenzen, und warum ist es nur so schwierig, über alles zu reden?

Eigentlich ist es gut, die Pubertät und ihre direkten Folgen hinter sich zu haben. Man hat im fortgeschrittenen Alter weniger Pickel und mehr Spaß am Sex. Die Haare fetten nicht mehr so schnell, und die Brust schmerzt nur noch einmal im Monat. Vielleicht redet man auch nicht mehr ganz so viel haarsträubenden Unsinn und wenn doch, hat man gelernt, ihn intellektuell verbrämt als weltbewegende Erkenntnis zu verkaufen. Kein Mensch will gerne wieder vierzehn sein.

Nur eines war damals wirklich besser organisiert: Männer und Frauen sprachen klare Worte miteinander. »Willst du mit mir gehen?« lautete die Frage, die Antwort darauf war entweder »ja« oder »nein«. Als unmittelbare Folge hatte man nach dem kurzen Wortwechsel einen Freund oder eben nicht. Und zwar ab sofort. Wenn die Beziehung nach ein bis zwei Wochen nicht mehr den eigenen Vorstellungen entsprach oder ein anderer mit einem schickeren Mofa kam, machte man erst mal Schluß. Keine Unsicherheiten, kein Schwebezustand, nur unumwundene Eindeutigkeit.

Mit den Jahren schuf das Leben viele andere Klarheiten. Man

lernte, daß kein Mensch ein Mofa braucht, daß ein Dispo-Kredit nie zu hoch sein kann und man Steuern zahlen muß, obwohl man nie erwachsen werden wollte. Die Sache mit den Jungs dagegen wurde immer diffuser. Weil irgendwann keiner mehr diese Frage stellte. Oder wenigstens klare Antworten gab. Und so torkelt man jedesmal, wenn man wieder einen kennenlernt, durch Gefühlsmomente und muß in männlicher Ungewißheit die Zeichen der Zukunft suchen.

Wann wird aus einer Affäre eine Beziehung oder aus dem Spaß im Bett Ernst? Wenn er sich danach nicht gleich verdrückt? Wenn er sein eigenes Kleiderfach verlangt? Wenn er sagt »Ich mag dich irgendwie« oder immer öfter dein Auto borgt? Ist Paarsein eine stillschweigende Übereinkunft oder eine öffentliche Ankündigung, und warum zum Teufel grinsen seine Freunde immer so blöd, wenn er dich ausnahmsweise auf eine ihrer Parties mitnimmt?

Wenn zarte Gefühle sich einen Weg zueinander bahnen, fühlt sich frau bis zu seinem ersten Liebesgeständnis meist wie eine Mischung aus Fernsehkommissarin und Hobby-Psychologin. Immer auf der Suche nach Indizien, die seine Beziehungsbereitschaft signalisieren könnten: »Er hat sich meine Hendrix-CD-Box geborgt, das heißt, er will auf jeden Fall wiederkommen.« »Er hat beim Orgasmus meinen Namen geschrien. Vielleicht hat er wirklich gerade keine Freundin.« »Er hat meinen Hintern gelobt. Ich glaube, er mag mich.« »Er hat mich heute schon zweimal angerufen. Bestimmt will er Kinder mit mir.« Die Männer hüllen sich derweil in geheimnisvolles Schweigen, und fragt man sie ganz offensiv nach dem Stand der Dinge, ergreifen sie sofort die Flucht. Die eigenen kriminologischen Kombinationen laufen indes manchmal ebensoschnell ins Leere.

Will heißen, verläßliche Hinweise gibt es nicht. Des Mannes und der Ernsthaftigkeit seiner Absichten kann man sich möglicherweise sicher sein, wenn man gemeinsam mit ihm ein Konto eröffnet oder einen Mietvertrag unterzeichnet, wenn er ohne äußere Gewalteinwirkung mit zu Familienfesten fährt oder einen Männerabend sausen läßt, um mit dir unter Menstruationsbeschwerden zu leiden.

Liebesschwüre im Mondenschein, romantische Urlaubsreisen, regelmäßiger Sexual- und Sozialkontakt oder die offizielle Präsentation in fremden Freundeskreisen als neue Freundin sind dagegen kein gültiger Garant für die reale Existenz einer Beziehung. Zumindest sehen die Männer das so.

Wir theoretisieren und psychologisieren inzwischen vor uns hin und verstehen natürlich gar nichts von dem großen Gefühl, das Freiheit heißt. Von der männlichen Berufung, alle Frauen der Welt und an allervorderster Stelle sich selber und das eigene Geschlechtsteil glücklich zu machen. Von dem ewigen Ruf, der aus der Wildnis erschallt, aus den Großstadtschluchten und den Dorfkneipen. Von der Tonart, in der man dort am lautesten brüllt. Von der Rastlosigkeit, die einen ewigen Rammler treibt. Und wenn es ganz schlimm kommt, verstehen wir noch nicht mal was von der Liebe (zum Leben, zu seiner Ex-Freundin, zu seiner Gitarre, seinem Surfbrett oder der Schwermut, die die Nacht gebiert). Dafür reden wir die ganze Zeit über Beziehungen. Manchmal reden wir auch nicht, dann redet gar keiner. Wenig oder viel später nimmt er vielleicht das Unwort doch noch in den Mund. »Ich habe nie von einer Beziehung gesprochen«, sagt er dann. Und das ist meistens das letzte, was man von ihm hört.

Hubert war einer dieser häufigen Fälle. Hubert war drei Jahre ein fester Bestandteil meines Lebens. Hubert ging mit mir tanzen und danach mit mir nach Hause. Hubert ging mit mir ins Kino und danach mit mir nach Hause. Hubert ging mit mir essen und danach mit mir nach Hause. Manchmal ging ich auch zu Hubert. Dann guckten wir Videos, und ich blieb bei ihm. Hubert war ein aufgeschlossener und redseliger Mensch. Fröhlich plapperte er den ganzen Tag gewitzt und charmant über nichts und die Welt. Er konnte den ideellen Wert gutgenähter Schuhe diskutieren, die gestrigen Tagesthemen nacherzählen und den chemischen Aufbau von Zitronenlimonade erklären.

Er war am Telefon nie einsilbig und mürrisch und hatte immer gute Laune auf den Lippen. Die Neider seiner allumfassenden Kommunikationsbereitschaft nannten ihn geschwätzig. Und tatsächlich war Huberts Redefluß manchmal nur mit einem beherzten Griff an seine Geschlechtsteile zeitweise zu unterbrechen.

Man hätte sagen können, wir führten eine ausgeglichene Beziehung, zumindest was die äußeren Parameter anbetraf. Wir hatten viel Sex, viel Spaß und gute Gespräche. Bis zu einem trägen Samstag abend: Wir hatten einen fünf Jahre alten Beutel Marihuana leergeraucht, den ich in einem längst vergessenen Paar Pump-Latzhosen gefunden hatte. Mir war schlecht, und im Fernsehen lief der falsche Film. Hubert plauderte über den relativen Vorteil männlicher Kleinwüchsigkeit (er war 1,72 Meter), ich sagte unvermittelt: »Hubert, wir müssen über unsere Beziehung sprechen.« Hubert holte tief Luft und schwieg. Hubert verdrehte besorgniserregend die Augen und schwieg. Hubert griff zur Fernbedienung und schwieg. Es lief das Wort zum Sonntag. Er sah zu. Zum Sendeschluß sagte Hubert: »Wir haben keine Beziehung.« Ich kotzte, er ging nach Hause. Dann war alles vorbei.

Natürlich gab es noch ein kurzes Nachspiel. Hubert sagte, ich hätte es wissen müssen. Er liebe schließlich nur Malvine. Malvine war, soweit ich mich erinnere, Huberts Entjungferung, und die war damals sieben Jahre her. Drei davon hatte er mit mir verbracht. Ich hatte gehofft, das würde reichen. Hubert seufzte: »Vielleicht hast du noch nie wirklich geliebt.« Ich dachte, eigentlich schon, vielleicht sogar Hubert. Aber letztlich war ich ihm auch dankbar, daß er mich so schnell vom Gegenteil überzeugt hatte.

Hubert war einfach. Die Sorte Mann, bei der man immer glaubt, das große Gefühl noch erkitzeln zu können. Hartnäckigkeit, getragen von Hoffnung. Hat man umsonst geackert, weiß man wenigstens, daß man auch selber ein bißchen schuld war. Man hätte nur früher aufgeben müssen.

Wirklich bösartig wird die Beziehungsflucht, wenn einem jemand wie Dieter begegnet. Auf einem Fest, bei dem ich gar nicht feiern wollte, hat er mich trotzdem geküßt und mir am nächsten Morgen, noch bevor ich die Augen öffnen konnte, schon Aspirin ans Bett gebracht. Er hat mich verführt nach Strich und Faden, hat mich die Treppen teurer Hotels hochgetragen (nun gut, ich habe die Rechnung bezahlt), mir die Füße massiert und dabei »ich glaube, das wird wirklich was« geseufzt. Manchmal hat er diesen Satz auch etwas lauter geäußert, kurz bevor er kam. Ich weiß bis heute nicht, an welcher Art von Geisteskrankheit er litt, damals war ich unbescholtenerweise der Meinung, die wiederkehrende Floskel beziehe sich auf die Zukunft unserer rauschhaften Leidenschaft, eben auf die Zeit, in der daraus die größte Liebe unseres Lebens werden würde.

Dieter wohnte ein paar hundert Kilometer entfernt. Als ich ihn zum ersten Mal besuchte, erfuhr ich, daß die Wohnung, auf deren Teppichboden wir uns im Moment der Offenbarung wälzten, die seiner Ex-Freundin war. Das habe gar nichts zu bedeuten, sagte Dieter, unsere Begegnung hätte sein Leben verändert. Als ich ihn das nächste Mal sah, hatte er eine frische Tätowierung auf dem Oberarm, ein martialisch anmutendes Zeichen. Mit bedeutungsvoller Miene verkündete er mir, daß es in Wirklichkeit ein Frauenname sei. Auf den Kopf gestellt und stark verschlüsselt. Fürwahr, ein Frauenname. Nur war es nicht meiner. Auf seinem Arm stand »Mia«. So hieß noch nicht mal seine Ex-Freundin. Das habe nichts zu bedeuten, sagte Dieter, er fand nur diesen Schriftzug schön. Mein Name sei außerdem zu lang.

Dieter und ich sind dann noch zusammen nach Amerika geflogen. »Mit dir bis ans Ende der Welt« hatte er als Motto auf unsere Tickets geschrieben. Bei unserem ersten Stop, irgendwo an der Westküste, trafen wir eine Freundin von Dieter, Sally. Die hatte er zwei Wochen vor mir irgendwo in Griechenland kennengelernt (als er noch mit seiner Ex-Freundin in Urlaub fuhr). Sally sah mich schon zur Begrüßung komisch an. Als ich Dieter während der Unterhaltung kurz am Ohrläppchen knabberte, begann sie zu weinen. Amerikanerinnen, sagte Dieter, seien einfach hysterisch und prüde obendrein. Wir fuhren weiter. In Las Vegas schrieb Dieter eine Postkarte an Mia. Am Grund des Grand Canyon packte er seine Koffer und ließ mich allein. Er hatte die Nacht zuvor mit seiner Ex-Freundin telefoniert. Sie habe starke Depressionen, erzählte er mir zum Abschied, und außerdem die Wohnung gekündigt. Er müsse nur mal nach dem Rechten sehen, und vielleicht wäre alles ganz gut so, ohne Wohnung, dann könne er gleich eine größere mieten, für uns zwei.

Die Geschichte ist hier leider noch lange nicht zu Ende, ich will vor allem mir das Weitere ersparen, wenigstens in der Erinnerung. Zu schlechter Letzt jedenfalls stand auch hier der berühmte Satz. Dieter sagte: »Wir haben nie von einer Beziehung gesprochen.« Das stimmt vielleicht sogar. Die Worte, die wir benutzten, waren »Erfüllung«, »Glück«, möglicherweise auch »Liebe«. Danach habe ich, ganz anders als bei Hubert, wirklich lange geweint, und noch heute bekomme ich Schüttelfrost bei dem Gedanken daran, wie einer so kaltschnäuzig Gefühle schüren kann, um ein bißchen Sex und Bewunderung zu ernten. Und hinterher auch noch glaubt, im Recht zu sein.

Nicht jede Beziehung ist also eine Beziehung, lernen wir daraus. In glücklicheren Fällen findet man vor der Abschiedsszene zu einer Übereinkunft. Dann wacht man morgens in seltsamer Regelmäßigkeit neben immer demselben Mann auf, und es fühlt sich gut an. Weil er nicht verklemmt grinst, sondern unverhohlen strahlt. Weil er weiß, wo die Teedose im Regal steht und mit welchem Trick man den Herd anwirft. Weil man Freitagabend gemeinsam ins Kino geht und er Montag morgens immer noch da ist. Weil er händchenhaltend mit einem spazierengeht und man ganz selbstverständlich alles macht, was Pärchen sonst noch so tun. Zusammen einkaufen. Zusammen kochen. Zusammen Zeitung lesen. Zusammen in Urlaub fahren. Zusammen einladen. Zusammen planen. Zusammen raufen. Zusammen schlafen.

Zusammen sein. Jedes Wochenende. Jede Woche. Dann werden Monate daraus. Oder Jahre.

Ruhe kehrt ein und Sicherheit, sogar der Alltag fühlt sich plötzlich gut an. Abgemeldet von der Welt und gleich ein paar Pfund zugenommen vor lauter Zufriedenheit. Endlich einer. Mein Freund. Einer für mich. Und ich für ihn. Ganz allein. Da kann man fast ein bißchen stolz werden. Kompletter Quatsch ist das natürlich gewesen, daß man immer gesagt hat, man will gar keine Beziehung, hätte keine Zeit dafür und überhaupt brauche man schließlich auch seine Freiheit.

Freiheit hat man im Kopf, sagen die Hormone und das Harmoniebedürfnis, eine moderne Beziehung läßt jedem Luft zum Atmen. Dabei will man die am Anfang gar nicht, die eigene Luft zum Atmen. Zusammen atmen. Zusammen leben. Wie lange das wohl gutgeht? Und dann bekommt man es wieder mit der Angst zu tun. Zu groß, zu nah, zu gut, zu vertraut, zu selbstverständlich fühlt sich das alles an. Dafür gibt es auch andere, häßliche Worte: Emotionale Abhängigkeit, Verlustangst. Dabei hat man geglaubt, im sicheren Hafen angekommen zu sein, und nun schwankt man schon wieder. Wer hat uns nur diesen ganzen Psycho-Mist in den Kopf gepflanzt?

Die Suche hat ein Ende, und das Chaos geht nun richtig los. Der Mann, dieses uns – wissenschaftlicherseits belegt – völlig fremde und unverständliche Wesen, dieses hübsch behaarte Geschöpf, das gut riecht und anders denkt, wird Teil unseres ganz persönlichen Lebens. Die Theorie geht über in die Praxis, das Spiel wird ernst, und unsere eigenen Regeln wirken angesichts des wahren Wettkampfes erschreckend kümmerlich.

Wie einfach war die Aufwärmphase. Als gemeinsam-starke Frauen spülten wir die Ewigfalschen mit markigen Sprüchen und einem Glas unter Freundinnen weg. Sind halt Männer, wissen es nicht besser, schrecklich konditioniert, die armen Schweine, ich würde ja nicht tauschen wollen, nö, um Gottes willen, so'n Pimmelknecht sein, ganz armselig und so weiter. Dann hat man ihn zu Hause, den Pimmelknecht. Und die schulterzuckende Überheblichkeit des schwachen Geschlechts läßt er einfach nicht gelten. Der will nicht ganz selbstverständlich als Macho-Schwein bezeichnet werden, da hat er echt was dagegen. Und während man selber noch nach freundlicheren Umschreibungen für seine geschlechtsspezifischen Defizite sucht, gehen einem unversehens die Argumente aus. Weil man diesen macho-mäßigen Pimmelknecht seufzenderweise liebt und sich nicht auch noch selber in den Rücken fallen will, wo man bereits den eigenen Freund komplett abqualifiziert hat.

Eine Lösung scheint es nicht zu geben. In diesem Zwiespalt muß man leben, lieben, kämpfen, schreien, streiten und versöhnen lernen. Das kostet Zeit, Nerven, Schweiß und Tränen, erklärt meistens nichts und lohnt sich trotzdem. So lernt man einander wenigstens kennen. Man kann auch Bücher lesen, die alles verstehen: Warum das Hirn von denen nicht so will wie wir. Warum die nicht wissen, was wir wollen, wenn wir nichts sagen. Warum die genausowenig wissen, was wir wollen, wenn wir alles sagen. Warum sie deswegen lieber gleich den Mund halten, und wir so auch nichts mehr verstehen. Am Ergebnis ändert die Erkenntnis natürlich nichts. Ebensowenig der Versuch, ihm aus solchen Büchern vorzulesen. Dann sagt er »stimmt«, rollt sich weg und schläft ein. Was von solchen Büchern bleibt, ist ein gewisser therapeutischer Effekt. Man lernt: Ich bin nicht die einzige auf der Welt, die gegen Windmühlen kämpft. Und auch nicht die einzige, die es trotzdem gerne tut.

Ansonsten ist es im Einzelfall hilfreicher und obendrein spannender, die unermeßlichen Unterschiede am lebenden Objekt zu erforschen. Das hält die Beziehung am Laufen. Oder auch nicht.

Ernsthaft. Kein Mensch weiß, wie man Beziehungen am Laufen hält, allenfalls gibt es ein paar Tricks und Kniffe, sie flott zu beenden. Nur: Aufgeben darf man nicht zu schnell. Manchmal fühlt sich Liebe eben auch richtig scheiße an. Das hat man dann davon, das wollte man doch. Tiefes Gefühl und alles, was dazu gehört. Drama im

Hausflur und plötzlich eine Nacht allein. Der Kopf rattert, der Magen dreht sich, kein Schlaf, viele Zigaretten. Jetzt lieber Wein trinken, Augen zumachen oder Brief schreiben und Koffer packen? Wieso tut plötzlich einer weh, der sonst so guttut? Was tobt da im Hirn, und wieso macht man das mit? Alleine war's doch auch ganz schön. Jedenfalls saß man da nie um sieben Uhr morgens in der eigenen Wohnung und hat Rotwein getrunken, weil der Baldrian schon wieder alle ist. Alleine war es schön. Jetzt hat man sich das versaut. Jetzt ist alleine sein die Hölle, und das wird nie mehr anders sein.

Beziehungskrisen, ein unschönes Thema. Wenn der Kopf aus den Wolken auf ganz harten Boden knallt. Wenn der Traum vom Traumpaar sich verflüchtigt, schleichend langsam oder manchmal ganz schnell. Da war was als große Liebe geplant, und plötzlich ist es ein mieser, erschreckend banaler, ganz und gar unorigineller Streit. Mit Dialogen, die man aus dem Fernsehen kennt. Nur die Lautstärke läßt sich nicht so einfach regeln. Alles sollte so besonders sein und ist auf einmal nur Klischee. Mit Türenknall und Tränenfluß und einem Kloß im Bauch, der auch das Ende der Welt ankündigen könnte.

Spaß macht die Show erst wieder bei der Versöhnung. Dann kann man sich ein wenig zieren und bitten lassen, aus rotgeränderten Augen blicken und sich mit leichter Tragik ewige Liebe schwören. Dann zittern die Hände wie beim ersten Mal, jeder Atemzug bekommt Bedeutung und jedes »wir« wiegt tonnenschwer. Man kann dann teuer Essen gehen oder leidenschaftlichen Sex praktizieren oder alles der Reihe nach. So ein Sturmtief bringt Bewegung und ist ab und an unausweichlich wie der Wintereinbruch. Es geht nur glücklicherweise schneller vorbei.

Der Durchschnittsstreit ist keine große Krise oder nur ihr Anfang. Natürliche Feinde der Beziehung schleichen sich gemächlich ein. Je länger die Zeit, je routinierter der Umgang, je vertrauter der Mensch, umso mehr baumelt die statistische Wahrscheinlichkeit über vielleicht noch sorglosen Köpfen. Man hört es in den ungläubigen Ausrufen neuer Bekannter: »Was, so lange seid ihr schon zusammen?« Im selben Tonfall könnten sie genauso fragen: »Wirklich, bei euch gibt es freitags immer Fisch?« oder: »Ach, ihr macht euren Jahresurlaub in Österreich?« Aber sie haben unrecht, man macht nichts Grundlegendes falsch in seinem Leben, nur weil man mehrere Jahre denselben Partner pflegt. Und wenn doch, dann merkt man es erst später.

Das Risiko ist unwägbar. Natürlich ist man von Anfang an auf einiges vorbereitet. Man weiß, daß Prince Charming irgendwann seine Morgenlaune nicht mehr hinter der Zeitung verbirgt und seine Socken bald in alle Winkel verstreut. Man ahnt, daß er ein paar schlechte Angewohnheiten, dumme Ansichten und schreckliche Freunde hat. Daß man ihn manchmal nicht mehr mag und trotzdem liebt. Oder keines von beidem. Und daß ihm das genauso passieren kann. Faktoren, die dazu beitragen, gibt es viele.

1. Langeweile

Im Fernsehen läuft Bärbel Schäfer in der dritten Wiederholung. Zappen hilft nichts mehr. Er sitzt da, seit Stunden. Selbst für Kino war er zu müde. Wie immer. Sex macht er nur noch mit, wenn man ihm einen runterholt. Er findet das gemütlich. Fühlt sich wohl mit dir. Das sagt er immer wieder. Manchmal geht man noch zusammen auf Parties, bis zum Eingang. Gespräche sucht man dort allein, und für jeden Smalltalk ist man dankbar. Später trifft man ihn wieder, am Ausgang. Und geht mit ihm nach Hause, weil man es immer so gemacht hat. Wenn man so was aufrechterhält, sterben einem wahrscheinlich irgendwann zur Strafe die Zehen ab. Das Hirn und die Weichteile sowieso. Langweile ist der Tod. Da empfiehlt es sich, sogar hart zu bleiben, wenn er zum Abschied sagt: »Ich werde dich immer lieben.«

2. Betrug

Männer sehen das anders, sagt er, irgendwann passiert es halt. Stimmt wohl beides. Betrug ist natürlich nicht gleich Betrug. Das Spektrum der Fehltritte zwischen einer kurzen Erregung im Rauschzustand und einer mehrjährigen Parallelaffäre ist groß und vielschichtig. Aber weh tut es immer und in jedem Fall. Was anderes zu glauben, ist mir einfach zu abgestumpft. Es ist mir nicht egal, wenn mein Geliebter eine andere berührt, weil ich will, daß das Gefühl seiner Fingerspitzen nur zu meiner Haut gehört.

Weh tut vieles in einer Beziehung, doch am meisten, wenn man das Vertrauen verliert. Damit spielt er, einfach so, aus Trotz oder Abenteuerlust, aus Minderwertigkeitskomplex oder schierer Unzurechnungsfähigkeit. Und das ist viel schlimmer als ein Orgasmus außer Haus. Da gibt es nichts zu entschuldigen, nur zu verzeihen, wenn es sich noch lohnt. Und dafür soll er dann ruhig zu Kreuze kriechen. Streift ihm das Büßerhemdchen über, laßt ihn ein wenig leiden und redet um Himmels willen nicht von Moral. Wer weiß, ob euch nicht auch irgendwann der Teufel oder sonstwer reitet.

3. Lebensrhythmus

Es gibt unterschiedliche Ansichten über die Qualität verschiedener Tageszeiten, und ihre jeweiligen Vertreter sind meist in ihren Auffassungen schwer dogmatisch. Nur am Anfang einer Leidenschaft ist man bisweilen bereit, morgendliche Verhaltensweisen zu modifizieren.

Wenn im Zweierleben der persönliche Schlendrian Einzug hält, kann das Weckerläuten zum Verhängnis werden. Wer morgens auflebt, kann späte Schlafwandler schlecht ertragen und umgekehrt. Versucht man sich aus dem Weg zu gehen, sieht man sich im Extremfall gar nicht mehr. Dann geht einer spät zu Bett, der andere steht früh auf, und nichts paßt mehr zusammen. Kein Frühstück, kein Abendspaß, der eine will Sex, der andere trinkt Selters, und wenn man sich nicht mehr erkennt, kann man sich gleich einen Neuen suchen.

4. Falsche Versprechen

Heute spül' ich, morgen schrubb' ich, und übermorgen mach' ich dir ein Kind. Wenn nichts dazwischenkommt.

»Nichts« kommt mit Sicherheit und ist immer wichtig. Wichtiger als alles andere. »Nichts« kann alles sein. Depressive Freunde, drängende Steuerberater, plötzliche Müdigkeit oder unbezähmbarer Unabhängigkeitsdrang. Wenn der Mann ein Maulheld ist, wird er, unter Druck gesetzt, meistens auch noch mürrisch. Seine bloße Anwesenheit im Leben einer Frau, sagt er dann, sei schließlich Zusage genug, auf mehr könne er sich nicht festlegen. Im unglücklichsten Fall hat er dann bald gar keine Verpflichtungen mehr.

5. Nachlässigkeit

Ich rede nicht von Jogging-Hosen, Wollsocken und vergessener Körperpflege. Gemeinsam zu verlottern fühlt sich immer mollig an, solange die Bequemlichkeit nicht auf den täglichen Umgang übergreift. Man kann schließlich auch im Schlafanzug charmant zur Prinzessin mit der Brille sein und notfalls gemeinsam baden. Wer sich allerdings im Beziehungsalltag als launischer Miesepeter entpuppt und die Liebe als Punching-Ball mißbraucht, kann so teuer riechen wie er will. Irgendwann stinkt er einem trotzdem.

6. Respektlosigkeiten

Ausfallend sein darf man nur im Bett. Wenn er aber im persönlichen Kleinkrieg Kraftausdrücke durch die Bude brüllt und damit dich meint, hat die Beziehung ein bedenkliches Niveau erreicht. Wohlweislich, wir reden hier von Kraftausdrücken und schweren Beleidigungen, ein kleines »Du kannst mich mal« darf man sich jederzeit ohne größere Bedenken flüstern. Besonders Originelle fragen dann: »Wo?«

7. Lebensentwurf

Schönes Wort aus modernen Zeiten. Wer so etwas hat, muß auf Übereinstimmung bedacht sein. Einer Beziehung ist wenig Glück verheißen, wenn Stadtflucht gegen steile Karriere steht, oder einer gegen den anderen von der Großfamilie träumt. Kompromisse zu finden ist dann etwa so einfach, wie gleich zu beschließen, die gemeinsame Zukunft im tibetanischen Hochland zu verbringen.

8. Stilfragen

Der erste gemeinsame Besuch bei IKEA bringt es an den Tag: Der Mann will dort die gesamte Einrichtung kaufen, du vertraust dem lustigen Elch nur, wenn es um Wechselrahmen und Handtücher geht. Falls die erste gemeinsame Wohnung groß genug ist, gibt es hoffentlich genug Ausweichmöglichkeiten für seine Sperrholzmöbel im Kampf gegen ihre »Elle decoration«. Doch dann füllt er den FCKW-freien Kühlschrank beim stolz selbstgetätigten Einkauf mit Fertigpizzen und erwirbt Wein in Literflaschen, weil der angeblich leichter ist. Und während er ein paar Poster an die Wand nagelt, bleibt dir nur noch eine Frage: Wie konnte ein Mann mit so unübersehbaren geschmacklichen Ausfällen an einer Klassefrau wie dir hängenbleiben?

9. Freizeitverhalten

Am Anfang macht jeder alles, weil es neu ist und aufregend und weil es zum anderen gehört. Dann klettern dünn besohlte Turnschuhfüße auf stramme Berghöhen und freuen sich am Ende noch über Blasen. Dann staunen Tageslicht-erprobte Augen über den Nebel in Nachtclubs und werden trotzdem nicht müde. Das artfremde Verhalten dauert meistens nicht lange. Bald ruft der Berg den einen vergeblich, und die Nacht lockt den anderen umsonst, und immer bleibt einer zu Hause und mault und wartet und weiß nicht wohin. Irgendwann heißt es: »Wir haben schon so lange nichts mehr zusammen unternommen«, und man schleppt sich durch eine Ausstellung, die beide interessiert, die sich aber alleine keiner angesehen hätte. Weil er eigentlich doch lieber Bergsteigen wollte und sie die Nacht nachschlafen. Und weil man sich bei zweitausend Metern Höhenunterschied vielleicht schon lange aus den Augen verloren hat.

10. Veränderung

Klar, wenn er immer schon ein ignorantes Arschloch gewesen wäre, hätte man ihn nicht genommen. Wie hoch der Grad der Verblendung im akuten Stadium der Verliebtheit jedoch sein kann, ist später subjektiv schwer festzustellen. Man sollte nachdenklich werden, wenn alle Freundinnen über die plötzliche Erkenntnis heftig nicken und vorwurfsvoll anmerken: »Wir haben es dir ja schon immer gesagt.«

Wenn der Mann nachweislich erst im Laufe der Zeit zum Kotzbrocken avanciert, lohnt es sich vielleicht noch, seinen Drogenkonsum zu überprüfen und die eigene Rest-Emotion. Vielleicht reicht sie ja aus, um eine Therapie zu überdauern.

XIII. Sex im Alltag

Kann Sex langweilig werden, und wie mache ich aus Hansi Müller den Liebhaber des Jahrhunderts, wenn er sich schon lange dafür hält?

Es war ein Geburtstag in der Blüte meiner Zwanziger, und ich wollte ihn mit Kurt verbringen. Kurt schlief seit eineinhalb Jahren an meiner Seite. Er sah gut aus und arbeitete viel, war aber ansonsten pflegeleicht. Kurt sagte zu allem einfach »ja« - sofern er Zeit dazu fand. Ich hatte einen Tisch bei einem kleinen, feinen Italiener bestellt. Die Sorte Lokal, wo Weinflaschen im Kühler auf einem Beistelltischchen Platz nehmen und fünf Kellner ein Gericht servieren. Ich hatte mich in ein hautenges, geschlitztes Kleid gezwängt; was ich darunter trug, war mein ureigenes Geburtstagsgeschenk - für mich und Kurt, mit eindeutiger Zielrichtung. Alles war geplant: Ich wollte Champagner trinken und dabei keck die Lippen schürzen, wollte den Rockschlitz bis zum Strumpfansatz klaffen lassen und Kurt aphrodisische Häppchen zwischen die etwas zu schmalen Lippen schieben. Kurzum: Ich wollte zum Geburtstag Sex. Kurt war in letzter Zeit immer zu erschöpft gewesen, und ich wurde langsam frustiert.

Kurt sollte mich abholen und kam zu spät. Ich öffnete die Tür, er gähnte. Nuschelte: »Mußte länger arbeiten«, ließ sich auf mein

Sofa plumpsen, legte die Füße hoch und seufzte: »Jetzt 'ne Pizza und einfach entspannen. Das wär's.« Ich fragte mich in Gedanken, warum es keine Sofas mit Schleudersitzen gab. Mit Schleudersitz und Fernbedienung, die Macht der Knöpfe ergonomisch geformt in der Hand jeder Frau. Ein zarter Daumendruck und - sssssst - steht der Mann senkrecht. Beste Voraussetzung zum Abspülen oder Ausgehen. Kurt schaffte es gerade noch, allein wiederhochzukommen, wahrscheinlich, weil ich Geburtstag hatte. Er wankte auf mich zu, lächelte freundlich, küßte mich auf die Backe, sagte: »Happy Birthday, Baby. Du siehst bezaubernd aus.« Dann lehnte er sich an meine Schulter und schlief im Stehen ein.

Ich bin eigentlich ein sehr nachlässiger, um nicht zu sagen schlampiger Mensch, und mein Leben folgt keinem Plan. Nur in gewissen Ausnahmesituationen treibt mich ein fast militanter Hang zum Perfektionismus. Eine solche ist auf jeden Fall mein Geburtstag. Vor allem, wenn sich die Lage mit schlechter Laune potenziert. Ich bekomme immer schlechte Laune, wenn ohne wirkliche Ursache mein Sexualleben leidet. Vor allem in einer festen Beziehung. Ich meine, das ist nun mal ein wichtiger Grund, warum man seine Nerven mit Zweisamkeit strapaziert: damit immer einer da ist. Auch im Bett. Sex mit Liebe, weil es das Schönste ist. Und sagt jetzt bitte nicht, gute Gespräche wären auch ganz wichtig. Das eine setzt das andere voraus.

Ich wollte also an diesem Tag meine Inszenierung stemmen, wollte nicht mehr verständnisvoll über einen schläfrigen Kopf tätscheln und »armer schwarzer Kater« flüstern, sondern selber gewisperte Worte hören. Frivolitäten gehaucht über sündteure Fischgerichte, zum späten Antrieb tiefschwarzen Kaffee und irgendwann kichernd und keuchend die Treppen hinauf zu meiner Wohnung, immer zwei Stufen auf einmal nehmend. Zeit schinden für die Lust und danach einschlafen zu zweit, weil es keinen besseren Grund gibt, müde zu sein. Ich trat einen abrupten Schritt zur Seite und ließ Kurt auf den Parkettboden fallen. Er wachte auf, ich sagte: »Wir gehen.«

Kurze Zeit später saßen wir im lauschigen Italienergärtchen, von fünf erwartungsvollen Kellnern umringt. Kurt verschanzte sich lange hinter seiner Speisekarte, ließ sie dann ermattet sinken und sagte mitleidheischend: »Süße, ich kann so spät nichts mehr essen. Ich schlafe sonst schlecht. Und ich muß doch morgen wieder früh raus.« Er bestellte Salat und Mineralwasser ohne Kohlensäure und erzählte beiläufig, daß er mein Geburtstagsgeschenk im Kofferraum seines Autos vergessen habe. Das sei aber nicht so schlimm, meinte er. Da es sich dabei um eine Erweiterung unseres funktionalen aber formschönen Trinkglas-Sortiments handele, habe er die Kartons ohnehin nicht verpackt, schließlich wisse ich ja wie die Gläser aussähen.

Ich kämpfte stoisch ganz allein gegen meine Flasche Champagner und prostete ihm verzweifelt zu. Der verführerische Blick war mir zwischen zwei Austern abhanden gekommen. Kurt wollte nicht mitschlürfen. Ich hatte in letzter Euphorie zwei Dutzend bestellt, nach dem ersten halben war mir schon schlecht. Kurt malmte müde sein Grünzeug. Danach wollte er natürlich keinen Kaffee: »Bist du wahnsinnig, dann stehe ich ja im Bett.« Mein mattes »ja eben« ging im Lärm der abräumenden Kellner unter. Er hatte bezahlt, schnell und unbemerkt, bevor ich mir eine zweite Flasche bestellen konnte oder wenigstens einen doppelten Grappa.

Wir fuhren nach Hause, stolperten in den Aufzug, er erschöpft, ich betrunken. Ich wollte kichern, es gelang mir nicht. In der Wohnung zog ich mich alleine aus, schälte das teure Kleid von den Spitzendessous. Kurt brummte, den Kopf ins Kissen vergraben, »Komm ins Bett, Geburtstagskind.« Die Wortwahl war eigentlich richtig, nur der schleppende Tonfall störte. Ich ließ das Licht brennen und die Strapse an, legte mich zu Kurt und räkelte mich. Er blinzelte, sagte«Wolltest du noch lesen?«, schlang dankbar seufzend die Arme um mich, murmelte »Die schönste Frau der Welt liegt neben mir im Bett...« und fiel mit einem zufriedenen Lächeln in einen ohnmachtsartigen Schlaf.

Ich habe Kurt kurz darauf verlassen. Ich hatte überschlagen, daß mir bei unserer durchschnittlichen Häufigkeit von Sex (im Zwei-Wochen-Rhythmus) bis zu meinen Wechseljahren nur noch etwa siebenhundertzwanzig Sex-Erlebnisse bleiben würden. Wohlwollend vorausgesetzt, er würde den Standard halten. Das erschien mir eindeutig zu wenig angesichts der Phantasien, die in meinem Kopf wucherten. Mit Kurt im Zugabteil, im Zelt, in fremden Besenkammern oder einfach nur bekifft, das konnte ich mir irgendwann nicht mehr vorstellen.

Kurt war allerdings nicht immer so. Zu Beginn unserer durchaus harmonischen Beziehung hatten wir soliden Sex. Und seine Liebeskunst hielt ich für ausbaufähig. Aber irgendwann wurde Kurt bequem, fast zweckorientiert in seiner Libido. Sex war wie ein Geschäftstermin, nur weniger wichtig, lustvolle Spielchen nach Weckerläuten waren nach der ersten Verliebtheitsphase schnell vom Tagesplan gestrichen. Sex war Hobby, wie Surfen was fürs Wochenende, und wenn Samstag morgens der Wind günstig stand, hatte er das Brett schneller auf den Dachständer geschnallt als ich die Augen öffnen konnte. So blieb Samstag abend der einzig sichere Termin. Und da hatte ich dann konsequent keine Lust mehr, weil mein Trieb keinem Kalenderblatt folgen sollte, und manchmal klemmte ich tatsächlich aus purem Trotz die Beine zusammen.

Natürlich ist es normal, daß Sex im Laufe einer Beziehung nach der stürmischen Anfangsphase zunächst seltener wird, weil man sich irgendwann daran erinnert, daß man vor langer Zeit in seinem Leben auch mal etwas anderes gemacht hat. Dann bekommt das Dasein den alten Rhythmus zurück und es bleibt einfach weniger gemeinsame Zeit. In der muß man auch noch essen, waschen, Kino gehen, Urlaubspläne schmieden oder erste Krisen bewältigen. Und plötzlich ist es passiert: Man hatte zwei Tage keinen Sex. Bald wird man ein Fall für Erika Berger. Das macht angst.

Bleibt das Zeitproblem das einzige, was das Sexleben beeinträchtigt, ist man jedoch ganz und gar selber schuld. Zeit für alles, was Spaß macht, muß man sich nehmen. Kein Chef und kein schlechtes Gewissen wird einem wohlwollend auf die Schulter klopfen und sagen: »Sie sehen in letzter Zeit etwas verkniffen aus. Wissen Sie, daß es gesünder ist, manchmal unausgeschlafen zu sein, als ständig auf Sex zu verzichten?« Es wird einem nichts geschenkt im Leben, noch nicht mal ein paar harmlose Schäferstündchen, deswegen ist es wichtig, daß man in den Mühlen des Alltags die Prioritäten nicht verdreht. Erfolg macht sexy, Sex noch mehr. Nur zur Orientierung: Der deutsche Durchschnitt liegt bei zweimal die Woche.

Keine Zeit zum Sex zu haben ist grausam, aber nicht ausweglos. Komplizierter wird die Angelegenheit, wenn das fehlt, was ganz ursächlich und zwingend dazu notwendig ist: die Lust. Die sexuelle Depression in der festen Beziehung kennt mehrere Varianten und hoffnungslose Abgründe.

Wenn einem bei allen Männern außer dem eigenen das Wasser im Munde zusammenläuft, sollte man eine grundsätzliche Neuorientierung nicht mehr generell ausschließen. Zum Verlassen kommen wir jedoch später. Solange es noch Hoffnung gibt, muß daran gearbeitet werden. Wir gehen also von der minderen Katastrophe aus: Sex ist nicht mehr so prickelnd wie früher. Die eine Erklärung dafür: Er war noch nie besonders prickelnd, und man hat es nur im ersten Überschwang nicht bemerkt. Zweite Möglichkeit: Die Superlative haben sich tatsächlich etwas abgenutzt.

Um die kleine oder große Langeweile richtig einzuordnen, muß man erst mal ehrlich sein, zu sich und dem Mann, der ahnt nämlich oft gar nichts davon. »War ich gut?« ist meistens nur eine rhetorische Frage. Stellt Euch mal vor, was passieren würde, wenn Ihr »Nein« sagt. Eben. Die meisten Männer sind überzeugt davon, daß sie gut sind, selbst wenn ihre Show nicht den leisesten Seufzer provoziert. Und das liegt meistens daran, daß ihnen keine das Gegenteil erzählt. Dabei ist der Mann zwar der natürliche Feind jeder Gebrauchsanweisung, aber trotzdem lernfähig. Es könnte sich also wirklich lohnen. Zur tatkräftigen Motivation deswegen zunächst eine kleine Schreckensbilanz.

Was Männer im Bett alles falsch machen können

1. Die Rubbeltechnik

In den schlimmsten Momenten fiel mir immer der Werbespruch aus den Achtzigern ein: »Mit Rubbeln ist jetzt Schluß!« Das beworbene Produkt war, soweit ich mich erinnere, ein Scheuermittel.

Sein Leben ist nicht leicht: Da hat der hoffnungsvolle Liebhaber also die sagenumwobene Klitoris, dieses Epizentrum der weiblichen Lust, endlich gefunden, und nun traktiert er sie, als verberge sich dahinter eine millionenschwere Lottozahl (Rubbeln Sie sich Ihr Glück!). Im Extremfall sind solche Kerle auch noch die, die sich selber als »einfühlsame Liebhaber« loben, weil sie glauben, schon stolz darauf sein zu können, daß sie sich über den ersten Befeuchtungsgrad hinaus noch weiter mit der Frau beschäftigen.

2. Der animalische Auftritt

Ich Tarzan, du Jane, und ansonsten ist alles klar. Es gibt tatsächlich Männer, die halten den äußerst normalen und natürlichen Umstand, daß sie in der Lage sind, eine Frau zu begatten, für eine herausragende Leistung. Die balzen dann in zivilisierten Schlafzimmern, wie es sonst vielleicht nur Gorillamännchen tun, obwohl ich zu wenig über Gorillas weiß und mit dem Vergleich den Herren Gorillas nicht zu nahetreten möchte. Männer dieser Art sagen auch schon mal »Hey Baby, ich besorg's dir wie kein anderer.« Oft hilft dagegen als kurzfristige Schocktherapie lautes Lachen.

3. Die Routine-Rolle

Drüber und weg und vielleicht noch Gute Nacht gewünscht. Die gute, alte Missionarsstellung wird dabei bevorzugt. Besonders Engstirnige vollziehen dabei die Rollbewegung konsequent in die gleiche Richtung, damit sie danach auf »ihrer« Seite des Bettes landen. Vielleicht die ökonomischste und kraftsparendste Art männlicher Befriedigung: kurz, knapp, ergebnisorientiert. Noch einfacher wäre es in diesem Fall, wenn alle Frauen Susi hießen und eine Bestellnummer hätten.

4. Der akrobatische Auftritt

Ist nur erlaubt, wenn Profis am Werk sind: Als Pia, die sich ihr Dasein tatsächlich als Schlangenfrau verdient, in ausgelassener Damenrunde von der sexuellen Begegnung mit einem berühmten Zirkusartisten erzählte, stampften die Anwesenden vor Begeisterung mit den Füßen. Weil aber keine normale Frau so wie Pia die Zehen hinter dem Kopf verschränken kann, ist es meist nur mühsam, wenn ein Mann in narzistischem Übereifer alle jemals erahnten Stellungsphantasien in einem Akt zu vereinen sucht. Solch ein Potential entfaltet sich besser auf mehrere Sitzungen verteilt, bei denen frau sich dann auch nicht wie ein Grillwürstchen fühlt.

5. Das Gewichtsproblem

Nicht daß es generell eines gäbe. Nur manchmal. Nach Stunden. In einer Position. Die eigentlich gut war. Dann bleibt nicht mal mehr genug Luft, um »Stellungswechsel!« zu rufen. Der Mann fühlt sich wahrscheinlich wie eine Feder, geradezu materie- und schwerelos, und vergißt die massiven Männerknochen. Das ist eigentlich schön für ihn, nur wir leiden - drunter. Wenn japsen nicht mehr hilft, muß man sich aufbäumen. Wobei man im günstigsten Fall schon wieder eine neue Stellung entdeckt.

6. Der Rekord-Ritt

Der Mann glaubt manchmal, die Masse macht's. Als würde man seine Orgasmen zählen. Wenn ein Mann oft kann, ist er stolz darauf.

Warum, weiß ich auch nicht. Wer die pubertäre Protzerei übertreibt, wird zum unerträglichen Härtefall und sollte sich allein überlassen werden. Vielleicht langweilt er sich dann wenigstens selbst.

7. Die verbalen Ausrutscher

Ich kenne nur ganz wenige Frauen, die ein Satz wie »Komm her und laß dich ficken, du kleine Sau. Du brauchst es doch!« wirklich stimuliert. Verbale Kraftmeierei im Bett ist eine delikate Angelegenheit. Ich werde den Verdacht nicht los, daß die meisten Männer sich dabei nur selber anfeuern, und das ohne jegliches Gespür für wirklich sinnliche Schweinereien. Gut gebrüllt ist eben nicht immer halb gewonnen. Umso schlimmer, wenn den starken Worten dann eher durchschnittliche Taten folgen.

8. Die schnelle Enttäuschung

Zeitverschiebung kommt öfters mal vor, entscheidend ist, wie der Mann damit umgeht. Wenn einer immer als erster fertig ist, fängt er meistens schon falsch an. Mit dem Rest sucht man professionelle Hilfe auf oder wartet, bis die Pubertät vorbeigeht.

9. Die lange Beherrschung

Vielleicht haben wir uns ihn selber eingebrockt, den Mann, der die Streifen der Tapete zählt. Aus Rücksichtnahme. Edel sei der Mann, hilfreich und gut. Seit einiger Zeit auch im Bett. Und weil er besser sein will als alle anderen (wie immer), reißt er sich noch ein bißchen mehr zusammen. Du zählst inzwischen die Risse an der Decke und simulierst zu guter Letzt, weil das Kreuz schon schmerzt und ein Mann eben auch zu lang brauchen kann.

10. Der Erfolgsdruck

Ende gut, alles gut. Ohne Orgasmus, glaubt mancher Mann, ist Sex kein Sex. Was dann? Ringelpietz oder Petting? Und wenn schon?

Aber wahrscheinlich hat ihnen das auch ihr neuzeitliches Bewußtsein beigebracht: Wenn die Frau laut aufstöhnt, ist sie glücklich und er ein toller Hecht. Und zweiteres ist schließlich die Hauptsache. Will man den Männern mehr beibringen, muß man vorsichtig vorgehen. Männer sind empfindlich. Das zumindest ist ihr gutes Recht. Kein Mensch läßt sich schließlich gerne sagen: »Weißt du, ähem, was du da im Bett mit mir machst, öh, könnte irgendwie besser sein.« Bei sexuellen Aussprachen arbeitet man am besten nach den einfachsten Regeln der Mitarbeiter-Motivation, um nichts anderes handelt es sich dabei schließlich auch. Also immer zuerst loben, und dann Kritik positiv formulieren. Zum Beispiel: »Es war sehr, sehr schön, als du gestern mein Ohrläppchen geküßt hast. Ich würde wahrscheinlich vor Wonne in Ohnmacht fallen, wenn du das mal bei meiner Klitoris versuchen würdest.« Das klingt einfach freundlicher als: »Wenn du mich nicht bald oral befriedigst, muß ich dich leider beim nächsten Blow-Job kastrieren. Aber vielleicht verlasse ich dich auch lieber vorher, aus Sicherheitsgründen.« Solange ihr sensibel formuliert, wird der Mann für jeden konstruktiven Vorschlag offen sein. Wirklich, wirklich, wirklich schlimm wird es erst, wenn er keine Lust mehr hat.

Dann ist man im tiefsten Tal der Hausfrauenzeitschriftenprobleme angekommen: Wie mache ich meinen Mann wieder scharf? Ich weiß nicht, ob ich mich mit soviel Tragik überhaupt auseinandersetzen soll oder nicht einfach beschließe, daß diese für mich und meine Leserinnen nicht existiert. Strapse, Spielzeug, strippen im Schlafzimmer – es gibt nicht einen vernünftigen Animationstrick, bei dem mir einleuchtet, warum man ihn erst anwendet, wenn offensichtlich nichts mehr läuft. Wer nach grauen Zeiten der Sex-Tristesse plötzlich zum Erotik-Star mit dem Zauberköfferchen mutiert, scheint mir wenig glaubwürdig. Entweder man hat Phantasie oder keine, und wenn hoffentlich ja, dann setzt man sie immer ein und nicht erst als Notbremse, weil es so in der Zeitung steht. Ich würde mich jedenfalls dagegen wehren, zum Alleinunterhalter in Sachen Horizontales zu werden, nur weil Schatzi irgendwie die Lust an mir verloren hat. Wenn die Luft raus ist, muß man zu zweit durchatmen. Gemeinsam kommt man gerade in solchen Angelegenheiten ohnehin auf die besseren Ideen.

XIV. Männergesellschaften

Was interessieren mich seine Freunde, oder: Wieviel Freizeit braucht der Mann?

Ein Mann wird hoffentlich irgendwann zu einem überschaubaren Problem. Verliert man trotzdem kurzfristig den Durchblick, knallt man einfach eine Tür und ruft die beste Freundin an oder löchert ihn solange, bis er vorübergehend die Flucht ergreift. Das entschärft die Situation, und übrig bleibt meistens nur ein seufzendes Schulterzucken zur Versöhnung.

Mehrere Männer sind ein bleibendes Mysterium. Ein unergründliches Energiefeld. Sie setzen sich an einen Tisch, einen Tresen, in eine Sauna oder um eine Kegelbahn und bekommen leuchtende Augen und laute Stimmen. Dabei reden sie meistens gar nicht mal viel. Zumindest nicht soviel wie wir, sagen sie, und das sei auch nicht so wichtig. Hauptsache, es fühlt sich heimelig an, im Rudel. Mann weiß dann, wovon Mann spricht, und keiner stellt ihn in Frage. Die Welt ist einfach und klar. Man kann sich richtig gehenlassen und muß nicht so tun, als versuche man, Frauen zu verstehen.

Männer in Gruppen machen viele Dinge, die wir auch tun: Bier trinken, Witze reißen, die Welt verbessern. Schweinigeln und über das andere Geschlecht herziehen. Aber letzteres gar nicht so oft, wie wir vermessenerweise glauben. Wird zumindest behauptet. Mehr werden wir nie erfahren, wir sind ja nie dabei, sondern kennen das Phänomen nur von außen. Wenn wir an ihnen vorbeigehen, zum Beispiel. Dann stecken sie die Köpfe zusammen, werfen sich wissende Blicke zu, signalisieren Übereinstimmung und verdeutlichen das Ganze mit ein paar eindeutigen Gesten.

Das ist die harmlosere Variante des Problems. Dumpfbackige Oberflächlichkeiten abstrakter Männermassen sind allenfalls ein Aufwärmthema für ein ausgelassenes Frauengespräch. Aber kein Grund zur Aufregung. Man kennt diese Idioten schließlich nicht.

Dafür kennt man einen anderen. Aber der ist natürlich kein Idiot. Mit dem kann man reden. Der spült sogar ab, macht hinreißende Komplimente, steht auf starke Frauen und glaubt im übrigen, daß jeder machen kann, was er will. Sogar die eigene Freundin.

Im ersten Gefühlsrausch einer großen Liebe übersieht man jedoch oft ein grundlegendes Problem: Er ist ein Mann. Und er hat Freunde. Männerfreunde. Das fällt zunächst gar nicht so auf. Weil man ja zu Anfang jede freie Minute gemeinsam und meistens im Bett verbringt. Und später, wenn die Welt vor der Tür wieder ein paar Gesichter bekommt, will man sich erst mal auch nur als glückliches Paar präsentieren. Äußerst enervierend für Freunde und Bekannte steht man zu zweit strahlend auf Parties und sonstigen Abendveranstaltungen, hört nur auf zu knutschen, wenn man Luft holen muß, oder um anderen Leuten das neue Glück vorzustellen.

So begegnet man den Freunden eines Mannes zunächst unter sehr positiven Voraussetzungen. Er sagt: »Das ist mein Freund Sebastian. Den mußt du unbedingt kennenlernen.« Dann sagt er: »Sebastian, darf ich dir die schönste Frau der Welt vorstellen.« Sebastian küßt einem die Hand und antwortet augenzwinkernd: »Du hast keine Minute mit deinen Schwärmereien übertrieben.«

Gut, manchmal sagt er auch nur: »Hey, Sebastian, das ist übrigens meine neue Freundin.« Und Sebastian mustert einen von Anfang an mißtrauisch, so als hätte man sich als Atombombe verkleidet, und sagt dann knapp: »Hi.« Oder: »Mmmnnmn. Tag.«

Für Männerfreunde ist nämlich jede neue Frau suspekt, ganz besonders, wenn sie selber keine haben. Anfängliche Aufmerksamkeiten, Schmeicheleien oder gar eifriges Interesse an Beruf, Person oder Lebensplan der Freundin des Freundes dienen eher der Erkundung und freundlichen Unterwanderung des feindlichen Territoriums als der bloßen Kontaktaufnahme. Eingrenzung einer unwägbaren Gefahr ist das Ziel, schließlich weiß man ja nie, was so eine Frau aus dem coolen Kumpel macht. Einen postfeministisch-politisch Korrekten am Ende, der Freitag abends früh nach Hause geht, weil er Samstag vormittags für den Wochenendeinkauf zuständig ist und dann mit seiner Freundin ins Grüne fährt, obwohl er Spaziergänge haßt und das nachweislich, seit seine Füße ihn tragen. Den letzten Waldlauf hat man vor Jahren noch zusammen veranstaltet, unter Männern, auf der Suche nach psychedelischen Pilzen. Nur wußte keiner, wie die aussehen. Also hat man sich ordentlich verlaufen und Stunden später zwar weder das Auto noch Pilze gefunden, aber glücklicherweise eine Waldschänke. Um wieder einmal festzustellen, daß Bier auch eine ganz vernünftige Droge ist, wenn es sonst nichts gibt. Das waren noch Zeiten. Da konnte man noch Spaß haben. Wird Zeit, daß mal wieder was passiert.

Deswegen ruft irgendwann ein Sebastian an und will nicht mehr mit dir über den Glauben an das Gute im Menschen konferieren. Er will auch nicht euch beide zu sich zum Bulettenessen einladen, er sagt halbhöflich zu dir »Hallo« und verlangt unumwunden nach ihm. Die Schonfrist ist vorbei. Seine Freunde sind der Meinung, er habe jetzt lange genug den freundlichen Freier abgegeben. Es wird wieder Zeit für die wichtigen Dinge im Leben: Bier trinken unter Männern. Dein Mann verabschiedet sich und kneift dir neckisch in die Backe: »Mal wieder Jungs treffen. Muß auch sein.« Dabei grinst er, als sei er fünf

Jahre alt und im Begriff, unter den drohenden Augen einer gestrengen Mutter das verbotene Klettergerüst auf dem Abenteuerspielplatz zu besteigen. Wahrscheinlich fühlt er sich auch noch so. Zurück in der großen Männerfreiheit, so tun, als gäbe es nichts anderes. Der wahre Held bleibt so lange fort, wie er kann, bestellt noch eine Runde, rollt die Augen nach oben und sagt: »Meine Freundin schlägt mich tot.« Der Witz ist immer wieder gut. Auf jeden Fall lachen alle anderen Jungs und patschen sich gegenseitig in die Hände, wie sie es aus amerikanischen Filmen und Musik-Videos gelernt haben.

Viel später nachts kommt er wieder nach Hause und glaubt dann, du seist ihm böse. Und du bist wirklich böse, aber auf dich. Weil das ganze Spiel eine alberne Farce ist und du trotzdem sauer guckst. Weil du nicht weißt, woher das kommt und fürchtest, daß auch das tumbste Klischee am Ende genetisch in uns verankert ist. Steht doch immer in den Büchern: typisch Mann, typisch Frau, alles vorprogrammiert. Jungs haben Spaß, Mädchen ärgern sich darüber. Du wolltest dich nicht ärgern, er sagt trotzdem mürrisch: »Reg dich nicht auf.« Dann schläft er ein und schnarcht. Du schläfst nicht, doch was dich wach hält, ist nicht der grollende Hausdrachen in dir, sondern die Wut darüber, daß er ihn dort vermutet. Außerdem ist es jetzt auch noch laut in deinem Schlafzimmer geworden.

Die Dame mit dem Nudelholz, die angeblich in uns schlummert, bis er sie spät nachts weckt, ist eine männliche Projektion. Denn nur mit einem Feindbild kann der Mann zum Freiheitskämpfer werden. Ob wir die Rolle spielen wollen oder nicht, ist ziemlich egal. Wir bekommen sie trotzdem. Ein Mann läßt sich nämlich nicht knechten. Auch wenn du es noch gar nicht versucht hast, weil das gar nicht deine Absicht ist: Er warnt dich trotzdem. Nur damit du schon mal Bescheid weißt.

Außerdem, auch wenn du es wirklich nicht wolltest, es ist verdammt leicht, einen Mann aus Versehen zu knechten. Frag ihn, wohin er mit seinen Freunden geht, und er fühlt sich kontrolliert. Frag ihn, ob er morgens zum Frühstück wieder da sein wird, und er serviert dir deine unerträgliche Überwachung irgendwann als Trennungsgrund, weil ihm nichts anderes einfällt, was du falsch gemacht haben könntest. Als müßte er ständig auf der Hut sein, nicht hinterrücks in Ketten gelegt zu werden. Von der Frau, die ihn liebt. Von der überaus eigenständigen Person, deren Unabhängigkeit aber nur oberflächliche Tarnung ist. Denn eigentlich will die Frau nur den Mann. Morgens, mittags und pünktlich zum Abendessen. Deswegen ist es ganz wichtig, daß er immer »Freiheit, Freiheit, Freiheit« kräht. Und seine Freunde ab und an kommen, um die Fesseln zu lockern.

Keine Ahnung, was in den Männern rumort. Spätfolgen der Zivilisation vielleicht. Traumatisierung einer ganzen Art, weil sie nicht mehr jagen gehen und mit den Fingern essen darf. Besser, man denkt gar nicht darüber nach. Weil man schon ahnt, daß der verständnisvolle Geliebte, der sorgfältig Auserwählte, der so anders sein kann als die anderen, zusammen mit den anderen genauso wird wie sie.

Ein blödes Spiel. Eigentlich hilft dagegen nur, sich in die Nachbarkneipe zu setzen und genausoviel zu trinken, zu träumen, zu pöbeln, zu lachen und dummes Zeug zu reden oder was immer sie dort tun. Das Bedrohliche an einem Männerabend ist nämlich nur, daß wir nicht wissen, was dort passiert, die Jungs deswegen mit Vergnügen am eigenen Mythos stricken und unsere Verunsicherung unverschämterweise auch noch als Kontrollverhalten auslegen. Je mehr man sich darauf einläßt, umso trotziger wird die Kluft ritualisiert.

Einer Männergesellschaft ist deswegen nur eine wirksame Maßnahme entgegenzusetzen: der fröhliche Frauenabend. Natürlich macht es immer noch Spaß, Arm in Arm mit dem Liebsten von einer Feier nach Hause zu wanken und im Hausflur einen Wettlauf aufs Klo zu veranstalten. Aber ohne ihn ist es auch ganz schön. Eben so, als gäbe es nichts anderes. Nur ausgelassene Damen, wilde Blicke, fremde Kerle, viel Gelächter. Wenn es schlimm wird, auch Gekicher und Gekreische. Und dazu keiner, der die Stirn runzelt über Hysterie und

Mädchengehabe, über Stunden vor dem Schminkspiegel, über tiefe Gespräche auf dem Damenklo. Der doppelte Boden ist weg, es gibt keinen Freund, der beschützend hinter einem steht. Dafür stehen andere plötzlich neben einem, und wenn die Komplimente zu platt werden, sagt man tatsächlich: »Ich bin schon vergeben.« Der Satz spricht sich schöner, wenn er wahr ist und keinen verzweifelten Unterton trägt. Ob der Zudringling ihn wirklich glaubt oder nicht, ist egal. Hauptsache, man weiß es selbst, daß irgendwo da draußen an einem anderen Tresen in der großen Stadt ein Mann steht, der einen liebt. Dann kann man ganz beruhigt noch eine Party weiter ziehen.

XV. Frauenprobleme, Teil 1

Wir müssen immer noch darüber reden: Diäten, Sport und sonstige Quälereien, die angeblich schön, aber keinen Spaß machen

Meistens passiert es morgens. In aller Frühe, wenn das seelische Immunsystem noch schläft, wenn wir schwach und schutzlos gegen unser eigenes Spiegelbild laufen. Nackt der eigenen Wahrnehmung ausgeliefert, bevor die erste Erfolgsbilanz das mühsam erschuftete Selbstbewußtsein stärkt. Dann fällt es einem wie Wimperntuschenbrösel von den verquollenen Augen: Eine Qualle steht da im Spiegel. Dick, häßlich und wabbelt. Wußte gar nicht, daß die Tiere Arme und Beine, Kopf mit Mund und Augen und auch noch blonde Haare haben. Trägt auch die gleiche Frisur wie man selber, das eklige Etwas.

Die Wahrheit trifft einen immer wieder unvorbereitet: Plattfüße und Dellen am Po, schlappe Brüste, schlaffe Arme, Speckrollen, wo man sie nur tragen kann, Augenfalten, und seit neuestem hat man auch noch fleischige Knie. Jawohl, die Knie werden dick, das sieht man ganz genau. Und darüber hat man noch nie erschütternde Tatsachenberichte von Leidensgenossinnen in einschlägigen Frauen-Fachmagazinen gelesen. Das ist das Ende.

Gestern abend noch hat man allen Ernstes, wohlgemut und gut gelaunt diesen Fleischberg, der gleich unter dem hängenden Doppelkinn beginnt, in ein knatschenges Kleid gezwängt. »Figurbetont«, hatte die Verkäuferin desselben kalt lächelnd gesagt, »das steht ihnen sehr gut.« Krankhaften Sadismus an wildfremden Leuten auszuleben ist wirklich das mieseste, was es gibt. Verkäuferinnen zu vertrauen, zeugt dagegen von gefährlichem Schwachsinn, und das ist noch schlimmer, vor allem, wenn man dabei autoaggressiv wird.

Im Eck auf dem Fußboden liegt nun dieses kleine Häufchen Kleid. Unvorstellbar, daß man sich damit in die Öffentlichkeit gewagt hat. »Gut siehst du aus«, haben sie alle gesagt, die Heuchler. »Neues Kleid?« haben sie gefragt und als nächstes wahrscheinlich die Farbe gelobt, dieses dunkle Grün, was einem ganz ausgezeichnet steht. Die Farbe! Das ist doch mehr als verdächtig, wenn jemand bei einem Kleid die Farbe erwähnt. Das heißt doch klar und deutlich, daß alles andere an dem Aufzug peinlich ist. Das Kleid kann natürlich gar nichts dafür. Das Kleid ist tatsächlich ganz hübsch, aber das ist ja auch das mindeste bei dem Preis. Denn teuer war es natürlich auch noch. Man hat ein Vermögen ausgegeben für ein Kleid, das jeden überflüssigen Quadratzentimeter der eigenen Hüften zeigt. Der eigene Freund hat einen auch nicht davor geschützt, hat gesagt, man sähe sexy aus. Aber der findet einen ja sogar gänzlich unbekleidet im grellen Tageslicht schön. Vielleicht heißt das, daß er einen wirklich liebt.

Das kann ein Trost sein, natürlich, aber was sollen die anderen von einem denken? Genau das Richtige wahrscheinlich: daß man eine undisziplinierte Schlampe ist, die immer mehr aus der Form gerät. Zu gerne ißt, zu gerne trinkt, zu gerne auf der faulen Haut liegt. Und die sagenhafte Menge Kalorien, die Sex angeblich verzehrt, ist auch erstunken und erlogen. Wahrscheinlich eine Promotion-Ente aus dem Hause Beate Uhse. Sonst müßte man doch schon klapperdürr sein. Ein Wunder überhaupt, daß wenigstens das noch funktioniert. Daß man nicht vor lauter Ärger über sich selbst schon frigide geworden ist.

Der Tag ist jedenfalls gelaufen. Und das schon bevor man die Zeitung aufgeschlagen hat, bevor die Bäckereiverkäuferin einem die falschen Teile einpacken konnte, bevor man den Bus versäumt, zu spät zur Arbeit kommt und dem Chef begegnet. Panik macht sich breit im Brustkorb, es geht bergab, jede gottverdammte Kuh da draußen steckt einen in die Tasche, weil sie dünner ist, hübscher, weil bei anderen die Haare glänzen und die Zähne strahlen, und wenn nicht, dann ziehen sie sich wenigstens vorteilhafter an.

Anziehen, was kann man denn überhaupt noch anziehen mit so einer versauten Figur? Weite Röcke und lange Pullis, und aufpassen muß man, daß nicht zuviel von den dicken Waden zu sehen ist. Dann schleicht man sich aus dem Haus, im Schlabbergewand, und fürchtet bei jeder Schaufensterscheibe, in der man sich tonnenschwer spiegelt, daß gleich eine Du-darfst-Tussi dynamisch um die Ecke biegt und einem ins Gesicht trällert: »Ich will so bleiben, wie ich bin.«

Morgen dieser Art, habe ich mir sagen lassen, treten bei Frauen jedweder Gewichtsklasse in regelmäßigen Abständen auf. Es sei denn, sie sind so dünn, daß sie sich zu mager finden. Das soll angeblich auch nicht angenehmer sein. Wenn einen die oberflächliche Erkenntnis trifft, daß man nicht ausssieht wie Kate Moss, ja, noch nicht mal wie Cindy Crawford, daß einen am Ende sogar jede RTL-Moderatorin auf der Body-Mass-Index-Tabelle abhängen würde, kann das neben schweren Depressionen noch weitere, verheerende Konsequenzen nach sich ziehen. Jede Menge gute Vorsätze zum Beispiel, gefolgt von viel rohem Gemüse, Muskelkater mit Lähmungserscheinungen, Verdauungstörungen vom Grünzeug, Folter im Kosmetikkeller und am Ende dem finanziellen Ruin beim Friseur.

In der Fachsprache heißt so was auch gerne: »Fit in den Frühling. Das Rundum-Verwöhnprogramm für einen knackigen Körper«. Frauenzeitschriften sagen, wir wollen derartiges lesen. Ich sage, sie zwingen uns dazu. Und wenn nicht sie, dann irgendwer anders. Kate Moss vielleicht, oder die Qualle im Spiegel, der Sportstudiobesitzer, der uns die ewige Unterschrift entlockt hat, das Kleid und seine Verkäuferin, die Männer, die wir noch lieben werden. Schwirren alle durcheinander in unserem Kopf, und das einzige, was wir daraus hören können, ist: »Scheiß auf die Schönheit, die von innen kommt. Tu was für dein Aussehen, du Schlampe.«

Und dann quält man sich wieder genauso wie alle, macht das, wofür man andere so haßt. Läßt sich gängeln von schönen Bildern und blanken Bauchnabeln, will Muskeln statt Schenkel, keinen Damenbart und die Idealfigur. Verordnet sich, kaum lernfähig, das volle Programm und sieht sich, an Niederlagen schon gewöhnt, mit Schmach beim Scheitern zu.

Fünf Wege zur oberflächlichen Schönheit
(Ein Erfahrungsbericht, oder: Mein Leben im Hamsterrad)

1. Diät

Menschen auf Diät geben immer ein jämmerliches Bild ab. Ich habe jede entwürdigende Erfahrung auf diesem Gebiet schon hinter mir. Überzeugt bin ich mit meinen Taschen voller Plastikbehälter zur Arbeit gegangen, darin sorgfältig zubereitete Salate, diverse Varianten geschmacksneutraler Mischungen aus Äpfeln, Putenfleisch und Joghurt oder salzlos gekochte Nudeln mit Tomaten und Dosenerbsen, strikt vorgegeben nach Tausend-Kalorien-Fahrplan. Ich habe zur Kaffeepause fünf Vollkornkekse in kleinen Bissen geknabbert, immer der nie enden wollenden Häme meiner Kollegen hilflos und unterernährt ausgeliefert. Und insgeheim war ich noch froh darüber, daß sie wenigstens meine traurigen Mahlzeiten morgens und abends nicht beobachten konnten.

Zum Frühstück gab es Vollkornbrot mit einem Teelöffel Tomatenmark bestrichen und einer Scheibe Corned Beef belegt, in dem Diät-Heftchen stand daneben: »Der Energieschub für den ganzen

Tag«. Ich hatte mich schon daran gewöhnt, nach dem Morgenmahl regelmäßig in Tränen auszubrechen und die Sekunden zu zählen bis zum ersten Zwischenimbiß: mal eine Banane, mal 150 Gramm Weintrauben (mein Obsthändler hält mich seither für geisteskrank) oder ein Becher Magermilchjoghurt. Ich wußte vorher auch nicht, daß man sich auf so was freuen kann. Abends gab es dann ein kleines Steak, eine kleine Hähnchenkeule, ein kleines Fischfilet, Hauptsache klein (das wurde im gehässigen Fahrplan immer eigens erwähnt) und am besten fettfrei in einer hochgiftig beschichteten Pfanne gebraten. Soviel zu meinem vernünftigsten Versuch abzunehmen mit 1000 Kalorien und ausgewogener Ernährung.

Ich habe auch schon tagelang alte Semmeln gekaut, richtig zäh mußten sie sein, und das Lustigste an dieser Diät war, daß man morgens dazu ein Glas warmen Weißwein trinken sollte. Das hat mir auf jeden Fall das Weinen erspart, und auch meine Kollegen bestätigten mir begeistert, ich sei bei keiner anderen Diät so exorbitant gut gelaunt gewesen. Sie hatten recht, denn bei der Körner-Kur, der Kartoffel-Diät, der Turbo-Ananas-Diät, dem Versuch mit der Trennkost und als ich nur Enzym-Tabletten kaute, auch in der Zeit, als ich Reis und gekochtes Obst mit einem Teelöffel zu mir nahm, war ich vor allem eines: unerträglich für meine Umwelt. Bei der Sache mit der Wundersuppe bekam ich auch noch Durchfall dazu.

Und außerdem stellten sich jedesmal bereits nach dem ersten Diättag schwer manische Zustände ein. Ich war besessen vom Essen wie noch niemals zuvor. Ich hätte alles essen können, außer dem, was ich laut Diätplan durfte. Wirklich, man hätte mich mit Dosengemüse beglücken können, mit Döner Kebab, mit roter Bete aus dem Glas, mit Silberzwiebeln und Kapern, mit allem, was ich sonst verabscheue. Ich hätte es löffeln können, alles durcheinander, und wäre glücklich gewesen. Jedes kleine Steak hätte ich dafür stehengelassen, jede Ananas und jede alte Semmel sowieso.

Es ist nämlich gar nicht so schlimm, wenig zu essen. Es ist nur unerträglich, wenig zu essen und dabei auch noch einem altklugen, besserwisserischen Plan zu folgen, der einem akribisch genau vorschreibt, was man zu essen hat. Genausogut könnte man Sex mit Gebrauchsanweisung veranstalten (»Nach fünf Minuten regelmäßiger Auf- und Ab-Bewegung in der Missionarsstellung wechseln Sie bitte die Seiten.«), man könnte sich regelmäßig samstags betrinken, pünktlich um Viertel nach acht, nach der Tagesschau, oder könnte lachen auf Kommando.

Dinge, die Spaß machen, lassen sich nicht reglementieren, wer zu lange Kalorien zählt, wird zum Zombie. Solche Leute sagen dann bei Essenseinladungen, wenn irgendwelche wunderbaren Gastgeber dampfende Töpfe mit Fleisch, Knödeln, Soße, Pasta, Risotto, Pfannkuchen, Gemüse oder gar Schokoladenpudding auftragen: »Für mich nur etwas Salat. Ich muß auf meine Linie achten. Ich hoffe, es ist nicht zuviel Öl dran?« Wer in diesem Stadium angelangt ist, leidet bestimmt schon unter irreparablen Schäden. Kontinuierliche Selbstkasteiung macht hochgradig unzufrieden, viel mehr noch als das bißchen Bauch.

Lediglich kurzfristige Disziplinarmaßnahmen, um die morgendlichen Spiegeldepression zu verscheuchen, sind aus therapeutischen Zwecken manchmal unerläßlich. Wer drei Tage Möhren knabbert, fühlt sich danach ein bißchen besser und freut sich auf das nächste Festmahl umso mehr. Dauerhaft verliert man bei all den ernährungstechnischen Experimenten sowieso nicht an Gewicht. Um das erst gar nicht zu bemerken, schmeißt man am besten seine Waage weg. So nimmt man am leichtesten ab. Man ißt ein paar Tage weniger als sonst und fühlt sich einfach dünner. Anderen Menschen fallen Gewichtsschwankungen unter zehn Kilo ohnehin nicht auf.

2. Sport

Leider sind manche Ratschläge schonungsloser Schönheitsspezialisten in Büchern und Zeitschriften einfach wahr. Ja, es stimmt, Sport macht Muskeln, Sport strafft das Bindegewebe, es stimmt sogar, daß Sport, in Maßen betrieben, die Lust auf Sex steigert. Dummerweise weiß aber keiner, wie man Lust auf Sport bekommt.

Auf regelmäßigen, effektiven, schweißtreibenden Sport, der einen hinterher manchmal sogar glücklich macht. Ein körperliches Erfolgserlebnis ist nämlich eine eigentümliche Gemütsregung. Wer zwei Aerobic-Stunden ohne Herzstillstand überlebt, glaubt hinterher, er könne die ganze Welt erobern, auch wenn ihm gerade die Beine versagen. Und weil der Körper dann so schwach ist, daß er keinen Widerstand mehr leisten kann, fließt einem das Adrenalin noch schneller in den Kopf als bei einem erfolgreichen Geschäftsabschluß. Es kann also vorkommen, daß man freiwillig und durchaus fröhlich ein Fitneß-Studio besucht und mit erwachsenen Frauen und konzentrierter Miene alberne, aber atemraubende Schrittkombinationen übt. Manche schreien auch dazu »Hu!« oder »Yeah!«, doch ich finde, das geht wirklich zu weit.

Das wahrlich Lästige an dieser seltsamen Art der Freizeitgestaltung ist jedoch, daß sichtbare Erfolge, also hübsche, nie erahnte Muskeln, die sich plötzlich überall zart abzeichnen, nur erkennbar werden bei regelmäßiger und obendrein extrem häufiger Trainingsfrequenz. Das Ausmaß der Anforderungen ist erschütternd. In einem anderen Leben (keine Ahnung, wie ich da hineingeraten bin) habe ich dreimal die Woche für jeweils zwei Stunden ein Aerobic-Studio besucht. Nach etwa zwei Jahren konnte ich erste Veränderungen an meiner Figur feststellen. Aber ich möchte hier natürlich niemanden entmutigen. Auch wenn das böse Ende noch kommt. Zwei Jahre intensives Training waren nötig für akzeptable Arme und Beine, nach fünf Jahren war ich rundum fit. Doch nur ein halbes Jahr Trainingspause, und ich sah aus wie vorher. Der Schock über diese ungerechte Unverhältnismäßigkeit wirkte so schwer, daß ich bis heute nicht die alte Begeisterung für diese Art von Sport zurückgewinnen konnte.

Trotzdem ist natürlich jede Art von körperlicher Betätigung, die dem eigenen Wohlergehen dient, uneingeschränkt zu empfehlen. Sogar wenn man davon zunächst überhaupt nichts merkt. Weil zwei Stunden zu schwitzen das Selbstvertrauen stärkt und die Nerven beruhigt: Man hat etwas für sich getan und auf einfachste Weise den Kopf am Denken gehindert. Wenn das Hirn Liegestützen zählt, hat es nämlich genug zu tun und beschäftigt sich nicht mehr mit einem verhunzten Tag, einem verblödeten Chef oder einem vermaledeiten Freund.

Und der falsche Eindruck von den eigenen Fettpölsterchen kommt in gemeinschaftlichen Duschräumen ganz von selber in Ordnung. Weil man dort nur ganz selten den perfekten Körper sieht. Eigentlich nie. Hinterher ist man also auf jeden Fall gut gelaunt, das Schwierigste ist, sich vorher daran zu erinnern. Nichts verschiebt sich so mühelos von einem Tag auf den anderen, die nächste Woche, den nächsten Winter, das nächste Leben wie körperliche Selbstdisziplin. Bei mir funktioniert regelmäßiges Training leider am besten in Extremsituationen: Trennung, Liebeskummer, Herzschmerz, Krisen aller Art. Auf so was sollte man es nicht immer ankommen lassen, nur weil die Oberschenkel ein wenig üppiger geworden sind. Im Zweifelsfall beschließe ich, lieber rund und glücklich zu sein.

3. Kosmetik

»Rote Lippen soll man küssen«, so war das doch, oder? Ebenso verhält es sich mit rosafarbenen, bronze-schimmernden, leicht silbrig glänzenden, tief-bordeaux bemalten, gold-glimmernden oder orangeleuchtenden. Eine Lippenstift-Kollektion kann nie groß genug sein, zu jeder Tagesform braucht man den richtigen Ton. Und die schweren, teuren, metallenen Hülsen (die sich übrigens besser anfühlen als Plastikware aus dem Supermarkt, der Preis hat also seine Berechtigung) machen sich in schlanken Händen vor Badezimmerspiegeln noch besser, wenn der passende Lack auf den Nägeln strahlt. Radikalfeministinnen, vierteilt mich, aber es gibt nichts Beruhigenderes für (m)eine weibliche Psyche, als ungestört mit schönen Stiften, Schatten, Tuschen über dem eigenen Gesicht zu meditieren, Wimpern zu bemalen, voller Liebe bis in die letzte Spitze, und Lippenkonturen zu pinseln, als würde man dafür mit einer Eins in Schönschrift belohnt. Das ist pure Muße und Entspannung, sofern man die Zeit und keine zittrigen Hände hat. Welch wunderbare Fiktion eines Frauenlebens, der Traum vom perfekten Lidstrich.

Kommt natürlich nie vor, weil die Zeit immer zu knapp, die Hände immer zu unruhig sind. Oder irgendein Kerl im Flur herumhüpft, der allenfalls ein frisches Hemd anziehen und ein wenig Gel in die Haare schmieren muß, um auszugehen, einer, der in regelmäßigen Abständen fragt: »Bist du endlich fertig?«, und verächtlich hinterherschiebt: »Daß ihr Frauen immer so lange brauchen müßt...« Großes Mißverständnis im Geschlechterreigen: Wir müssen nicht, wir wollen. Wir wissen selber, daß wir auch ungeschminkt unsere Reize haben, morgens, wenn wir manchmal versuchen, freundlich aus den Kissen zu lächeln, oder wann immer uns etwas Profunderes erstrahlen läßt als eine vorteilhafte Beleuchtung oder ein Make-up mit reflektierenden Glanzpartikelchen.

Doch diese Töpfchen und Döschen und Tübchen in anmutiger Verpackung, die auf unseren Badezimmerregalen überquellen, sind ein herrliches Hobby und kosten bestimmt nicht mehr als eine Golfausrüstung oder eine Modelleisenbahn. Und wenn schon: Man bekommt schließlich auch was für sein Geld. Knisterndes Zellophan und goldbeschriebene Schachteln mit wunderschönen Namen: »Crème teintée hydratante protectrice«, »Brilliant ombre à paupiéres«, »Long last soft shine lipstick«, »Mascara fascination révélation et liberté du regard noir fatal«. Die muß man sich mal auf der Zunge zergehen lassen. Dinge, die so heißen, können nur Gutes tun. Obendrein werden einem bei jedem Großeinkauf, wenn man die richtigen Quellen kennt, fünf hübsche kleine Pröbchen eingepackt, von denen man mit mindestens vieren gar nichts anfangen kann, weil der geschenkte Make-up-Ton sich nur für sonnengegerbte Südländer eignet, der neue Duft von wem auch immer auf der eigenen Haut zum penetranten Gestank mutiert und man sich für die Augenfalten-Creme immer noch zu jung fühlt (immer fühlen wird). Aber das ist egal, denn man hat so noch mehr Schächtelchen, noch mehr Goldschrift, noch mehr schöne Namen und das ganz umsonst.

Alles, was darüber hinausgeht, halte ich jedoch für subtile bis grausame Quälerei. Ein Besuch bei der Kosmetikerin ist nur wenig erträglicher als ein Zahnarzttermin. Erschreckend weiße Kittel verbreiten bösartig Klinikatmosphäre, und wenn man tatsächlich einen Grund, also genug Pickel, hat, um dorthin zu gehen, sieht man hinterher schlimmer aus als vorher.

Meine erste kosmetische Behandlung war ein schwer traumatisches Schockerlebnis in der Pubertät. Ich hatte auf meiner Nase fünf bis sieben Mitesser, zwei Pickel auf dem Kinn, drei auf der Stirn und glaubte, daß der Umstand, daß nicht alle Jungs, die zwei Klassen über mir waren, auf Knien robbend um meine Gunst flehten, ausschließlich an meinem schweren Akneproblem lag. Ich ging also zur Kosmetikerin, in der festen Überzeugung, als makellose Schönheit oder zumindest mit glattpolierter Haut den Marterstuhl, der auch noch tatsächlich so aussieht wie beim Zahnarzt, wieder zu verlassen. Die Schmerzen, die professionelles Pickelquetschen bereitet, hielt ich für zwingend. Das sollte mir die Sache wert sein. Die achtzig Mark, vom Babysittergehalt abgespart, auch. Ich litt also, in froher Erwartung auf den ersten Blick in einen Spiegel, in dem mir ein neuer Mensch gegenübertreten sollte: die weltgewandte Frau, die ihre Schönheit pflegt und dafür ganz selbstverständlich keine Kosten und Mühen scheut.

Eineinhalb Stunden dauerte die Prozedur, meine Haut brannte wie Feuer, die aufgedonnerte Walküre, die mich malträtiert hatte, klatschte mir zum Abschied noch lustlos ein wenig »beruhigende«

Creme ins Gesicht, blickte mich mitleidig an und sagte: »Man sieht halt danach ein bißchen zerdrückt aus...«. Dann kassierte sie mein mühsam verdientes Scherflein zu ihrem nächsten Ibiza-Urlaub und wünschte mir einen schönen Tag.

Ein schöner Tag, das sollte es werden, gleich wollte ich mein neues Gesicht in die allseits beliebte Eisdiele tragen, dorthin, wo alle Traummänner gelangweilt vor der Tür über den Lenkstangen ihrer Mofas hingen. Meine Freundin Ulli war dort mit mir verabredet, und die vorletzten Worte der Kosmetikerin hatte ich in freudiger Erwartung des Nachmittags und meines damit beginnenden, neuen Lebensabschnittes wohlweislich ignoriert. »Ein bißchen zerdrückt« hörte sich zwar nicht an wie »vollkommen unwiderstehlich«, doch den sanften Unterschied wollte ich damals einfach nicht hören.

So selbstbewußt, wie man es mit dreizehn nur sein kann, betrat ich also das neonerleuchtete Eis-Café im damals ernstgemeinten Siebziger-Jahre-Design, dessen kreischend grüne Wände die Gesichter der Gäste in käsiges Pastell tauchte. Sie sahen alle aus wie Gorgonzola-Soße mit Spinat. Ich konnte Ulli zunächst nicht entdecken (für einen besseren Auftritt hatte ich meine Brille abgenommen), bemerkte sie aber, als sie direkt vor meiner Nase mit einer Make-up-Tube fuchtelte. Sie zischte dazu: »Um Gottes willen, deck das ab!« Abdecken? Was abdecken? Mein frisch gereinigtes Filmstar-Gesicht? Meine porentief natürliche Schönheit, die nie wieder einen Hauch Camouflage brauchen sollte? Abdecken? Eine Spur Lipgloss und ein wenig Wimperntusche würden reichen bis an mein Lebensende.

Ulli schob mich Richtung Klo, noch bevor ich allen italienischen Kellnern ein unwiderstehliches Lächeln zuwerfen konnte. Auch dort waren die Wände grün. Ich muß laut geschrien haben beim ersten Blick in den Spiegel, die Geräusche aus dem belebten Lokal verstummten für einen Moment. Ullis Berichten zufolge habe ich ihr dann die Make-up-Tube aus der Hand geschlagen. Ich kann mich nur daran erinnern, schluchzend aus dem Café und nach Hause gerannt zu sein, so schnell ich konnte. Für drei Wochen habe ich in keinen Spiegel mehr geblickt, blind trug ich dickflüssige Abdeckpaste auf. Ich wollte es nie wieder sehen, dieses rotgefleckte, blutverkrustete, hügelige Zombiegesicht, das mir eine Dame mit der euphemistischen Berufsbezeichnung »Kosmetikerin« verpaßt hatte. Ich wartete, bis die Wunden abgeheilt waren, und habe die nächsten fünfzehn Jahre keinen Schönheitssalon mehr betreten. Ich pflege Pickel bis heute mit Teebaumöl und Zahnpasta, sie gehen damit, wie wahrscheinlich auch ohne, irgendwann von selber weg. Und funktionieren außerdem als bester Motivator für einen schwachen Ansatz von Selbstdisziplin: Wenn die Sündenbeulen (durch Rauchen, Saufen, Stress und mehr) zu dick werden, ist eine Zeit der Entspannung angesagt.

Fünfzehn Jahre habe ich also eine Menge Geld gespart, bis ein Bekannter meiner Schwester (meine Schwester hat auch andere, nette Bekannte) zu ihr sagte: »Die Kleine wäre ja ganz hübsch, wenn sie den Bart nicht hätte.« Den zarten Flaum in meiner unteren Gesichtshälfte hatte ich bis dato sporadisch mit einer Pinzette bekämpft oder mich dabei ertappt, wie ich in langweiligen Gesprächen selbstvergessen versuchte, mit Daumen- und Zeigefingernagel ein paar Härchen zu zupfen.

Die eher nebensächliche Beschäftigung mit dieser Laune meines Körpers entwickelte sich nach der Bemerkung des Bekannten zu einem ausgewachsenen Problem mit stark persönlichkeitsuntergrabender Wirkung: Ich hatte einen Damenbart. Es war die Gnadenlosigkeit des Wortes, glaube ich, die mich meine traumatischen Vorbehalte gegenüber weißbekittelten Kosmetikerinnen kurzfristig vergessen ließ. Auch wußte ich damals noch nicht, daß Frauen mit Damenbart angeblich sexuell aktiver sind, ich war und bin allerdings der Meinung, daß man dazu nicht unbedingt einen Bart braucht. Ich entschied mich also ohne große Umschweife, gegen meine blonde Haarpracht am Kinn mit der radikalsten und wirkungsvollsten Methode vorzugehen: Ich vereinbarte einen Termin bei einer

Kosmetikerin zur elektrischen Epilation. Stromstöße, mit einer Nadel in die Haarwurzel gejagt, um den Ursprung allen Übels für immer abzutöten. Das einzige, was daran einigermaßen gut klang, war »für immer«.

Es sei auch bitter nötig, sagte die freundliche Fachfrau in Weiß, deren Gesicht wie zugemeißelt war von kunstvoll aufgetragener Farbe. Wenn ich jetzt nichts gegen den häßlichen Wildwuchs unternähme, müßte ich mich im Alter wahrscheinlich so häufig rasieren wie ein Kerl. Was sie mir verschwieg, war, daß die Qual der Behandlung so groß ist, daß man sie nur in fünfzehnminütigen Einzelsitzungen überhaupt ertragen kann. In der kurzen Zeit lassen sich drei bis fünf Haare entfernen. Nach der dritten Behandlung versuchte ich, die mehreren hundert Resthaare zu zählen und gab erschöpft auf. Nicht nur das Zählen, auch die Idee mit der Epilation.

Die wenigsten Männer sehen einem zuerst aufs Kinn. Bekomme ich dennoch hin und wieder Damenbart-Depressionen, greife ich kurzerhand zur Nagelschere. Im hoffnungsvoll geschätzten zweiten Drittel meines Lebens habe ich endgültig beschlossen, für die Aufwertung meines Äußeren keine Schmerzen mehr zu ertragen, abgesehen von Muskelkater und vielleicht noch wehen Füßen. Ich werde niemals in Peru preisgünstig meine Nase operieren lassen, wie mir das mal ein äußerst geschäftsuntüchtiger Barmann empfohlen hat (ich habe umgehend sein Lokal verlassen), ich schätze Reiterschenkel für ihren gelungenen Namen, und wenn mich mein Doppelkinn nervt, trage ich einfach den Kopf noch ein bißchen höher.

4. Frisur

Wenn die Welt dich verlassen hat oder auch nur ein Mann, gibt es immer noch deinen Friseur. Wenn das Wetter umschlägt, die Fingernägel splittern, das Leben langweilt oder man sich selbst, geht man erst mal zum Friseur. Legt den Kopf zurück und läßt sich die Haare waschen, einfach so, genießt das kurze Gefühl, eine Königin zu sein.

Stets zu Diensten steht der Shampoo-Sklave parat, um die schlechten Gedanken aus dem Hirn zu massieren. Die Erholung muß man sich für teures Geld erkaufen, weil einen leider, seit man gelernt hat, seine Schuhe selber zuzubinden, kein anderer mehr badet.

Das Waschen ist eigentlich das Schönste beim Friseur, kommt noch vor der wunderbaren Nebenerscheinung, daß man dort mindestens eine Stunde ganz legitim damit verplempert, Illustrierte zu lesen, die man sonst nicht kaufen darf, weil man es sich selbst verbietet. Und während man interessiert in einem italienischen Hochglanz-Modemagazin blättert und so tut, als könne man sich leisten, was dort abgebildet ist, britzelt die Farbe höchst spannend auf der Kopfhaut. Danach kommt der Meister, der Magier, umtänzelt dein Haupt, als sei es das Zentrum des Sonnensystems, läßt ein paar dünne Locken durch seine Finger gleiten und greift zur Schere. Das ist der Moment, wo dein Herz gefriert, so viel Vertrauensvorschuß bekommen sonst nur Bettpartner. Schließlich arbeitet der Mann ebenso an besonderer, weil herausragender Stelle: Der Kopf ist immer da, an der Luft, für jeden zu sehen. Pickel kann man überkleistern, Bauchfalten kaschieren, im Wahn erstandene Klamotten der besten Feindin schenken - ein Haarschnitt bleibt, bis er sich verwachsen hat. Mit dem Nachschneiden geht das Drama von vorne los.

Man sollte also wissen, mit wem man es tut. Nur dann kann man sich entspannt im knautschigen Sessel zurücklehnen, und nichts bewegt einen, außer der Hydraulik des Stuhls. Die böse Welt bleibt draußen. Hier, wo Parfum und Peroxyd die Sinne vernebeln, gehört die Zeit ganz und gar der persönlichen Eitelkeit. Vorübergehende Beeinträchtigungen der äußeren Erscheinung werden von allen Anwesenden geflissentlich ignoriert: Wer sich selbst jemals mit Strähnchenhaube, Halskrause und rosa Plastikschürze im Spiegel sehen mußte, weiß, daß es nur wenige Orte außer den eigenen vier Wänden gibt, wo so viel Peinlichkeit ganz normal ist.

Mit viel Glück verläßt man die wunderbare Kunstwelt mit locker wippender Haartracht und hüpfender Seele. Wenn nicht, verklagt man den Friseur oder wäscht sich einfach zu Hause die Haare. Danach werden sie sowieso nie wieder so aussehen, wie der Friseur das eigentlich wollte.

5. Mode

Die einfachste Art der seelischen Schnellmassage außer Schokolade ist ein neues Kleidungsstück. Mit einer knisternden Tüte in der Hand glaubt man wieder an das Gute in der Welt oder zumindest daran, daß man auch in einer schlechten Welt einigermaßen gut aussehen kann. Vorausgesetzt, man hat die neue Hose an. Mode ist nur dazu da, uns immer wieder diese selbsttherapeutische Maßnahme zu ermöglichen. Weil der Trend ständig etwas anderes trägt, kann man auch dauernd etwas Neues kaufen. Uns zum Gefallen taumelt die Welt zwischen Schlaghosen und Schlauchkleid, zwischen Baggy-Jeans und Herrenanzug, das lustige Spiel hat nie ein Ende. Zu den frischerworbenen Stiefeln fehlt der passende Rock, zum Rock das Top, zum Top die Jacke, zur Jacke die Hose, zur Hose bräuchte man dann wieder ein anderes Paar Schuhe, und so ergeben sich tausende Einkaufsmöglichkeiten ganz von selbst.

Laßt euch in diesem wunderbaren Reigen mit Kleiderständern und Kontoauszügen ja nicht einreden, es gäbe so etwas wie Shopping-Sucht. Das würde schließlich bedeuten, daß man mehr Sachen kauft, als man eigentlich braucht. Aber man braucht sie wirklich alle, zumindest in dem Moment, wenn man mit ihnen zum ersten Mal im Laden vor dem Spiegel steht und sich so schön findet wie noch niemals zuvor, oder zumindest nicht mehr ganz so unmöglich oder unscheinbar wie gerade eben noch.

Um sich den Spaß dabei durch nichts und niemanden, schon gar nicht durch sich selbst, verderben zu lassen, wende man in zweifelhaften Situationen ein paar harmlose Tricks an. Badeanzüge probiere ich nur noch mit Sonnenbrille (am Strand trägt man diese schließlich auch, obwohl die Sonne viel freundlicheres Licht macht als Neonröhren), bei figurbetonten Sachen ziehe ich den Bauch ein, bis mir der Atem wegbleibt, und dann kaufe ich sie trotzdem. Wenn mir was nicht paßt, bilde ich mir ein, das Größenschild sei falsch angebracht, und natürlich bezahle ich nur mit Kreditkarte.

Außerdem vermeide ich es seit meinem dreißigsten Geburtstag, die Abteilungen mit Teenie-Mode aufzusuchen, ein gewisses Maß an Würde sollte man sich mit fortschreitendem Alter auferlegen. So durfte ich auch lernen, daß es noch mehr Spaß macht, Designer-Läden zu durchforsten als schwedische Polyester-Paradiese. Weil einen dort selbst ein Schnäppchen an den Rand dieser prickelnden Fast-Ohnmacht treibt, die einen immer wieder befällt, wenn man ein kleines Vermögen investiert hat. Nur in sich und seine äußere Erscheinung.

XVI. Frauenprobleme, Teil 2

Ist Alkohol lebensnotwendig? Machen Drogen mutig, klug und schön? Schlafen interessante Frauen lieber lange? Oder will jemand das Gegenteil behaupten?

Die beste Ausrede moderner Zeiten: Ein prägendes Erlebnis aus meiner Jugend ist an allem schuld. Ich war etwa dreizehn Jahre alt, als ich zum ersten Mal die auflockernde Wirkung einer gemäßigten Menge Alkohol erfahren durfte. Mit ein paar älteren Freunden und Freundinnen (ich hatte zu Beginn meiner Pubertät schnell erkannt, daß gleichaltrige Menschen einen in dieser Phase des Lebens nicht wesentlich weiterbringen) saß ich an einem heißen Sonntag nachmittag in einem Biergarten. Wir tranken Bier, weil wir noch in dem Alter waren, in dem man es als ziemlich erwachsen betrachtet, nachmittags schon Bier zu trinken und das auch noch im Hochsommer. Ist man erst mal so was ähnliches wie erwachsen, hört man damit beizeiten auf, weil man gelernt hat, daß die Nacht zu kurz wird, wenn man sie zu früh beginnt.

Ich war also dreizehn, mindestens zehn Zentimeter kleiner als alle anderen, aber ich hatte schon ein wenig Busen. Was mir fehlte, war ein Freund, und zwar schon immer. Die mindestens siebzehnjährigen Kerle in meiner Clique (so hieß das damals) waren alle fest vergeben. Ich lief in der Mannschaft mehr als Maskottchen, als kleiner Kumpel für große Krisen, mit einem beachtenswerten Hang zur existentialistischen Grübelei. Man fand es erstaunlich, »wie weit ich für mein Alter schon war« (dito), ich fand mich eher zurückgeblieben, zumindest in sexueller Hinsicht. Will heißen: Mit mir schürften die Jungs nach dem Sinn des Lebens, mit den anderen Mädchen gingen sie ins Bett. Von der Wirkung meiner Weiblichkeit hatte ich also unweigerlich noch nicht viel mitbekommen.

An diesem schönen Sommertag jedoch erhöhte ich meine übliche Bierration: Ich trank zum ersten Mal ein zweites. Ich trank und sah in die Runde. Mein Blick blieb an Günther hängen. Günther war bei weitem der begehrenswerteste Jüngling am Tisch: schwarze Haare, schwarze Augen, ein eigenes Motorrad, und natürlich saß seine schöne Freundin Katja neben ihm, die außerdem auch meine war. Darauf war ich sehr stolz. Aus lauter Ehrfurcht vor den beiden hätte ich an Günther niemals einen lustvollen Gedanken verschwendet. Und wie alle anderen am Tisch hielt er mich ohnehin für ein Neutrum. Ich schaute ihn an und lächelte. Ich dachte nicht weiter, mir war so danach. Er lächelte zurück. Ich erzählte ihm Witze und lächelte weiter. Er lächelte zurück und bot mir sehr charmant eine Zigarette an.

In der Erzählung wird es schnell deutlich: Ich flirtete, mit einem Jungen, einfach so. Und als Katja aus der Unterhaltung mit ihrem Tischnachbarn auftauchte, mich ansah und halb erheitert, halb empört rief: »Sag mal, was geht denn hier ab?«, wußte ich, daß heute etwas anders war. Daß ich im Moment gerade nicht, unter Einsatz meines jugendlichen Charmes, meinem Vater eine weitere Ausgehstunde abrang oder meinen Schuldirektor davon abhielt, mir den dritten Verweis des Jahres zu erteilen. »Hör mal«, sagte Katja. »Ich habe dich noch nie verführerische Blicke werfen sehen. Das ist ja unglaublich, wie durchtrieben du schauen kannst.«

Mir gefiel das auf Anhieb: verführerisch und durchtrieben. Das hörte sich viel besser an als vernünftig und klug. Das zweite Bier war schuld: Ich beschloß, von nun an ein fröhlicher und lasterhafter Mensch zu werden.

Mein jugendlicher Leichtsinn sollte mir daraufhin nichts mehr ersparen. Ich habe in den folgenden Jahren durch Staubsauger Marihuana geraucht und LSD-getränktes Löschpapier gegessen, ich habe wildfremden Menschen beim ersten Versuch das Kokain vom Spiegel geblasen und danach nie wieder etwas angeboten bekommen, ich habe Tequila mit Brause auf jedweden Tresen geknallt, ich habe einige Zeit sogar hinter diversen Theken gearbeitet und lernte dort meinen Getränkeumsatz mit Würfelspielen zu steigern. Ich habe das alles überlebt, und ich möchte keine Sekunde davon missen, weil ich mich tatsächlich noch an jede erinnern kann.

Ich weiß, daß es Menschen gibt, die unter Spaß etwas anderes verstehen. Vor neun Uhr morgens auf einen Berggipfel steigen etwa, dreimal im Jahr Aktivurlaub machen oder an Sommersonntagen in öffentliche Schwimmbäder gehen. Es gibt bestimmt auch Menschen, die mit Ekstase bei der Arbeit sind, oder solche, die exzessiv viel denken. Und es gibt vor allem Menschen, die der Meinung sind, Mädchen sollten anständig sein, schlimmer noch, sie sollten sich auch anständig benehmen.

Der totale Ausfall ist ein Privileg des Mannes. Eine Bastion, die im Geschlechterkampf vergessen wurde. Nicht, daß wir jemals gleichziehen wollten. In den verkommensten Teenie-Tagen waren wir schließlich noch in der Lage, die männlichen Leichen ihrer Moped-Schlüssel zu berauben und sie vorsorglich im Delirium seitenzulagern. Und tatsächlich zieht es mich manchmal vor Tagesanbruch nach Hause. Manchmal aber auch nicht.

Früher habe ich die Nächte durchtanzt mit allen Ingredienzien und dabei an einem Wochenende mindestens zwei Kilo abgenommen. Heute funktioniert diese Blitzdiät leider nicht mehr. Mein

Gewicht ändert sich kein lächerliches Gramm, egal was und wieviel ich zu mir nehme und wie lange ich wach bleibe. Dafür muß sich der Körper, der es trägt, schon nach der ersten Party-Nacht drei Tage wieder regenerieren. Vielleicht bleibe ich deswegen mittlerweile auch manchmal zu Hause.

Trotzdem möchte ich niemals in meinem Leben ein Likörchen angeboten bekommen. Ich fühle mich dann nicht nur alt, sondern auch noch diskriminiert. Ich will Schnaps trinken, laut sein und unartig, wenn es mir beliebt. Ich will rauchen, bis mir die Schwaden aus den Ohren quellen. Schließlich gelten tiefe Frauenstimmen gemeinhin als erotisch.

Mindestens einen unentschlossenen Liebhaber habe ich mir damit für einige Zeit zum ergebenen Bewunderer gemacht. Er rief mich an nach einer Geburtstagsfeier, der er trotz meiner Einladung ferngeblieben war, und weckte mich am Mittag darauf, um sich zu entschuldigen. Ich versuchte »Hallo« zu sagen und krächzte nur, er seufzte: »Deine Stimme macht mich wahnsinnig.« Ich habe danach nie wieder so gesprochen, trotzdem umschwärmte er mich mehrere Wochen lang, während ich meine Rauchgewohnheiten auf »Reval« umstellte, um ihn nicht zu sehr zu enttäuschen. Ich bin bis heute davon überzeugt, daß ich mich um eine prickelnde Affäre gebracht hätte, wenn ich an diesem Morgen glasklar ins Telefon gesprochen hätte: »Schön, daß du anrufst. Ja, wir können uns gleich treffen, ich bin schon seit acht Uhr auf, habe meinen Morgenlauf hinter mir und bereits die Wohnung geputzt. Es wurde gestern etwas spät, ein Uhr, aber ich trinke ja nur Fanta, dann fühlt man sich am nächsten Tag nicht ganz so schlimm.«

Tatsächlich wäre das wohl der einzig nennenswerte Vorteil eines komplett soliden Lebenswandels: Man fühlt sich am nächsten Tag nicht ganz so schlimm. Zugegebenermaßen sind Post-Party-Wehen manchmal niederschmetternder als Karies mit schwerem Schnupfen. Weil man sich körperlich schlecht fühlt vom Haaransatz bis zum kleinen Zeh und dazu dummerweise auch noch ein schlechtes Gewissen hat. Wieder einmal ist man nicht in der Lage, seinen gesellschaftlichen und beruflichen Verpflichtungen adäquat nachzukommen. Besonders kluge Menschen nennen so was wahrscheinlich spätpubertären Eskapismus, aber wenn mein Schädel brummt und der Bauch rumort, kann ich auf solche Sprüche verzichten.

Wann immer sich die Gelegenheit dazu bietet, bleibe ich an solchen Tagen konsequent im Bett. Im Katertran bin ich prädestiniert für mittlere Auffahrunfälle, wehrlos gegen Vertreter und Telefonverkäufer, ich bin noch nicht mal in der Lage, die Zeugen Jehovas meiner Wohnung zu verweisen. Also mache ich lieber die Tür erst gar nicht auf.

Und wenn, dann allenfalls, um mich mit gesenktem Haupt und schleichenden Schrittes, getarnt durch Brille und - ich gestehe - Jogging-Anzug, zum nächsten Zeitungskiosk oder Supermarkt zu kämpfen. Noch besser läßt sich das selbstverschuldete Leiden natürlich genießen, wenn die Versorgung mit perversen Nahrungsmittelmischungen (Essiggurken, Zitrusfrüchte, Eier mit Speck, viel Cola und im Extremfall Bier mit Zitronenlimonade) oder leicht verständlichen Illustrierten von einer zweiten, männlichen Person übernommen wird. Es empfiehlt sich deswegen grundsätzlich, mit den Herren mitzufeiern und keine übertriebene Disziplin an den Tag (oder besser: die Nacht) zu legen. Sonst ist man zu schnell die, die immer Frühstück machen muß. Wenn er besonders nett ist, kann man sich auch gegenseitig pflegen. Und das führt hoffentlich unweigerlich zum wunderbarsten Allheilmittel gegen Kopfschmerzen, Übelkeit, Drogen-Depressionen, schlechtes Gewissen und das Gefühl der eigenen Sinnlosigkeit: Kater-Sex (vgl. Kapitel X unter selbigem Stichwort) ist eigentlich der wahre Grund für die Party davor.

Sex in entrückten Rauschzuständen ist dagegen keine eindeutig bewertbare Angelegenheit. Je nach Droge klappt es oder auch nicht. Manchmal weniger gut, manchmal besser, manchmal schläft man zu früh ein, manchmal gar nicht. Manchmal sieht jeder Durchschnittsliebhaber dann aus wie Brad Pitt, manchmal wie Bert aus der Sesamstraße. Das Risiko paranoider Schockerlebnisse ist also durchaus vorhanden. Wenn der Rausch tatsächlich rauschhaften Sex beschert, liegt das vornehmlich am Abbau jedweder Hemmungen und dem Abschalten jeglicher Kopfarbeit. Was mit ein bißchen Übung und dem richtigen Partner auch ohne Hilfsmittel erreicht werden kann. Im Idealfall ist der Sex selber bewußtseinserweiternd, also, von Verhütungskosten mal abgesehen, die billigste und beste Droge überhaupt.

Die aufgeschlossene, moderne Frau hält sich natürlich trotzdem von keiner noch so kruden Erfahrung fern. Vielleicht hat es für das spätere Leben, die persönliche Reife oder unsere Nachkommen seinen Wert, daß man schon mal im LSD-Rausch versucht hat, die Marmorsäulen eines Luxushotels zu vernaschen, daß man bekifft und von Lachkrämpfen geschüttelt auf der Polizeistation landete, weil man die Uniform der Verkehrskontrolleure für ein Faschingskostüm gehalten hat, oder, daß man sturztrunken einen italienischen Strauchdieb freiwillig in seine Wohnung verschleppt hat, weil er behauptete, er sei der Bruder von Frank Zappa (er sah wirklich so aus).

Die aufgeschlossene, moderne Frau lernt jedoch hoffentlich auch beizeiten, die Grenzen der Bewußtlosigkeit zu erkennen, bevor diese sich einstellt. Sprich, sie weiß, wann sie aufhören muß, um ihre Würde, ihren Führerschein, ihre Wertsachen, ihre Scheidenflora und ihr gutes Aussehen zu retten. Und sie achtet darauf, daß, wenn sie mal wieder auf Würde, Führerschein, Wertsachen, Scheidenflora und gutes Aussehen pfeift, hoffentlich jemand bei ihr ist, der dafür sorgt, daß sie irgendwann nach Hause kommt.

XVII. Schrecken ohne Ende?

Die letzte Rettung: Verlassen ist besser als übrigbleiben. Die schönsten Racheideen und wie man seine Nachfolgerinnen quält.

Ich hatte Rüdiger seit drei Wochen praktisch nicht mehr gesehen. Rüdiger schlief jede Nacht in meinem Bett. Bis fünf Uhr, dann hatte er Frühdienst. Weil Rüdiger immer Frühdienst hatte, schlief er auch früh ein. Etwa zwischen sieben und acht Uhr abends. Mit viel Glück war er noch wach, wenn ich von meiner letzten Vorlesung kam. Für ungefähr fünf Minuten. Die einzigen Worte, die er dann zu mir sprach, waren »Ach Murkel…«. Wann immer Rüdiger frei hatte, mußte er sich ausruhen, also schlafen.

Nach fünf Monaten Beziehung konnte ich mir nicht mehr recht erklären, wie es geschehen konnte, daß ich Rüdiger ausgerechnet nachts kennengelernt hatte. In einer Bar, die so hip war, daß man am Türsteher eigentlich nur vorbeikam, wenn man unterhalb seines immer erhobenen Kopfes über die Schwelle robbte. Zumindest als Normalsterbliche. Nicht so Rüdiger, er hatte dem unterkühlten Wächter ein paarmal verheißungsvoll zugelächelt (womit er bei Männern tatsächlich genausoviel Erfolg hatte wie bei Frauen) und wurde seither strahlend begrüßt.

Ich war öfter Zeuge und Nutznießer seiner wundersamen Fähigkeit, denn in der Anfangsphase unserer glühenden Nightlife-Liebe waren Rüdiger und ich das Prinzenpaar einer Party-Saison, die nie enden sollte. So hatte ich mir das zumindest vorgestellt. Ein junges Leben in Saus und Braus, auf du und du mit den Cocktailkarten der Stadt, auf jeder Gästeliste gern gesehen. Der allseits umschwärmte Rüdiger, ausgerechnet an meiner Seite. Wir tobten ein paar Wochen lang, manchmal, wenn die Kraft nachließ, gingen wir gepflegt Essen und ausnahmsweise vor Tagesanbruch nach Hause.

Der Umschwung schlich sich langsam ein - hier ein gemütlicher Abend, da ein Heimwochenende, anfangs fühlte ich mich noch geschmeichelt von der häuslichen Ader, die die Szenegröße Rüdiger in meiner Gesellschaft entwickelte. Er nistete sich ein, zwischen Pizza-Kartons und Zeitungsstapeln, die langsam aber stetig bis zur Zimmerdecke wuchsen. Und mir zitterten jeden Abend die Knie vor Übermut und Tatendrang. Rüdiger mutierte in meiner Wohnung (seine lag etwas außerhalb, von mir kam er schneller zu seiner Arbeitsstelle) zum Burger-kauenden Buddha mit einer perversen Vorliebe für die Abartigkeiten des Vorabendprogramms. Zum Ausgehen war er zu schlapp, gutes Essen schien ihm plötzlich zu teuer. Manchmal ging er mit alten Freunden Bier trinken, vor lauter Verwirrung darüber saß ich dann apathisch zu Hause und aß seine Vorräte an Kinderschokolade leer.

Generell fühlte ich mich jedoch mit zweiundzwanzig zu jung für so ein Frührentnerdasein, bei dem man noch nicht mal Wandern geht oder in die Volkshochschule. Bei periodisch auftretenden Streitereien über die Langeweile, die unsere Liebe quälte, gab er sich ruppig und genervt, wollte nicht unter Druck gesetzt und in Ruhe gelassen werden, und faselte stereotypen Männerquatsch von Frauen, die nie zufriedenzustellen seien, und außerdem würde er mich wenigstens nicht betrügen. Ich konterte mit hysterischen Lachkrämpfen, da mir die Vorstellung, daß sich mein lethargischer Sesselpuper zu einem Fremdakt aufraffen könnte, mehr als grotesk erschien.

Ich begann, alleine auszugehen. Manchmal begegnete ich ihm, kurz bevor er einschlief, vorher noch zu Hause. Meistens bemühte ich mich, so lange auszubleiben, daß wir uns im Morgengrauen nur noch die Klinke in die Hand geben mußten. Als ich ihn schließlich aus meiner Wohnung warf, weil ich manchmal auch früher zu Bett gehen wollte, hat er geweint.

Drei Tage später sah ich ihn wieder, um vier Uhr morgens, aufgeweckt und munter in einer Bar für Auserwählte, eine schöne Frau küssend, die blaue Haare trug. Ich konnte ihn noch nicht mal zur Rede stellen, ich sah ihn nur vom Eingang aus, der Türsteher verweigerte mir den Zutritt. Pah, dachte ich mir, was soll's, schließlich habe ich ihn verlassen, hinausgeworfen sogar. Ich ging nach Hause, zog die Vorhänge zu, dachte an Rüdiger und weinte für den Rest der Woche.

Strenggenommen bin ich noch nie von einem Mann verlassen worden. Weder von Barney, dem blassen englischen Tontechniker, mit dem ich monatelang seinen späten Feierabend feierte, bis ich entdeckte, daß er sich seit mehreren Wochen eine zweite Freundin hielt, die ihn immer in der Mittagspause besuchte. Noch von Andreas, der mich eigentlich heiraten wollte, und dann plötzlich nie mehr ans Telefon ging. Selbst Wilfried, der schon in der zweiten Nacht voller Ernst zu verstehen gab, daß ich nicht die Frau seines Lebens sei, wollte nicht von selber gehen. Zumindest offensichtlich nicht, bis eben diese aufkreuzen würde. Überflüssig zu erwähnen, daß sie das bis heute noch nicht getan hat.

Strenggenommen ist wahrscheinlich noch nie eine Frau von einem Mann verlassen worden. Männer verlassen nicht, Männer lassen verlassen. Männer benehmen sich so lange schlecht, bis man einfach gehen muß, weil man andernfalls den Rest seines Lebens auch gleich als Kanalarbeiterin oder bei der Müllabfuhr verbringen könnte und dabei noch ein besseres Gefühl hätte als in dieser verrotteten Beziehung. Wenn man irgendwann abgespannt die Hoffnung aufgibt, fragen sie, warum, sagen: »Wir waren doch immer glücklich zusammen«, oder: »Wegen ein paar Fehltritten muß man doch nicht gleich Schluß machen«. Wenn sie sich ganz schlecht benommen haben, nicken sie traurig und gestehen: »Wahrscheinlich hast du recht«. Danach leiden sie, meistens öffentlich, aber niemals besonders lange.

Nach einer Trennung fehlt einem meistens die Lust, sich über männliche Beziehungsapathie im Einzelfall noch weitreichende Gedanken zu machen, schließlich ist ein Vorteil des wiedererlangten Single-Daseins, daß man sich den eigenen Kopf nun nicht mehr über einen anderen zerbrechen muß. Ob Männer aus Faulheit, Feigheit oder Geilheit lieber im Status quo verharren und uns die endgültige Entscheidung über unser finales Trennungsleid auch noch selber überlassen, will man anschließend hoffentlich gar nicht mehr wissen. Vermutlich trifft in jedem Fall mindestens eine der drei Möglichkeiten zu.

Selbstreflexion ist daher in einer Beziehung viel wichtiger als verzweifelte Analyseversuche des ignoranten, bösartigen, schwachsinnigen, schwermütigen oder was auch immer Verhaltens, das der einstige Traummann zusehends an den Tag legt. Man sollte gehen, bevor er einen in Grund und Boden vernachlässigt, langweilt oder demütigt und sollte in sein schlechtes Benehmen keine Tiefe hineininterpretieren, von der er selbst keine Ahnung hat.

Denn während man noch geradezu manisch bemüht ist, Dinge zu denken wie: »Ich weiß, er liebt mich noch, er hat mich doch vorgestern so freundlich angelächelt, als ich ihm einen geblasen habe«, vergeht er sich wahrscheinlich schon dreimal täglich an einer vermeintlichen Freundin von dir. Doch auch das wäre für ihn, wie alles andere, kein Grund, eine Trennung zu vollziehen, und du würdest ohnehin nichts davon erfahren, wenn nicht die Freundin, natürlich erst, nachdem er sie wegen einer anderen abserviert hat, eines Tages ihr Gewissen erleichtern wollte.

Wenn der Schlamassel einmal angefangen hat, hört er meistens nicht mehr auf. Bereitet der Mann mehr Schmerzen als Freude, sollte man schnellstens daran denken, daß der Mann nur ein Mann ist. Einer von, wie bereits erwähnt, 39.954.835 allein in Deutschland. Das heißt, die Chancen, nach einer gewissen Schonfrist einen anderen hübschen, unvollkommenen Kerl zu finden, der das muntere Spiel mit einem von vorne beginnt, sind durchaus gegeben.

Nun gut, der zukünftige Ex ist ein Meister des Zungenspiels, aber das beweist er nur noch alle vier Wochen. Er hat die schmachtendsten Faxe geschrieben, die man jemals bekommen hat. Doch das letzte davon ist vor zwei Jahren aus der Maschine geschwebt, und die Schrift auf dem Thermo-Papier ist schon lange zur Unleserlichkeit verblaßt. Schon nach drei Tagen wußte er, daß man am liebsten Casablanca-Lilien riecht, die gab es dann jedes Jahr einmal, zum Geburtstag. Das war allerdings das einzige, was man jemals von ihm zum Geburtstag bekommen hat, und die letzten zwei Male hat er ihn sowieso vergessen. Man hat mit ihm den schönsten Urlaub seines Lebens verbracht, aber der erste war auch der einzige. Sein Terminplan ließ seither keine Ferien mehr zu, und zu Hause war er eigentlich immer schon unerträglich.

Eine Trennungsphase ist nicht die richtige Zeit für Sentimentalitäten. Der Prinz aus der Vergangenheit kann den Kotzbrocken von heute nicht entschuldigen. Und meist ist es vergeblich, bei einem Mann auf eine mentale Zeitreise zu warten. (»Früher war er doch ganz anders.«) Die Rückveränderung tritt möglicherweise wieder ein, wenn man ihn ernsthaft verläßt. Dann kann man sich immer noch überlegen, ob seine Reue ein zweites Risiko wert ist.

Wenn alles zu spät ist, bleibt oftmals nur die Wut. Blinde, schäumende, wilde Wut über alles, was einen die Liebe gekostet hat: Herz, Zeit, Nerven, Gut, Geld, Gefühle, den Job, den Ruf, die Lieblings-Lederjacke, den Glauben an sich, an ihn und den Rest der Welt. Wut und tonnenschwere Trauer darüber, daß man wieder diesem kollektiven, schwachsinnigen Irrtum vom gemeinsamen Glück zweier gegengeschlechtlicher Menschen aufgesessen ist. Daran kann nur einer schuld sein, und das ist natürlich er.

Manchmal schreit die Wut deswegen nach Vergeltung. Es soll schließlich gesund sein, extreme Emotionsaufwallungen irgendwo abzureagieren. Und es ist nur logisch, daß dafür der Verursacher herhalten muß. Natürlich ist Rache ein schäbiges Gefühl. Und wenn man ihr nachgibt, fühlt man sich danach meistens schlecht und von sich selber peinlich berührt. Aber man hat eine lustige Geschichte mehr zu erzählen. Und wird in Freundinnenkreisen meist als vorbildhafte Heldin gefeiert.

Autolack zerkratzen gehört dabei noch zu den eher herkömmlichen, aber bei bestimmten Männertypen stets wirkungsvollen Standardvarianten. Richtig Spaß macht die Sache, wie ich mir von erfahrenen Rachegöttinnen berichten ließ, allerdings erst, wenn man beim Ersinnen der hinterhältigsten Gemeinheiten die eigene Phantasie zügellos spielen läßt und einen ganz individuellen Racheakt ersinnt. Die schönsten Geschichten zum Thema haben in meiner weiblichen Umgebung längst Legendenstatus erlangt. Wie etwa die von Tanja, die kurz vor dem Auszug aus der gemeinsamen Wohnung eine Nivea-Dose gezielt in der Toilette versenkte - eine offensichtlich einfache und ungemein wirkungsvolle Methode, das WC des Verlassenen ziemlich schnell und nachhaltig zu verstopfen. Immer wieder gerne gehört wird auch die Mär von der Frau, die das gesamte Hab und Gut ihres Ex-Freundes in aufwendiger Detailarbeit mit Sekundenkleber unverrückbar dort festgeklebt hat, wo es gerade lag oder stand. Ihr Trennungsgrund war, glaube ich, seine fanatische Ordnungsliebe. Warum die Frau, die ihrem Ex während seiner Abwesenheit kiloweise frischen Fisch vor die Wohnungstür karren ließ, ihn verlassen hat, weiß ich leider nicht. Etwas einfacher zu interpretieren ist da schon die Geschichte der Dame, die ihrem Verflossenen zum Abschied (auf seine Rechnung natürlich) eine Penisvergrößerungspumpe schicken ließ. Leider hat sie nie erfahren, ob er sie bezahlt und benutzt hat.

Ich kenne diese Art kreativer Bosheit jedoch nur aus Erzählungen. Mir waren Männer, die baldmöglichst auch in meinem Kopf der Vergangenheit angehören sollten, den organisatorischen Aufwand komplizierter Racheakte meistens nicht wert. Im Zweifelsfall gibt es auch einfachere Wege, den in Ungnade gefallenen Ex-Liebhaber zu schädigen. Jederzeit kann man ihm, vornehmlich in der gemeinsamen Ex-Stammkneipe, im Vorbeigehen, mit einer lockeren Bewegung aus dem Handgelenk, klebrige Getränke oder stinkendes Bier über den Kopf schütten. Ganz mühelos und fast wie von selber gelingt es auch, seinen Ruf in der Öffentlichkeit dauerhaft zu ruinieren: Meist reichen kurze Nebensätze über seine fatalen Defizite als Liebhaber oder üble Scherze über seine jämmerliche Penisgröße. Ob das stimmt oder nicht, ist total egal, er wird sich auf jeden Fall schwertun, allen Gesprächspartnern, und es werden viele sein, sehr viele, das Gegenteil zu beweisen. Außerdem sind Vorträge über seine Schlappen im Bett für die hoffentlich unzähligen Zuhörer in jedem Fall unterhaltsamer als Klagelieder darüber, wie schlecht er einen behandelt hat. Da man als Begleiterscheinung eines sich oft einstellenden Post-Trennungs-Traumas ohnehin die ganze Zeit über ihn reden muß (eine Art psychische Anti-Körper-Therapie), sollte man die Zwangsneurose auf diese Art für sich positiv nutzen.

Ist der Trennungsentschluß von der eigenen Seite aus definitiv und unumstößlich, geschieht die späte Vergeltung manchmal auch ganz von selbst. Wenn er reumütig Besserung und ewige Liebe schwört, reicht ein kurzes, kühles »Nein«, also schlicht die konsequente Fortführung des eigenen Entschlusses, als beste, letzte Rache, die sich auch noch ohne schlechtes Gewissen genießen läßt. Leider sagt man oft gerade in diesen Momenten, die so klar und schön sein könnten, völlig falsche Dinge, die dann fatale Folgen haben. Man sagt: »Seufz«, oder: »Ich liebe dich auch«, oder: »Nimm mich hier, jetzt, sofort. Ich verzeihe dir alles.« Manchmal ist einem eben nicht zu helfen, aber vielleicht hilft ein zweiter Versuch ja doch.

Die Möglichkeit dazu schließt sich deutlich aus, wenn der zweifelhafte Verflossene, der zu lange der eigene Freund sein durfte, nahtlos zur nächsten Frau übergeht. Es ist nur allzu menschlich, daß negative Gefühle auch die eigentlich unschuldige Nachfolgerin treffen könnten. Ich hielt mich bis jetzt mit Mühe zurück, solche auch auszuleben. Deswegen folgt hier unpassenderweise ein Bericht aus der Opferperspektive, was hoffentlich erklärt, warum ich Psychofolter für die Frau danach nicht empfehle. Nicht mehr, seit ich die versteckten Grabenkämpfe mit Angela ausgetragen habe.

Angela war die anerkannte Geliebte meines Freundes Tobias gewesen, bis er beschloß, relativ unvermittelt und spontan mir ewige Liebe zu schwören. Angela war kühl, schön, groß, dünn und von ehrfurchtgebietender Eleganz; ohne mir selber zu nahetreten zu wollen also das komplette Gegenteil von mir, die ich damals als rotgefärbter Wonneproppen durchs Leben taumelte. Ich verdächtige Tobias bis heute, Angela den Ernst unserer Beziehung nicht wirklich deutlich klargemacht zu haben. Vielleicht wollte er sie auch zunächst als wohlgeformten Rettungsanker behalten, für den Fall, daß die ewige Liebe nur bis übermorgen dauern würde.

So begegneten Angela und ich uns relativ unwissend bei einer privaten Feier in Tobias' Wohnung, wo ich offiziell als neue Freundin debütierte. Leider tat ich das in einem äußerst beklagenswerten Zustand. Eine akute Erkältung hatte meine Augen zu Schlitzen und meine Nase zu doppeltem Umfang schwellen lassen, ich bestritt den größten Teil des Abends mit dem Gesicht hinter Tempotaschentüchern verborgen. Angela sah so aus wie immer: schön, blaß, blutrotmundig. Und weil sie keinen Schnupfen hatte, blieb ihr Makeup auch, wo es zu sein hatte. An diesem ersten Abend begnügte sie sich damit, ein enges T-Shirt mit der Aufschrift »Kleine Konkubine« zu tragen und mich bei jeder sich bietenden Gelegenheit mitleidig anzulächeln. Angela verließ das Fest früh und würdevoll. Mich hatte die Verunsicherung über ihre souveräne Anwesenheit in überhöhten Alkoholkonsum getrieben, und zusammen mit den hochgiftigen Grippemitteln, die ich eingenommen hatte, um den Abend aufrecht zu überstehen, entfalteten mehrere bis ziemlich viele Gläser Sekt ihre Wirkung fatal. Ich begann, als ich nicht mehr sprechen konnte, hilflos zu heulen. Tobias verabschiedete sehr abrupt die letzten, darob etwas verstörten Gäste und trug mich ins Bett.

Als ich am folgenden Mittag zu ahnen begann, daß um mich herum, oder besser: jenseits des gigantischen Kopfschmerzes, den ich als allererstes spürte, eine Welt existierte (ich möchte hier wirklich nicht das Wort »aufwachen« verwenden), hörte ich Stimmen in der Küche. Es waren eine männliche und eine weibliche, aber darüber konnte ich mir in diesem Moment noch keine Gedanken machen. Tatsächlich war ich unbedachterweise auch noch froh darüber, daß ich bei Tobias bereits für Tage, wie dieser einer zu werden drohte, einen ausgeleierten Flanell-Schlafanzug deponiert hatte. Selbstredend war dieser Mittag auch nicht die Stunde, um wohlgemut in einen Spiegel zu blicken. Ich schlurfte also ohne Umwege über das Badezimmer direkt den menschlichen Lauten nach und in die Küche. Dort saß Tobias, er lächelte, aber nicht in meine Richtung. Ihm gegenüber strahlte Angela, wie immer perfekt geschminkt mit blutroten Lippen und akkurat in ein atemberaubendes Designer-Kostüm gekleidet.

Ich stand in der Tür und sah schrecklich aus: Augen und Nase vom nächtlichen Hysterie-Geheule dicker geschwollen denn je, ansonsten leichenblaß, ungeschminkt, struppig und in einen schlufigen Schlafanzug verpackt. Außerdem war mir schlecht, und es war kein Stuhl mehr frei. Angela lächelte mich wohlwollend an und fragte: »Wie geht's?« Ich begriff die Frage angesichts meiner äußeren Erscheinung als rein rhetorisch und verweigerte die Antwort. Vielleicht verweigerte ich die Antwort aber auch, weil mein Kopf ohnehin noch nicht in der Lage war, sich zu artikulieren. Ich stand also stumm in Tobias Küche und bekam kalte Füße. Angela plauderte, klug, gewitzt, hübsch und unterhaltsam, trank meinen Cola-Vorrat leer und blieb mehrere Stunden an diesem trägen, verkaterten Sonntag nachmittag, der eigentlich dazu geschaffen war, meinen schweren Kopf in Tobias Achselhöhle zu vergraben und mir von ihm vor dem Fernseher den Magenkrampf-geschüttelten Bauch kraulen zu lassen. Angela blieb sogar zum gemeinsamen Abendessen, das Tobias nur für mich kochen wollte, dann nahm sie ihre Handtasche und ging.

Ihre Handtasche. Die war angeblich schuld. Sie hatte sie vergessen, am Vorabend. Ausgerechnet Angela. Die Handtasche. Vergessen. Kein Frau vergißt ihre Handtasche, sofern sie nicht bewußtlos von einer Feier weggetragen wird. Schon gar nicht eine Frau wie Angela, die außerdem zu einer zivilen Zeit und aufrechten Gangs die Szenerie verlassen hatte. Eine von Anfang an mit mir solidarische Dame aus Tobias Bekanntenkreis analysierte die Situation äußerst treffend: »Wahrscheinlich hat sie vorher noch den Lippenstift und den Hausschlüssel herausgenommen.«

In den folgenden Wochen inszenierte Angela einen gutaussehenden Auftritt nach dem anderen. Sie borgte sich von Tobias Geld und bestand darauf, die Rückgabe in ihrer Wohnung stattfinden zu lassen. Ich habe ihn kurzerhand begleitet. Sie öffnete um vier Uhr nachmittags die Tür ihres Appartements in einem bodenlangen, enganliegenden Kleid, quer über ihren Allerwertesten stand »Groupie de luxe«. Ihre Lippen waren wie immer blutrot. Sie brachte zu Nikolaus, Weihnachten und Geburtstag kleine, symbolhafte Geschenke, die sie Tobias mit verschwörerischer Miene und Worten wie »Vielleicht erinnerst du dich...« überreichte. Tobias weigerte sich, mir gegenüber dazu Erklärungen abzugeben. Sie besuchte ihn ständig spontan aus den fadenscheinigsten Gründen und war dabei immer schön, immer perfekt, immer bereit, in mir nach allen Regeln der Kunst Unsicherheit und Mißtrauen zu säen. Und sie spielte ihr Spiel so souverän, daß sie dabei noch nicht mal die leidende Ex-Geliebte abgab. Tobias wollte von all dem nichts bemerken, und wir begannen, uns darüber zu streiten. Das glückliche Ende der unerfreulichen Episode war reiner Zufall.

Bevor Angela ihr machiavellistisches Werk vollenden konnte, begegnete sie Sigi. Der kaufte ihr ein paar Designer-Kostüme, und sie entschwand aus unserem Leben.

Der leichte Schüttelfrost, der mich befällt, wenn ich an Angela denke, gründet sich dennoch nicht nur in Abscheu, sondern auch in anerkennender Ehrfurcht. Die abgefeimte Dreistigkeit, mit der sie, gleichwohl äußerst elegant, um ihr Sexualobjekt kämpfte, war, objektiv gesehen, äußerst bewundernswert. Leider hat mir die Lektion für mein weiteres Leben wenig geholfen. Wann immer ich in einer vergleichbaren Lage Angelas eiskalte Taktik anzuwenden versuchte, war es wieder ich, die vorzeitig in Weinkrämpfe ausbrach und damit allenfalls Mitleid, doch niemals Mißtrauen schürte. Und das kann nicht nur daran liegen, daß mir blutrot als Lippenstift-Farbe nicht steht.

Um das Risiko dieser letzten Schmach zu vermeiden, habe ich mich in solch unwürdiger Lage lieber beizeiten selber um Nachfolge bemüht. Schließlich hat sich diese Methode ja sogar für einen Profi wie Angela bewährt. Denn: Ein neuer Mann ist immer besser als ein alter, um den man vergeblich kämpft.

XVIII. Passiert leider immer wieder: Liebeskummer, die zweite

Saufen, huren, meditieren, oder: Wie kuriert man ein gebrochenes Herz?

Als Chris, der Mann, dem der Rest meines Lebens gehören sollte, mich mit dem unbezahlten Mietwagen mitten in der Wüste von Kalifornien sitzenließ, weil er »im Moment irgendwie nicht die Power für eine Beziehung« hatte, dachte ich, die Lösung des größten Problems (welches nicht der Mietwagen war) sei denkbar simpel und dauerhaft wirkungsvoll. Ich dachte, ich bringe ihn um. In den Weiten der Steppe, irgendwo hinter einem verdörrten Kaktus, würde ich seine Leiche verscharren. Seinen Eltern und seinen Band-Kollegen würde ich erzählen, er sei im tiefen Gewässer einer Fata Morgana ertrunken. Bei Chris war schließlich alles möglich. Vielleicht würde ich auch gar niemandem etwas erzählen, sondern mich für den Rest meines Lebens, den ich nun dummerweise nicht mehr mit ihm verbringen könnte, in dem wüsten Wüstenmotel einquartieren, wo wir uns die Nacht davor die Sperrholzmöbel um die Ohren geschlagen hatten. Dort, wo das Hängebauchschwein auf der Türschwelle zur Rezeption lag, den ganzen Tag, würde ich einen Schaukelstuhl auf die Veranda stellen und mit dem schweigsamen Besitzer geruhsam über dem Tal des Todes schunkeln, bis der mir erzählen würde, wo er seine Freundin vergraben hat.

Der Plan hatte nur einen Haken: Chris war weg. Von dannen getrampt mit dem einzigen Wagen, der hier den ganzen Nachmittag vorbeigekommen war und überflüssigerweise auch noch gehalten hatte. Am Steuer saß eine dieser brünetten, kraftvollen Amerikanerinnen, die aussehen wie Rassepferde, nur ohne das häßliche Gebiß. Chris war weg, mit ihr. Ich sah vor meinem inneren Auge, wie er das Rassepferd gerade auf der heißgelaufenen Kühlerhaube ritt. Und ich saß da und hatte noch nicht mal eine Waffe zur Hand. Dann hätte ich wenigstens mich selbst erschießen können, als schwachen Ausgleich.

Aber eigentlich wollte ich gar nicht sterben. Ich wollte Chris. Obwohl ich ihn in der Nacht zuvor einen paranoiden Psychopathen und lausigen Liebhaber geschimpft hatte, und zwar zu Recht. Und wenn ich es mir genau überlegte, wollte ich ihn – trotz der äußerst inspirierenden Umgebung – lieber lebendig als tot. Ich legte mich unter das Auto (dort war der einzig schattige Platz weit und breit) und weinte: um Chris, um mich, um die Liebe und den Tod, der leider gar nichts mit dem Rest zu tun hatte. Weil keine Handfeuergranate und keine Atomrakete den Chris in meinem Kopf töten konnte. Weil ich nicht finster lächelnd als liebeskranke Attentäterin bis an mein Lebensende auf einer kalifornischen Veranda schaukeln würde, sondern weinend, um ihn. Das einzige Argument, das für ein Massaker sprach, war, daß das auch mein Schicksal wäre, wenn ich ihn nicht umbrächte.

Ich würde also weinen, weinen, weinen, hier unter dem Auto, bis die Wüstenkälte der Nacht mich fiebern ließe. Ich würde vermodern vor Kummer, bis das nächste Auto vorbeikäme, und würde schließlich als Zombie eingeliefert werden in ein marodes Klinikum unter der Sonne Kaliforniens. Krank, unheilbar krank am Herzen. Ärzte würden sich über mich beugen, mit tragischer Miene ihre schweren Köpfe schütteln, immer wieder, bis einer von ihnen die schreckliche Wahrheit, vor Schauder flüsternd, aussprechen würde: »Liebeskummer. Ein schwerer Fall von Liebeskummer. Dagegen können wir gar nichts tun.«

Liebeskummer, die schwachsinnigste unheilbare Krankheit der Welt. Macht eigentlich grundgesunde, geistig unabhängige, stolze Menschen zu winselnden Weicheiern. Ich weiß, wovon ich spreche - denn Chris ist nie wieder aufgetaucht, er hat auch meine Briefe nicht beantwortet. Chris war nämlich ein ziemlich egozentrisches, charakterschwaches Schwein. Er hat mich belogen und betrogen und sich ständig Geld von mir geborgt. Was mich nicht davon abhielt, nach seinem Verschwinden aus Gram zehn Kilo abzunehmen und wochenlang in Momenten der geistigen Abwesenheit völlig unkontrolliert »oh, Chris« zu seufzen.

Es mag gerade noch legitim sein, nach dem Ende einer Beziehung sentimental der schönen, vergangenen Zeiten zu gedenken (obwohl auch das alles andere als gesund ist), doch schwerer Liebeskummer richtet viel größeren Schaden an. Er wäscht einem das Gehirn so nachhaltig, wie es keine Sekte dieser Welt beherrscht.

Sven Stinkstiefel, der Mann, der einem monatelang das Dasein mit seiner griesgrämig schlechten Laune unnötig erschwert hat, der, der ständig versucht hat, einen vor allen Freunden zu maßregeln und bloßzustellen, der, der monatelang im Bett über Müdigkeit klagte und einen dann mit der eigenen Chefin betrog, der, den man nun endlich, endlich, endlich los ist, schwebt plötzlich im Meer der eigenen Tränen impertinent als rettender Prinz vorbei. Sein Fehlen ist ein Fehler im System, das eigene Dasein ohne ihn zum dumpfen Delirium degeneriert. Die müden Mundwinkel werden nie mehr lachen können, das Leben scheint so sinnlos, seit er nicht mehr wutheulend in der Wohnung nach seinen Socken sucht und dir die Schuld daran gibt.

Dann kommen Freundinnen und sagen, er sei es nicht wert, daß man um ihn weint. Man sei viel zu schade für ihn, immer gewesen. Das weiß man selbst auch, doch war man nicht immer zu schade für jeden? Wann immer einer Vergangenheit wurde, hat man diesen Spruch gehört, und vielleicht ist er ja wahr. Hilfreich ist er bestimmt nicht. Hat einen noch nie getröstet und klüger gemacht auch nicht. Kann ja nicht hingehen, zum nächsten, der mir gefällt, und sagen: »Du bist bestimmt auch zu schade für mich. Zumindest werden das meine Freundinnen sagen, wenn wir uns irgendwann trennen.« Was soll er dann antworten? »Ja, ich bin zu schade für dich, so wie alle grobschlächtigen, gefühllosen und machtbesessenen Männer, die wir nun mal sind, zu schade sind für euch feinsinnige, zauberhafte, perfekte Wesen, euch wunderbare Frauen. Schade nur für euch, daß ihr uns trotzdem immer wieder haben wollt, uns Männer in eurem Leben, weil wir wärmer sind als Vibratoren und breite Schultern haben, unter denen es gut riecht. Weil wir euch nicht nur mit dem Herzen lieben und ihr uns so schön den Kopf verdrehen könnt.« Ich müßte ihm wohl recht geben, und die Geschichte nähme genauso ihren Lauf. Bis zum bitteren Ende und dem bekannten klugen Spruch. Weil Herzensdinge nun mal wenig mit Ratio zu tun haben, am allerwenigsten zum Schluß.

Deswegen wird der Feind im eigenen Bett auf einmal wieder idealisiert, deswegen seufzt man Schwachsinn wie: »Ich würde ihm alles verzeihen, wenn er nur wiederkäme.« Deswegen schleicht man durch seine Stammkneipen und lauert vor seiner Wohnung. Deswegen schläft man nicht mehr und schluchzt stattdessen. Alles Verhaltensweisen, die einem unter normalen Umständen ganz sicher eine längere psychiatrische Behandlung auf Krankenschein einbringen würden.

Es lohnt sich jedoch, mit der freiwilligen Einlieferung ein paar Monate zu warten. Wenn die Nacht schwarz und das Leben zum Wegwerfen ist, weil irgendein Wicht nicht mehr neben einem liegt, mag man daran nicht glauben, doch auch Winona Ryder ist über den Verlust von Johnny Depp hinweggekommen. Es geht vorbei. Man muß, glaube ich, warten. Und hoffen. Und irgendwann einfach einen anderen lieben. In der Zwischenzeit darf man sich selbst nicht zu sehr quälen, darf nicht zweifeln am eigenen Hirn und den Kloß im Hals ständig erwürgen wollen. Es ist jetzt Zeit zu leiden. Folgende Symptome sind dabei vorübergehend ganz normal. Vorübergehend. Alles andere braucht ärztliche Hilfe, aber schnell.

1. Eintönigkeit im Geiste

Es fängt gleich morgens an. Mit dem ersten Augenaufschlag ist er da. Vor dem geistigen Auge auf dem Kissen neben dir. Und das, obwohl du das Bett sofort nach seinem Abgang frisch bezogen hast. Du hast die Wäsche desinfiziert und die Möbel verrückt, nichts riecht mehr nach ihm, und trotzdem ist er überall. Dein Hirn ist von einem schrecklichen Virus befallen, es hat sein Volumen gegen null verkleinert und projiziert nur noch apathisch eine Folie seiner Gestalt, eine Spielart seiner Stimme, ein Gefühl seiner Haut vor jede andere Wahrnehmung. Als einzige Abwechslung spult es immer und immer wieder das Ende ab: ein Türenknall, ein letzter Blick. Manchmal ist es stolz, wenigstens noch »Dann hau doch ab, du Arsch!« gesagt zu haben. Öfter aber fragt es auch ganz doof: »Was hast du falsch gemacht?« »Nichts. Oder zumindest nicht so viel wie er,« antwortet die Verzweiflung in dir matt. Dann rufst du deine Freundin an und fragst: »Was habe ich falsch gemacht?« »Nichts«, sagt sie und: »Hör endlich auf, so einen Scheiß zu labern. Das ist schon das siebenundvierzigste Mal seit vorgestern, daß du mir diese Frage stellst.«

Es ist neun Uhr morgens, du hast sie geweckt. Das kann sie nicht leiden. Und du weißt, daß sie dich jetzt nicht fragen wird, ob du gleich zu ihr kommen willst, um mit ihr fünf Flaschen Rotwein zu trinken. Du bist ja auch erst vor drei Stunden von dort weggegangen, nach drei Flaschen Rotwein. Weil du nach zwei Tagen bei ihr endlich beschlossen hast, mit der ernsthaften Verarbeitung deiner Trennung zu beginnen. Dazu gehört, daß man zu Hause schläft und nicht im Bett der besten Freundin. Sie hat es nie erwähnt, aber ein wenig vermutest du außerdem, daß es ihr nicht gefallen hat, daß du dich jeden Morgen an sie gekuschelt und »Oh, Robert« geseufzt hast. Einmal hast du sie sogar geküßt.

Und beim Frühstück war er dann schon wieder dein einziges Thema, wie schon vor dem Einschlafen und überhaupt den ganzen Tag. Schwermütige, selbstzerfleischende Monologe hast du gehalten über die Wendepunkte deiner Beziehung. Damals, als du mit Robert Schlauchboot fahren warst und du herausgefallen bist, bei einer Wassertemperatur von acht Grad. Wie er da gelacht hat, so daß er dich kaum wieder reinziehen konnte, das war schon verdächtig. Da hätte dir bereits auffallen können, daß er langsam den Respekt vor dir verliert. Oder als er dich an der Tankstelle vergessen hat, auf der Fahrt nach Italien. Du warst pinkeln, und er war weg. Schließlich kam er nach zwei Stunden zurück, hat wieder gelacht und gesagt: »Ich habe mich schon gewundert, daß es so still im Auto war.«

Immer wieder dieselben Geschichten. Deine Freundin kennt sie alle, hört sie geduldig jedesmal von neuem, bringt mehr Wein, trinkt sogar mit. Manchmal schimpfst du, manchmal weinst du, manchmal lachst du auch, hoch und hysterisch, danach weinst du umso mehr. Dann fängst du mit den Geschichten von vorne an.

Deine Freundin bringt dich in die Arbeit, schiebt dich in dein Büro, dann erzählst du wieder die Geschichten. Deinen Kolleginnen, der Putzfrau, dem Nachtportier. Der sagt irgendwann, du solltest nach Hause gehen. Du gehst zu deiner Freundin, legst dich zu ihr ins Bett, fragst: »Was habe ich falsch gemacht?« Und wenn das Ganze nicht bald aufhört, wird sie noch früher wahnsinnig als du.

2. Komplett unkontrollierter Tränenfluß

Vor dem Gefrierschrank im Supermarkt passiert es dir ziemlich oft, meistens, wenn du nach der Salami-Pizza greifst: du weinst. Die statistische Häufigkeit des Ortes und des Umstandes kann daran liegen, daß du dich seit deiner Trennung ausschließlich von Salami-Pizza ernährst. Die generelle Häufigkeit deiner Tränenausbrüche hat jedoch nichts mit der Pizza zu tun. Du weinst, jederzeit und unvermittelt, völlig automatisiert und losgelöst von jedem traurigen Gefühl. Du weinst, wenn du beim Krisensport Liegestützen machst, du weinst, wenn du einen Scheck bei der Bank einreichst, du weinst, wenn jemand Witze reißt, du weinst, wenn die Waage nur noch hundert Pfund anzeigt. Du denkst dabei nicht immer an ihn, meistens denkst du gar nichts. Das Weinen kommt und geht, wie Blasendrücken oder Gähnen. Du hast dich schon daran gewöhnt. Nur die anderen Leute gucken immer so komisch, und unlängst hat dir schon jemand, hilfreich und besorgt, eine indische Meditationsschrift in die Hand gedrückt über die spirituelle Bedeutung vegetarischen Essens. Seither kaufst du keine Salami-Pizza mehr. Und weinst trotzdem.

3. Gefährliche egozentrische Wahnvorstellungen

Du wolltest mal wieder deinen Fernseher zertreten. Weil gerade Werbung war. Mit einer Frau, die gesungen hat: »Das ist doch alles wirklich nicht so schlimm, Persil kriegt das doch sicher wieder hin.« Danach sagte eine sonore Stimme: »Der Leonberger Weg. So geht's.« Ein sehr hübscher Mann meinte darauf: »Be united. Be free. Just be.« Dann wieder eine Frau: »Priotin hilft von innen. Tränen können trocknen, und das Haar hat wieder Halt.« Kurz bevor du ausgeschaltet hast, kam noch ein Chor: »Es gibt einen Senf, der macht aus ganz normalen Leuten tierisch fröhliche Menschen.«

Alle wollen sie dir helfen. Alle. Mit dem Waschmittel, das Leben rettet, mit einem Bausparvertrag, der alle Probleme löst, mit Parfum, das Selbstvertrauen schenkt, mit Schuppen-Shampoo, das auch als Anti-Depressivum taugt, und mit Senf, jawohl mit Senf, der einen jederzeit zum Lachen bringt. Sollen einen in Ruhe lassen, sollen die Klappe halten, sollen nicht mehr mit einem reden. Sollen sich verpfeifen und am besten auch gleich die mitnehmen, die im Radio immer »All you need is love« singen.

Der Kummer verschiebt die Sinne. Die ganze Welt dreht sich nur noch um einen Schmerz. Um deinen Schmerz. Dein Leben ist ein Trauerspiel, und die Spatzen pfeifen aus jedem Medium, daß du verlassen bist. Bis sich Besserung einstellt, hilft eigentlich nur die Gummizelle oder Oropax.

4. Plötzliche Panikattacken

Gerade war man noch eine zwar schrecklich unglückliche Frau, aber eine, die trotzdem ganz zaghaft auf Heilung hofft. Eine, die auch zwischendurch mal mit den Schultern zuckt und seufzt: »Das werd' ich auch noch überstehen.« Eine, die dabei ein gequältes Lächeln versucht, damit die Freundinnen ihr nicht die Anti-Suizid-Beratung auf den Hals hetzen. Doch dann kam es wieder, aus heiterem Himmel, wie ein Hirnschlag. Atemnot, Beklemmung, Schweißausbruch. Mitten im Bus. Auf dem Weg nach Hause, mit einer großen Plastiktüte, in der sich der schönste Mantel der Stadt versteckt. Hat man sich geleistet, mußte sich mal was Gutes tun. Jetzt schnürt es einem den Hals zu. Es gibt nichts Gutes, wird es nie wieder geben. Es wird nie wieder so sein. Mit ihm. Es ist vorbei. Hat er gesagt. Nein, du. Ist auch egal. Das ist so wie damals, als der Lastwagen über dein Fahrrad gefahren ist. Dein erstes Fahrrad. War nichts mehr zu machen. War nur noch Schrott. War nie wieder was danach so wie vorher.

Sicher, es gab ein neues Fahrrad. Aber das war anders als das alte. Wird immer anders sein.

Erst mal nie wieder. Aber was dann? Gar nichts mehr dann. Wird nichts mehr passieren, wird alles gewesen sein, wird man nicht verkraften, wird nicht mehr hochkommen, nicht mehr Luft holen. Wird nicht mehr leben können ohne ihn. Hat man doch immer gesagt. Nein, er. Ist auch egal. Gerade fuhr die eigene Haltestelle vorbei. Fährt man eben bis ans Ende. Das ist eh schon da. Und wieder zurück, um den Mantel einzutauschen, gegen ein Paar Birkenstock-Schuhe. Was würdet ihr tun, wenn euer Leben über Nacht sinnlos wird? Ein paar Birkenstock-Schuhe kaufen, was Sinnvolles halt, das aussieht wie das Allerletzte. Weil alles vorbei ist. Weil nichts mehr so wird, wie es war. Und man sich erst mal hier und jetzt in diesem Bus wieder darauf besinnen muß, daß das auch von Vorteil sein kann. Sein wird. Und plötzlich funktioniert das mit dem Atmen wieder ganz gut. Vor allem, wenn man in die Tüte mit dem Mantel guckt.

5. Appetitlosigkeit und Süßwarensucht

Das Eßverhalten in Trauerphasen ähnelt dem des ersten Verliebtheitwahns, nur leider machen die Rahmenbedingungen nicht so viel Spaß, und deswegen fühlt sich jede Art der Nahrungsaufnahme grauenhaft an. Mir schnürt der Körper dann konsequenterweise den Magen zu. Alles, was auch nur ansatzweise nach vernünftiger Ernährung klingt, alles, was Kraft bringen könnte, das Leiden zu ertragen, geht nicht rein, läßt sich gar nicht schlucken. Im Kampf gegen Kreislaufzusammenbrüche flößen einem Freundinnen Brühe mit dem Strohhalm ein, als Zwangsernährung gegen Selbstaufgabe. Selber tätigt man seinen Wocheneinkauf ausschließlich aus dem Süßwarenregal, stopft tafelweise Schokolade in sich hinein und schiebt eine

Großpackung Geleefrüchte hinterher. Nicht, weil man irgendwo gelesen hat, daß Schokolade glücklich macht (dann könnte man ja auf die Geleefrüchte verzichten), sondern weil man von ganz viel Schokolade, Geleefrüchten und Gummibärchen hoffentlich Pickel bekommt und Magenkrebs. Weil Selbstzerstörung auch süß schmecken kann und man der erste Mensch sein möchte, der an Karies stirbt.

6. Tageslichtparanoia und zelebrierte Einsamkeit

Wenn morgens die Sonne aufgeht, ist der Tag schon gelaufen. Das Leben ruft, und du bist nicht dabei. Willst nicht dabei sein, weil da draußen alles strahlt und leuchtet und sich bewegt. Verdammte Dynamik, die das Tageslicht mit sich bringt, man muß nun mühsam die Augen schließen, um der Welt zu entfliehen. Nachts kann man stundenlang starren (weil man nur wenig schlafen kann) und sieht trotzdem nichts, so kann man in Ruhe grübeln, ins Dunkle hinein, und muß sich dafür nicht rechtfertigen. Tags klingelt dann wieder das Telefon, besorgte Freundinnen, deren Stimmen sich überschlagen: »Wie, du bist noch im Bett? Es ist drei Uhr nachmittags! Es ist nicht gut, wenn du dich so hängenläßt. Komm, draußen ist das schönste Wetter, geh mit mir im Park spazieren. Ein bißchen Luft und Bewegung, das wird dir guttun.« Nein, das werden sie nicht, Luft und Bewegung machen depressiv, der Park sowieso. Dort gibt es andere Menschen, die man nicht kennt, die alle glücklich sind oder zumindest einigermaßen gelaunt. Sonst würden sie schließlich nicht freiwillig aus dem Haus gehen.

Unter deiner Bettdecke ist es ruhig wie im Embryoland, auch das Telefon findet es bestimmt angenehmer, seit neuestem unter einem Kissen zu ruhen. Der Schmerz gehört so ganz allein dir, und keiner versucht, ihn dir auszureden. Darum bleibt er da, mit dir unter der Bettdecke, bis die Nacht den Tag tötet und du nie wieder aufstehen mußt.

Warnt eure Freundin vor, wenn es soweit ist, oder gebt ihr, noch besser, einen Wohnungsschlüssel. Bis jetzt mag ja alles noch halbwegs unterhaltsam gewesen sein, doch diese Art von psychischem und physischem Rückzug kann schnell in eine handfeste Depression ausarten. Dann seid Ihr wirklich krank. Meine Freundin Melanie hat nach ihrer ersten Scheidung ein halbes Jahr bei geschlossenen Jalousien im Bett verbracht. So lange, bis ihrem schwulen Mitbewohner der Geduldsfaden riß, er in ihr Zimmer stürmte und schrie: »Steh endlich auf, du Schlampe.« Wahrscheinlich hat er ihr damit das Leben (oder zumindest den Verstand) gerettet.

7. Unverzeihliche Ausfallerscheinungen

Es gibt nichts zu leugnen. Du hast es getan. Hast ihn angerufen. Seine neue Freundin war am Telefon. Du hast trotzdem nach ihm verlangt. Du weißt nicht mehr, was du gesagt hast, aber dir schwant Schlimmes. Auf jeden Fall hast du geweint. »Tu das nicht«, hat er gesagt. Und damit hat der Idiot ausnahmsweise sogar mal recht. Bei einer Beleidigungsklage könntest du vor Gericht natürlich jederzeit auf unzurechnungsfähig plädieren. Wegen des fiebrigen Wahns, der plötzlich in dir hochkroch und deinen Kopf verschmorte. Ein kokelnder Gedanke ist übriggeblieben, der die ganze Woche gegen deine Gehirnwände klopfte: Ich ruf' ihn noch mal an. Ich sag' ihm meine Meinung. Wir müssen noch was klären. Es ist noch nicht alles gesagt.

Doch dann ist jedes Wort zwei zuviel, und trotzdem redest du immer mehr, bis die Tränen deine Stimme ersticken. Wenn du auflegst, fühlst du dich nicht, wie erhofft, frisch und befreit, sondern klein, dumm und häßlich. So hast du dich noch niemals gefühlt, noch nicht mal in deiner Pubertät. Natürlich wirst du das nie wieder tun, das schwörst du dir, ganz eisern.

Drei Tage später triffst du ihn in einer Bar, sprichst mit ihm, weinst wieder. Siehst ihn auf einer Party, schimpfst mit ihm, schreist am Ende. Rufst ihn wieder an. Kannst ihn nicht mehr sehen, möchtest ihm aber ständig begegnen. Tief verborgener, mysteriöser, masochistischer Trieb: Man quält sich bis zum Gesichtsverlust. Das einzig Gesunde daran ist der lautstarke Abbau aufgestauter Emotionen, jedesmal, wenn du ihn siehst, hörst, sprichst. Soll reinigend wirken. Das tut Glaubersalz übrigens auch, und man nimmt es trotzdem nicht freiwillig ein.

8. Kollektiver Männerhaß

Kann zunächst hilfreich sein, um selbst nicht zu sehr in die passive Opferrolle abzugleiten. Ein paar feministische Standardwerke, ein paar historische Abhandlungen zur Geschichte des Matriarchats sind durchaus geeignet, das aus den Fugen geratene Selbstverständnis der starken Frau wieder zu stabilisieren. Solange die therapeutische Polarisierung nicht in Bitterkeit ausartet.

Wenn man aber schließlich den eigenen alten Freund Otto, den alle nur »Bärli« nennen, den Otto, der regelmäßig die verdörrten Pflanzen gießt, wenn er einen besucht, der einem die Füße massiert und das Auto wartet, der einem schon den Kopf gestützt hat und auch noch Haare schneiden kann, wenn man also Otto der eigenen Wohnung verweist, weil er auch einer von diesen »perversen Macht-Mackern« ist, weil Otto zu ihnen gehört, zu denen, die über Jahrhunderte bis zum heutigen Tag Frauen mißbrauchen, demütigen, unterdrücken, dann ist man am Ende auch noch Otto los. Und dann geht es einem wirklich schlecht.

9. Kollektiver Pärchenhaß

Die Menschen sind schamlos. Sie küssen sich auf offener Straße. Außerdem sind sie auch noch blöd. Sie glauben alle, daß sie das für immer tun. Tragen unaufgefordert ihr Liebesglück im Zweierpack umher und glauben, daß den anderen das gefällt. Will doch keiner sehen, keiner, der wirklich klug ist. Keiner, der weiß, daß Liebe so beständig ist wie Zuckerwatte. Wird sie kalt, verklumpt sie zu einem zähen Klotz. Irgendwann fällt der runter und einer von beiden tritt drauf.

Trotzdem laufen diese Menschen paarweise grinsend durch die Gegend, als wären sie bezahlte Statisten in der romantischen Kinokomödie des Jahres. Und jetzt gucken sie auch noch und tuscheln über einen. Gut, man hat sie ein wenig angestarrt, hat dabei böse Blicke geübt für den Ernstfall. Hat seine ganze Abscheu hineingelegt und seinen Ekel vor Körperkontakt und Knutscherei, damit einen nie wieder einer anspricht. Damit man nie wieder wird wie sie. Wie alle die, die kaltherzig und rücksichtslos so tun, als wäre die Welt nur für zwei gemacht. Die nicht mehr nachdenken über die, die einsam sind aus Erfahrung, über die, die ihnen unverhohlen beim Zungenkuß zuschauen und keinen Mann mehr und auch nie wieder ein Liebespaar sehen wollen.

10. Verleugnung des eigenen Sexualtriebs

Keiner wird so sein wie er, und außerdem ist Sex an allem schuld. Der einzige Ausweg aus dieser Lage kann nur ein höheres Bewußtsein sein. Das hat man jetzt erlangt, war ganz einfach. Seit der Trennung ist man abstinent, wenn er nicht mehr kommt, will man gar keinen mehr. Das tut man sich doch nicht noch mal an, das ganze Einmaleins der spätpubertären Balzschule über sich ergehen lassen, mitspielen und schließlich gemeinsam am erfüllten Sexualleben arbeiten. Bestimmt geht es auch ohne Schwanz. »Sex ist ein niederes Bedürfnis«, hat mal ein ganz kluger, belesener Bekannter gesagt. Gut, der hatte kein Glück bei den Frauen und deswegen auch über Jahre keine Frau gehabt. Aber kann er nicht trotzdem recht haben? Gerade geht einem gar nichts ab. Das soll so bleiben. Für immer. Kein Mann, kein Martyrium. Es muß das Nirwana sein.

Punkt zehn relativiert sich oft am schnellsten wieder, im allgemeinen jedoch ist die Halbwertszeit trennungstraumatischer Nachwehen eine unwägbare Einheit. Nur soviel: Es soll keine Jahre dauern. Ein wenig seelische Aufräumarbeit mag gesund sein, doch darf die Vergangenheit nicht zur Gehirnblockade werden. Es gilt, sie vorher zu vertreiben.

Was manchmal gegen Liebeskummer hilft

1. Nymphomanie

Es müssen ja nicht gleich unsäglich viele sein, die einen trösten. Es kommt mehr auf das Prinzip an: Unverbindliche Sexualkontakte mit schönen Männern, die einen umschwärmen, heben im allgemeinen die Laune, auch wenn das Herz noch für einen anderen schlägt. Ich bin über diese zu Unrecht verpönte Problemlösungsstrategie bei der ersten Anwendung auch eher zufällig gestolpert.

Er war mindestens eins neunzig, roch nach Vanille, Männerschweiß und brauner Haut. Ich war dabei, die Erinnerung an einen kleinwüchsigen, aschblonden Langzeitpartner in einer Großdisco zu verdrängen. Er hatte wallende, blonde Haare, kam aus Mailand, sah auch so aus und sagte: »Äääähh, vuole, wollen drink?« Die weiteren Details sind unerheblich, wir tranken, wir gingen zu mir nach Hause, wir hatten Sex. Der Italiener sagte: »Bella, bellissima.« Danach warf ich ihn raus.

Ich habe in dieser Nacht nicht mehr geweint, und ich habe gut geschlafen. Ich hatte danach keinen Kater und keine dicken Augen. Ich konnte am nächsten Tag in den Spiegel blicken, und meine Moral machte keinen Mucks. Die Liebeskünste des Italieners waren natürlich schlichter Durchschnitt, genau wie die all der anderen Jungs, die seither billiger als jedes Sixpack mein periodisch auftretendes Liebesleid betäuben.

Doch das ist egal - ein Mann im Bett bedeutet: Du bist aufregend, und ein Mann im Bett bedeutet: Andere Mütter haben auch noch Söhne. Natürlich will man nur den einen, und das schmerzt - ganz lange. Doch Liebeskummer macht klein und häßlich, solange man zu Hause sitzt und weint. Draußen vor der Tür warten hunderte gieriger Heerscharen, die wollen bewundern, werben, schwärmen, wollen die von Appetitlosigkeit geformte Traumfigur sehen und mögen rot geränderte Michelle-Pfeiffer-Augen. Die machen so kurzfristig glücklich wie Schokolade und verursachen noch nicht mal Pickel.

2. Meditation

Erfordert ein gewisses Maß an Selbstbeherrschung und an Übung. Wer in sich hineinhorcht, um das Leid zu vertreiben, darf sich nicht beirren lassen, wenn die innere Stimme nur: »Martin, Martin, Martin« oder »Bernhard, ich liebe dich doch« ruft. Meditation ist dazu da, die Wahrheit in sich zu finden, und die heißt zweifelsohne: »Martin war ein schrecklicher Schlaffsack, der dir nur auf den Nerven herumtrampelte.« oder »Bernhard war ein pubertärer Neidhammel, der es nie verkraftet hat, daß er weniger Geld verdient hat als du.«

Außerdem, wenn man schon die ganze Zeit zu Hause bleibt und indische Sitar-Musik hört, wenn man das Risiko eingeht, alle seine Freunde und seinen guten Ruf zu verlieren, weil sie behaupten, man sei aus Liebeskummer einer Sekte beigetreten, kann man hoffentlich darauf hoffen, zu weitaus größerer Weisheit zu gelangen. Vielleicht denkt man dann gar nicht mehr an Männer, weil man endlich erkannt hat, daß man sie gar nicht braucht. Oder man spezialisiert sich ein wenig, studiert das Kamasutra und fängt ein Verhältnis mit einem Yogi an.

3. Hypersensibilisierung

Eine Art Dauerschocktherapie. Zugegeben, man braucht starke Nerven, um sich selbst dabei zu ertragen, und wohnt man mit mehreren Menschen zusammen, schickt man die am besten auf Reisen. Sonst ziehen sie am Ende aus. Die Idee kommt aus der Medizin, als Kind versuchte man mir so den Heuschnupfen zu vertreiben. Man spritzte mir jede Woche allerlei Pollenelixir, gegen das ich allergisch war. Ich bekam dicke Beulen an den Armen, mußte mir dafür aber nicht mehr die Nase putzen. Da Heuschnupfen ein gering zu schätzendes Bagatell-Leiden ist im Vergleich mit schwerem Liebeskummer, wird die Prozedur der Heilung durch Sensiblisierung hier natürlich etwas aufwendiger. Man braucht dazu: alle Musikstücke, die Erinnerungen wachrufen, außerdem einen repräsentativen Vorrat an unglücklichen Liebesliedern. Man nehme alle Photos, die einen mit ihm glücklich zeigen, dazu, wenn vorhanden, aromatisierte Wäschestücke von ihm, Widmungen, Briefe, alles, was er an Zeugnis im eigenen Leben hinterlassen hat. Diese Utensilien türmt man nicht etwa, wie zu vermuten wäre, zu einem großen Scheiterhaufen auf - man schließt sich mit ihnen ein. Ein paar Rotweinflaschen dürfen auch noch dabei sein. Dann spielt man alle Lieder, laut, vielleicht singt man auch mit, bis man schluchzt, oder hört eines besonders gern (ich habe »Stay« von Lisa Loeb schon einhundertsechsunddreißigmal hintereinander abgespielt). Dazu liest man Briefe, guckt Fotos und riecht an seinen übriggebliebenen Klamotten und hört auch nicht auf, wenn man hyperventiliert vor Schmerz. Rausgehen darf man nur zum Pinkeln, ach ja, und rauchen darf man natürlich auch. Soviel wie möglich.

Meistens hält man so was keine zwei Tage durch, und danach

tut man alles, alles, alles - abspülen, Müll runterbringen, Strümpfe sortieren, mathematische Doktor-Arbeiten Korrektur lesen, oder was auch immer -, alles lieber, als noch einen weiteren romantischen Gedanken an ihn zu verschwenden.

4. Delirium

Ziemlich gängige Art der oberflächlichen Bewältigung unlösbarer Probleme mit durchschlagender Wirkung, vor allem am Tag danach. Ich plädiere hier trotzdem deutlich und in aller Öffentlichkeit für die legitime Anwendung aller Arten von Betäubungsmitteln, solange sie nicht zur Langzeittherapie ausartet. Da könnt ihr jetzt denken, was ihr wollt, ich bin mißbilligende Blicke gewohnt. Ich schränke ein, man muß es nicht übertreiben und vor allem ein Mindestmaß an gutem Ansehen bewahren. Zur Orientierung: Es macht sich nicht gut, in öffentlichen Lokalen am Tresen oder über die Toilette gebeugt zu kollabieren, man sollte, besser noch, sogar darauf achten, die private Behausung erreicht zu haben, bevor man, was in delirösen Zuständen gekoppelt mit Liebeskummer unweigerlich irgendwann passiert, in Wut oder Tränen ausbricht.

Ich möchte dennoch dieses Barfly-Gefühl nicht missen, diesen hoffnungslosen Zustand von wahrer Hollywood-Größe. Wenn die eigene Tragik dich überwältigt, du dir die fünfzigste Zigarette des Abends ansteckst, ein weiteres Glas zuviel bestellst und Liz Taylor spielst, nach der Trennung von Richard Burton. Den eigenen Schmerz auszukosten bis zum letzten Tropfen und glauben, daß einem gerade ein klassisches Drama am eigenen Leib widerfährt: Wenn schon leiden, dann richtig. Die absurde Hemmungslosigkeit und grandiose Selbstüberschätzung, die den Genuß von zuviel Alkohol und Drogen begleiten, helfen außerdem kurzfristig über die eigene Schwäche und vor allem über die, die man für den Ex-Freund noch hat, auf gar wunderbare Weise hinweg. Zumindest so lange, bis Übelkeit und Kopfschmerz die positiven Nebenwirkungen ablösen.

Zur eigenen Sicherheit, also um zu vermeiden, daß man sich entsprechend angeknallt doch irgendwann vor das nächstbeste Fahrrad wirft, wildfremde Männer anpöbelt, weil sie dem Ehemaligen entfernt ähnlich sehen, oder sie aus demselben Grund auf abstoßende Art und Weise anbaggert, unternimmt man Abende, die unter dem Zeichen der Betäubung stehen, jedoch immer und ausschließlich unter Aufsicht einer Freundin. Die sollte einem zwar jederzeit fröhlich zuprosten, um in einem selber nicht den Verdacht aufkommen zu lassen, man lebe am Rande der Alkoholsucht, sie sollte aber auch gleichzeitig den Überblick über die Dimension des Deliriums behalten, sprich: einen beizeiten nach Hause bringen. Um die Angelegenheit zu vereinfachen, kann man auch gleich mit ihr zu Hause trinken. Das verringert die Gefahr, zum öffentlichen Ärgernis zu werden, und verkürzt den Weg ins Bett.

5. Urlaub

Dem ist nicht viel hinzuzufügen: Urlaub ist immer und jederzeit sinnvoll. Sonne, Strand und Meer oder auch Berge, Schnee und Ski wirken sofort schmerzstillend. Für einen optimalen Heilungserfolg läßt man sich von zwei bis fünf aufgeweckten Freundinnen begleiten und erinnert sich schnell, wie lustig das Leben vor allem auf Reisen war, als man noch nicht jedes Jahr mit ihm zum Surfen in die Dominikanische Republik geflogen ist oder manchmal auch nur an den Gardasee fuhr. Dabei kommt es natürlich weniger auf das Ziel an als auf die Begleitung. Ein Mädchenurlaub ist die logische Fortsetzung eines Mädchenabends, leicht möglich, daß man das vor lauter Beziehung schon verdrängt oder fast vergessen hatte. Und: Eine stattliche Ansammlung von fröhlichen Frauen ist immer und überall gern gesehen. Hoteldiener und Barmänner, Bergführer und Bademeister werden euch ihre Heimat zu Füßen legen, vor allem in südlichen Ländern (auch für Winterurlaube empfehle ich Südtirol). Für die Zeit der eigenen Abwesenheit ist der Ex-Mann im Kopf mit ziemlicher Sicherheit ausgelöscht, kehrt man braungebrannt und gut erholt zurück, erträgt man, wenn es ganz schlimm kommt, wenigstens den nächsten Rückfall besser.

6. Umzug

Nur in absoluten Extremfällen durchzuführen, also, wenn ihr andernfalls entweder ihn, euch oder beide umbringen würdet. Oder, wenn ihr in einem Fünfhundert-Seelen-Dorf wohnt, und alle anderen jungen Männer, die als Ersatz in Frage kommen könnten, schon als Ex in Eurem Tagebuch vermerkt sind. Dann allerdings fragt sich eigentlich, wieso ihr den letzten auch noch unbedingt versuchen mußtet und nicht schon viel früher geflohen seid.

In einer normalen Lebens- und Liebeskummersituation ist der Umzug an einen anderen Wohnort, auch wenn man ihn in Gedanken vielleicht spielerisch erwägt, eine meist übertriebene Reaktion, die noch dazu die natürliche Eitelkeit des Mannes fördert. Umziehen lohnt sich nur dann, wenn in der neuen Stadt schon ein anderer winkt oder zumindest ein besserer Job.

7. Freizeitterror

Im Grunde natürlich eine simples, aber nicht wirkungsloses Ablenkungsmanöver. Endlich hat man Zeit, alles zu tun, was, wann, wo und mit wem man will. Man kann um sieben Uhr aufstehen und singen, ohne daß neben einem einer brummt, man kann bis um sieben Uhr morgens Techno tanzen, ohne daß jemand kopfschüttelnd schon um vier nach Hause will. Man kann Italienisch lernen, ohne mißtrauisch zu machen, kann Paragliden oder Fallschirm springen, kann politische Vorträge besuchen oder alle Bücher lesen. Mit jedem Schritt weg von alten Gewohnheiten wird man sich fühlen, als habe man gerade Amerika erobert und dabei die Relativitätstheorie entdeckt. Man wird einfach ein neuer Mensch, weil der alte noch immer am Ex-Freund hängt.

8. Runderneuerung

Die äußerliche Variante zum vorhergehenden Punkt. Wem Paragliden zu anstrengend oder zu gefährlich ist, der geht einfach zum Friseur. Es gibt kaum eine Frau, die eine Trennung ohne neue Frisur überstanden hat, das ist allgemein bekannt. Sich die alten Zöpfe abschneiden zu lassen, ist immer ein spannendes Unterfangen. Da viele Männer zum Gähnen langweilig sind und auch die dümmsten Klischees erfüllen (also lange Haare bevorzugen), spart man sich in dieser Situation endlich leidige Kommentare. Die Männer, die da kommen werden, kennen nur noch den Kurzhaarschnitt, und dieser initiiert hoffentlich eine herrliche Kettenreaktion. Neue Frisur macht neues Gesicht, macht anderen Menschen, und der braucht unbedingt eine neue Garderobe. Durch die intensive Auseinandersetzung mit frischen Stilelementen im eigenen Selbst wird es hoffentlich unmöglich, noch weiter über abgestandene Männer nachzudenken. Und wenn man ihn zufällig wiedertrifft, wird er einen sowieso nicht mehr erkennen. Bleibt nur zu hoffen, daß er sein Glück dann nicht von neuem versucht.

9. Fortbildung

Sehr, sehr vernünftige Umleitung aufgestauter Energien, die aus Trennung rühren. Mit dem nötigen Ehrgeiz läßt sich aus einer scheinbar negativen Situation viel Kraft ziehen (das steht zumindest in ganz vielen Ratgeber-Büchern, die wirklich helfen wollen). Man macht also sein Management-Training und wird Chefin oder sein Abitur nach, um in Philosophie zu promovieren. Wenn ihr euch nach Jahren wiederseht, muß er Frau Doktor zu dir sagen. Auch schön.

10. Arbeits- und Beschäftigungstherapie

Wenn die Trauer so sehr schwächt, daß man an großen Zielen nicht arbeiten kann und will (also erst später im Leben Bundeskanzlerin oder anonyme Multi-Millionärin werden möchte), hilft es gegen akute Beschwerden oft auch, blindwütig ins Blaue hinein zu arbeiten. Dazu hat man schließlich nicht allzuoft Lust und Zeit, vielleicht sollte man die Situation nutzen. Schlechte Laune hat man sowieso schon, und manchmal kann man ja aus seiner Arbeit tatsächlich Erfolgsmomente gewinnen.

Wer nicht will, daß sein Chef augerechnet aus der eigenen persönlichen Katastrophe seinen Nutzen zieht (was nur zu verständlich ist), sucht sich anderweitig sinnvolle Beschäftigung. Renoviert seine Wohnung, sortiert seine Buchhaltung, säubert sein Auto oder putzt seine Fenster. Danach fühlt man sich auf jeden Fall besser.

XIX. Frauenprobleme, Teil 3

Die Zeichen der Zeit: Wie überlebt man den dreißigsten Geburtstag, den nächsten Bikinikauf, die erste Faltencreme, Besenreiser oder Bauchansatz?

Meine erste, schwere Lebenskrise hatte ich mit sechsundzwanzig. Damals gab es noch Zeitgeist-Zeitschriften, und eine von ihnen hatte festgestellt, daß viele junge, moderne Menschen mit fünfundzwanzig ihre erste Altersdepression bekommen. In einer erfolgsverwöhnten Zeit wie der unseren, hieß es, wäre es eben durchaus normal oder zumindest möglich, in so jungen Jahren schon fünfstellig zu verdienen und/oder die ganze Welt bereist zu haben. Wem das oder ähnlich Beeindruckendes bis zum fünfundzwanzigsten Geburtstag nicht gelungen sei, wer seine Zeit bis dahin an irgendeiner Uni vertrödelt habe und seine Kreativität ausschließlich auf die Gestaltung des Abendprogrammes verwende, der winde sich in der Hälfte seines dritten Lebensjahrzehntes zu Recht in existentiellen Versagensängsten.

Als ich den Artikel las, war ich, wie gesagt, sechsundzwanzig. Ich vertrödelte meine Zeit an der Uni und verwendete meine Kreativität auf die Gestaltung des Abendprogrammes. Manchmal vertrieb ich mir auch meine Nachmittage mit der Lektüre halbgebildeter Zeitschriften. Der Vorwurf, den man mir an einem träg-faulen Sommertag, den ich zufrieden am Ufer eines kleinen Badesees verschwendete, entgegenschleuderte, traf mich ein Jahr zu spät und dafür doppelt so stark. Ich war also schon geraume Zeit überfällig für die große Karriere. In der Illusion ewiger Jugend taumelte ich vergnügungssüchtig durch mein altes Leben, blind und blöd ging ich davon aus, die ernstzunehmenden Jahre des Erfolgs lägen noch vor mir.

Dabei war schon alles vorbei und gelaufen, ich zählte zum alten Eisen und hatte noch nicht mal einen erfolgreichen Freund. Ich hatte gar keinen. Keinen Freund, keinen Uni-Abschluß, keine Aussicht auf die erste Million. Alles, was ich hatte, war plötzlich schlechte Laune und ein Billig-Flug-Ticket nach Portugal mitten im Semester, während alle Gleichaltrigen wahrscheinlich schon auf der Suche nach einem zweiten Eigenheim im regen Briefkontakt mit Maklern aus Mauritius standen. Ich stornierte den Flug, verfiel in schwere Depressionen und versuchte einige Wochen lang, mein Studium zu beenden, um mich so schnell wie möglich in der freien Wirtschaft zu beweisen.

Ich hatte die Hoffnung auf einen späten Start noch nicht ganz aufgegeben. Ich schrieb Restaurant-Kritiken für ein kostenloses Anzeigenblatt und erwartete ungeduldig meine Zukunft als Star-Journalistin. Ich verfaßte sogar eine Seminararbeit, die auch noch gut benotet wurde. Ich ging nicht mehr aus und verlor meine Freunde, die ohnehin genervt waren, weil ich den gemeinsamen Portugal-Urlaub so unvermittelt abgesagt hatte. Ich saß zu Hause, las wissenschaftliche Bücher und fühlte mich nun wirklich alt.

Als sich nach einem halben Jahr an meinem Kontostand nicht das geringste verändert hatte, gab ich wieder auf. Die einzige in Aussicht gestellte Aufstiegsmöglichkeit war bis dahin eine Assistenz am Anglistik-Institut, die mir ein schleimiger Professor mit zweideutigem Lächeln für die Zeit nach meinem Abschluß offeriert hatte: »Sie wären eine wahre Bereicherung für meine Arbeit«, hatte er gesagt und mich damit so nachhaltig erschreckt, daß ich jegliche akademischen Aktivitäten sofort wieder einstellte. Ich beschloß damals, mir hinfort nie wieder Gedanken über mein Alter zu machen und prophezeite - statt meiner - allen Zeitgeist-Zeitschriften eine hoffnungslose Zukunft.

Damals waren es noch dreieinhalb Jahre bis zu meinem dreißigsten Geburtstag. Und ich habe mir darüber wirklich keine weiteren Sorgen gemacht. Ein Geburtstag wie jeder andere, dachte ich mir wohl, wenn ich überhaupt etwas dachte. Ein Jahr vor meinem dreißigsten Geburtstag hatte ich schließlich einen guten Job, viel Geld, eine repräsentative Wohnung, einen tauglichen Liebhaber, nette Bekannte und die alten guten Freunde wieder. Ein halbes Jahr vor meinem dreißigsten Geburtstag kündigte ich meinen Job, vermietete meine Wohnung, verließ den Liebhaber, die Bekannten, die Freunde und die Stadt, die ich wie mein Kosmetiktäschchen kannte. Meinen dreißigsten Geburtstag feierte ich frisch verliebt mit alten und neuen Freunden in einer anderen Stadt. Ich hatte keinen Job und statt einer Wohnung nur einen Koffer voll Klamotten. Ich hatte aus Versehen ein neues Leben angefangen, obwohl mir das alte nie wirklich zuwider war. Meine eigene Jahrzehntewende habe ich bei all der persönlichen Aufregung, die damit verbunden war, kaum wahrgenommen.

Vielleicht war es trotzdem kein Zufall, daß ich den radikalen Umschwung so passend zu meinem Geburtstag initiiert hatte. Natürlich sind Zahlen Schall und Rauch, aber irgendwie klingt es auch gut: Anläßlich meines dreißigsten Geburtstages habe ich mein Leben über den Haufen geworfen. Wer also einen Sinn für die perfekte Inszenierung hat, benutzt die Richtmarke, um sich und sein Dasein zu überprüfen. Wie die Kollegin, die in ihrem jungen Leben keinen Höhepunkt erreicht hatte, weil ihr Mann offenbar ein Holzklotz war. »Wenn ich mit dreißig immer noch keinen Orgasmus erlebt habe, bringe ich mich um«, beschloß sie eines Tages. Sie hat ihren Entschluß bei Eintreten des Stichdatums vernünftigerweise modifiziert und lieber ihren Mann verlassen.

Wer sich den dreißigsten Geburtstag mit radikalen Veränderungen vertreibt, hat wenigstens keine Zeit, sich über jämmerliche Äußerlichkeiten des fortschreitenden Alters überflüssige Gedanken zu machen. Zunächst gilt ohnehin, was in Würde gealterte Fünfunddreißigjährige voll ehrlicher Überzeugung als den Stein der Weisen weitergeben: Das Leben wird schöner, wenn man älter wird. Die sexuelle Aktivität der Frau steigt, die Orgasmusfähigkeit nimmt zu. Wer kann mit solchen Aussichten noch Angst vor den Jahren haben? Erfahrung macht klug, und das stimmt wirklich. Man hat über die Zeit ein paar Spielregeln gelernt und zockt gelassener mit dem anderen Geschlecht.

Ich möchte nicht mehr siebzehn sein, da trug ich rosafarbenen Lidschatten bis unter die Augenbrauen und habe mir die Haare zu einer Vogelnest-Frisur toupiert. Ich habe Sätze in mein Tagebuch geschrieben wie: »Ich wünsche mir einen Jungen, der aussieht wie der aufgehende Mond und ein Kondensstreifen am strahlend blauen Himmel.« Abgesehen davon, daß das grammatikalisch gar keinen Sinn ergibt, bin ich außerdem froh, daß ich diese Phase der sprachlichen Expressivität hinter mir gelassen habe. Es macht einen im Umgang mit der Sache etwas abgeklärter, wenn man weiß, daß Männer kein engelsgleiches Mysterium sind, sondern nur ein verdammt weltliches Rätsel. Die geistige Reife und Gelassenheit, die man seit seiner Teenie-Zeit hoffentlich erlangt hat (auch wenn man selber nicht dran glauben mag), ist für ein entspanntes Sexualleben ganz bestimmt wichtiger, als keine Dellen am Po zu haben.

Die Dellen allerdings kommen so oder so und stören, wenn man sie zum ersten Mal im Spiegel erblickt. Wenn man Glück hat, hat man dann einen Liebhaber, der einem versichert, wie viel reizvoller es ist, eine wahre Frau zu verwöhnen. Weil man eben irgendwann kein knackfrisches Mädchen mehr ist. Weil sich ganz natürliche Verfallserscheinungen einstellen. Kein schönes Thema, aber eines, das klare Worte verdient.

Was einem Körper so alles passieren kann

1. Cellulitis

Vielleicht hat man dem schwachen Gewebe an unseren Hüften und Oberschenkeln aus purer Rücksicht einen Namen gegeben, der wie eine harmlose Schnittblume klingt. Aber wollte man uns wirklich schonen? Wohl kaum. Bösartig quälen wollte uns wahrscheinlich irgendein niederträchtiger Frauenhasser, der den beschleunigten Alterungsprozeß der weiblichen Epidermis entdeckt hat und die horrende Nachricht an alle Frauenmagazine der Welt weitergab.

Cellulitis, ein mutwillig in die Welt gesetztes, künstliches Problem, von der herrschenden, männlichen Schicht, die die Medien im Griff hat, immer wieder als Mega-Katastrophe am Frauenkörper thematisiert, um unserem Selbstbewußtsein einen ewigen Dämpfer zu versetzen. So lange, bis wir es selber glaubten, daß es nicht sein darf, daß die Haut am Schenkel haltlos schlackert.

Sport soll helfen. Tut er auch, bedingt. Man kann die Schäden in Grenzen halten, gänzlich verhindern kann man sie nicht. Sie sind nämlich ganz normal, nur wir nicht mehr. Wir haben uns einreden lassen, daß was an unseren Körpern einfach nicht stimmt. So als hätte jemand von heute auf morgen beschlossen, daß Ohren unästhetisch sind. Was wäre dann? Würden wir sie abhacken lassen oder nur noch Mützen tragen? Wahrscheinlich ja. Wir lassen uns ja jeden Mist erzählen, der schön sein soll. Vielleicht sollten wir uns wirklich die Ohren abhacken. Damit wir einfach nicht mehr zuhören.

2. Falten

Gemächlich deutet sich der mühsam erarbeitete Ernst des Lebens irgendwann im Gesicht an. Um die Augen zuerst, weil man schon immer zuviel gelacht hat. Mit vierundzwanzig habe ich in verfrühter Panik die erste und letzte Augencreme meines Lebens versucht. Als ich am nächsten Morgen aufwachte, sah ich aus wie ein Frosch. Meine Augen waren zugeschwollen, als hieße ich Rocchigiani und hätte gerade einen Kampf verloren. Als die Schwellung nach drei Tagen abklang, schälte sich die Haut in Fetzen von den Lidern, und ich sah aus wie Freddy Krüger. Ein freundlicher Bekannter sagte damals zu mir: »Du siehst aus, als würdest du auseinanderfallen.« Ich fühlte mich auch so. Als alles vorbei war, hatte ich tiefe Falten um die Augen, die sich glücklicherweise mit viel Schlaf und Kamillenkompressen wieder glätteten. Ich sah dann so aus wie vorher. Kaum Falten. Bis heute. Bin ja noch jung. Und wenn ich älter werde, will ich auch kein Frosch mehr sein. Weil ich eigentlich auch ganz froh bin, endlich Pausbacken und Pickel los zu sein. Dazu passen ein paar schicke Falten ganz gut. Wenn es schlimmer wird, schreibe ich einfach ein neues Buch.

3. Graue Haare

Machen Spaß. Jetzt kann man sie noch suchen, bei langweiligen Bahnfahrten, Vorträgen, Standpauken, beim Anstehen in Schlangen, beim Warten, bis er kommt. Man kann sie ausreißen und über jedes einzelne staunen, solange man sie noch zählen kann. Oder immer schon färben, damit es nicht auffällt, wenn man irgendwann glaubt, man muß.

4. Rundungen

Im Zweifelsfall immer hormonbedingt, mit dieser Überzeugung spart man sich lästiges Abnehmen. Plötzlich ist dort ein kleiner Bauch, wo sonst gar nichts war, ein bißchen was davon verlagert sich auch auf die Hüftknochen. Freundliche Männer sagen »Love Grips« dazu. Was zum Festhalten, fühlt sich gut an für sie. Sollten wir ihnen glauben. Für schlechte Tage gibt es heutzutage außerdem schon »Bauch-weg-Miederslips«. Damit hält sich die Luft ganz von selber an.

5. Besenreiser

Bevor eine meiner Freundinnen sich die ersten veröden ließ, wußte ich gar nicht, daß es so was gibt. Dann habe ich sie entdeckt, auch an meinen eigenen Beinen. Eine Nacht habe ich deswegen nicht geschlafen. Und dann habe ich wieder vergessen, daß es so was gibt. Weil ich meinen Körper nicht mit der Lupe nach Häßlichkeiten absuchen will und zum Bikinikaufen, wie bereits erwähnt, meine Sonnenbrille trage. Wegen des authentischen Gefühls und des natürlichen Schutzes vor Neonröhren. So lange, bis freundliche Menschen Umkleidekabinen mit Kerzenschein erfinden.

6. Brustgewebsschwäche

Ich weiß, es gibt ein anderes Wort dafür, aber das ist eine häßliche Bezeichnung für eine ganz natürliche Folge der Schwerkraft. Wir sagen ja auch nicht Hängepimmel, nur weil er nicht immer steht. Außerdem gibt es jetzt diese schönen Wunder-Büstenhalter, die wirklich Wunder wirken. Trägt man so einen, muß man schon aufpassen, daß man sich nicht vor lauter Ehrfurcht die ganze Zeit selber ins Dekolleté glotzt. Ein bißchen Nachhilfe darf wohl sein, schließlich haben wir auch überzeugt Schulterpolster getragen, als wir noch glaubten, unsere Körper würden dadurch besser proportioniert aussehen. Wenn die Hüllen fallen, ist man für den, der sie abstreift, hoffentlich auch ohne Schaumstoff die schönste Frau der Welt.

XX. Wein, Weib und Gesang

Lebensretter in Liebesdingen und Hauptsponsoren der Telekom: Warum gute Freundinnen noch wichtiger sind als guter Sex

Sie ist darauf vorbereitet. Jederzeit. Ihr Telefon läutet. Vielleicht ist es vier Uhr morgens, vielleicht ist es drei Uhr nachmittags. Vielleicht steht man in der Telefonzelle vor ihrer Tür, vielleicht liegt man in einem Hotelzimmer am anderen Ende der Welt. Sie nimmt ab. Was sie als erstes hört, ist ein lautes Rotzen. Dann eine ersterbende Stimme: »Es ist vorbei... Er ist weg... Ich bin weg... Er sagte... Ich wollte... Ach, Scheiße...!« Schluchzen. Seufzen. Schweigen. Sie kennt das. Sie ist deine Freundin. Sie kennt dich schon lange. Länger als jeder Kerl, der irgendwann auf deiner Seele herumtrampelt. Du liebst sie, anders als jeden Kerl, der irgendwann auf deiner Seele herumtrampelt. Sie hat es gleich gesagt, daß du aufpassen sollst, aber weil sie deine Freundin ist, behält sie das jetzt für sich. Du tust das für sie in solchen Fällen auch. Sie begnügt sich mit einem: »Vergiß ihn. Er ist ein Arschloch.«

Sie ist am Telefon. Das ist gut so. Wenn sie nicht zu weit weg wohnt, bist du gleich bei ihr. Sie hört alles zuerst, ganz frisch, wenn du es noch gar nicht richtig erzählen kannst. Sie wäscht deinen Kopf, ordnet deine Gedanken. Morgen kannst du darüber auch mit deiner Mutter sprechen. Die würdest du so nicht erschrecken wollen, so klein, so krank, so jämmerlich und wirr im Hirn. Vielleicht soll sie auch nicht unbedingt erfahren, daß dein Freund drogenabhängig ist oder spielsüchtig oder einfach nur ein lebensunfähiges Weichei. Zumindest nicht, solange er nicht der Vater ihrer Enkelkinder ist und sich ohnehin gerade aus deinem Leben entfernt. Am Ende fällt dein eigener Schmerz sonst noch auf dich zurück, sie wird sagen, du hast ihn dir ja ausgesucht.

Deine Freundin betrachtet das sorgloser, sie macht schließlich denselben Scheiß. Wahrscheinlich ist das der Grund, warum sich befreundete Frauen auf so selbstverständliche Art und Weise blind, taub und stumm verstehen. Irgendwie, irgendwann machen sie alle denselben Scheiß. Schwächeln, wenn sie stark sein wollen, reden klug und handeln gar nicht, lassen sich von irgendwelchen Angebern den Kopf verdrehen. Wenn man weiß, daß man wieder mal alles falsch gemacht hat oder auch nur an den Falschen geraten ist, kann man nur den Tadel einer guten Freundin ertragen. Weil nächste Woche schon wieder sie das Opfer (und du die Retterin) sein kann.

Im Idealfall ist die Frau im Leben die größte Konstante im Leben einer Frau. Begleitet einen von den ersten Pickeln bis zum letzten Pups im Altersheim. Zumindest stellt man sich das so vor, wenn man zum ersten Mal bei ihr übernachtet. Wenn man unter der Bettdecke Geheimnisse tauscht, von denen man selber noch nichts weiß. Wenn draußen ihre kleine Schwester tobsüchtig an die Tür trommelt und man sehr wichtig von innen den Schlüssel im Schloß herumdreht, weil Frauengespräche nichts für kleine Mädchen sind.

Da aber selbst Hanni und Nanni irgendwann getrennte Wege gingen, kann es auch sein, daß man später eine neue Freundin findet, auch zwei oder fünf, einen ganzen gackernden Haufen, mit dem man über Fußpilz, über Frisuren, über Philosophie und vertrackte Stellungen spricht. Es gibt eigentlich nichts, über das man nicht spricht, weil die Meinung der anderen zu allem essentiell wichtig ist. Natürlich spricht man auch über Männer, in allen Facetten. Weil man mit Männern über sie und ihre Facetten nicht so gut reden kann und das Thema trotzdem so viele ungelöste Fragen stellt. Doch der Gegenpol Mann ist dennoch nicht das einzige, was uns zusammenhält.

Ich behaupte: Eine Frau kann auch ohne einen Mann glücklich sein (zumindest auf begrenzte Zeit), ohne Freundinnen jedoch nicht. Nicht nur, weil sie immer da sind, wenn die Männer kommen und gehen. Die Liste der Gründe ist so unendlich lang, wie die Telefongespräche in der Nacht sein könnten, würden einem nicht irgendwann die Ohren weh tun oder die Augen zufallen.

Was gute Freundinnen Gutes tun (eine Danksagung)

• Jeden Scheiß mitmachen

Dein Chef hat dir als besondere Leistungsgratifikation Freikarten für ein Westerhagen-Konzert geschenkt und erwartet dich mit Begleitung in der Ehrenloge. Dein Freund täuscht Migräne vor, und das ist eigentlich gut so, denn er kann deinen Chef sowieso nicht ausstehen. Du willst auch nicht hin, und schon gar nicht alleine. Sie wird mitkommen, charmant sein zu deinem Chef und außerdem für euch beide Oropax in der Tasche haben. Sie wird mit dir Pappbecher-Bier trinken, bis ihr die Ohrstöpsel nicht mehr spürt, wird irgendwann freundlich den Chef abschütteln und mit dir vor den Zugaben fliehen.

• Jeden Scheiß anhören

Du redest, seit Stunden, über irgendeinen. Manchmal hältst du inne, sagst: »Ich weiß, ich rede den kompletten Scheiß.« Dann redest du weiter den kompletten Scheiß. Sie nickt, hört zu, lächelt und kocht dir neuen Tee. Vielleicht sagt sie auch: »Du solltest dich da nicht so hineinsteigern.« Aber sie weiß, es wird nichts helfen. Sie weiß, daß du es auch weißt und es trotzdem tust, und sie sagt es nur, damit du merkst, daß sie dir noch aufmerksam zuhört. Das tut sie immer. Und du kannst beruhigt noch ein paar Stunden weiterreden.

- **Wahre Kritik üben**

Das darf sonst niemand. Am allerwenigsten er. Sagen, daß die Frisur nicht paßt. Sagen, daß du dicker bist. Sagen, daß du anders wirst. Graben in Wunden, die man sich selber schlägt. Fragen stellen, dich in Frage stellen. Manchmal auch wegen ihm. Das darf sonst niemand, weil du nur bei ihr weißt, daß sie es für dich tut und nicht gegen dich. Natürlich ärgert es dich trotzdem. Vor allem weil du weißt: Jeder Widerspruch ist zwecklos und meistens auch noch falsch.

- **Ihr Bett teilen**

Sich mit ihr wieder wie vierzehn fühlen. Unter einer Decke stecken, ins Kissen kichern und weise Worte sprechen in die finstere Nacht. Weil das eigene Bett gerade so leer ist oder auch das ihre und keine alleine schlafen will.

- **In Notfällen nie schlafen gehen**

»Leg dich hin«, sagst du. »Du mußt doch morgen früh raus.« Dann brichst du wieder in Tränen aus, und sie wird bei dir bleiben. Wird dir Tempos reichen bis zum Morgengrauen und mit dir Wein trinken, bis ihr Wecker schrillt. Sie geht dann betrunken ins Büro. Das kann sie natürlich ihren Job kosten. Aber was ist schon ein Arbeitsplatz gegen wahre Freundschaft.

- **Sinnlos solidarisch sein**

Große Katastrophen müssen manchmal erbitterte Konsequenzen nach sich ziehen. Die Frage nach Recht oder Unrecht wird dabei nicht gestellt. Wenn du der Meinung bist, er hat sich schlecht benommen, weil er dir gar kleinlich den siebten Seitensprung nicht mehr verzeiht, ist das auf jeden Fall ein Grund, den Kontakt mit ihm bis auf weiteres abzubrechen. Nicht nur für dich, sondern auch für alle deine Freundinnen. Auf dein Geheiß wird aus dem Mann deines Lebens in kollektiver Übereinkunft das Monster des Milleniums. So lange, bis du einfach wieder das Gegenteil behauptest.

- **Stundenlang mit im Badezimmer stehen**

Ein Badezimmer ist ein geheiligter Ort der Frauenfreundschaft. Als Kurt mir beim Schminken immer über die Schulter schauen wollte, weil er den Schwung meines Lidstrichs so spannend fand, kehrte ich irgendwann genervt zum Natur-Look zurück. Die Intimsphäre zwischen Puderquaste und Nagelpolitur kann nur sie betreten, ohne zu stören. Gemeinsam vor einem Schminkspiegel spinnen sich die Bande des unausgesprochenen Vertrauens zart und zauberhaft, und ehe man sich versieht, kommt man gemeinsam zwei Stunden zu spät zum Konzert.

- **Riesige Mengen Rotwein mittrinken**

Die Wahl des Getränks ist selbstverständlich rein subjektiv. Hauptsache, sie ist dabei, wenn der Flaschenboden sich zum wiederholten Male zeigt und noch immer kein Ende in Sicht ist. Hauptsache, sie sagt nie: »Danke, nein, ich will nicht mehr.« Hauptsache, sie wird nicht vernünftig. Hauptsache, ihr wird nicht schlecht. Wenn doch, wirst du ihr den Kopf stützen und ihr danach den Lippenstift wieder geradeziehen. Das hat sie schließlich das letzte Mal für dich auch getan.

- **Sich jederzeit und ohne Rücksicht komplett mit danebenbenehmen**

Zu zweit sind der Phantasie keine Grenzen gesetzt, und Peinlichkeit existiert nicht mehr. Man kann an exponierten Stellen in öffentlichen Lokalen Bauchtanz üben, Grimassen schneiden oder kreischend grausige Witze erzählen. Man kann fremder Leute Getränke trinken und ihre Zigaretten rauchen, sich dabei erwischen lassen und zur Verteidigung einfach ausfallend werden. Es ist egal, was Gott und die Welt davon denken, weil es die gar nicht mehr gibt. Es gibt nur noch dich und sie und den Höllenspaß, den ihr in euren besten Stunden habt.

- **Im richtigen Moment das Feld räumen**

Lang lebe die weibliche Intuition. Ein Frauenabend ist ein Frauenabend ist ein Frauenabend, so lange, bis Supermann des Weges kommt und dir ein sonniges Lächeln zuwirft. Dann ist sie schneller verschwunden, als du zurückstrahlen kannst, geht Batman suchen oder einfach früher ins Bett und wartet geduldig, bis du sie am nächsten Morgen anrufst und aufgeregt die Details der letzten Nacht erzählst. Vorausgesetzt, sie ist dann schon zu Hause.

- **Schmalzige Kinofilme mitbesuchen und auch heulen**

Nur sie geht mit dir in Liebestragödien, die dem Tod geweiht sind, sie heult sogar mit bei »Susi und Strolch«. Natürlich hat keine von euch ein Taschentuch dabei, und so schnieft ihr in Pulloverärmel, ertappt euch dabei gegenseitig im Dunklen und kichert, bis ihr wieder weinen müßt.

- **Lieblingslieder in der Endlosschleife hören**

Wie schön, daß CD-Player Repeat-Tasten haben. Man drückt nur ein Knöpfchen, und dann kommt es wieder und wieder und wieder, das Lied, das ihr beide schon auswendig könnt, das so schön, so traurig, so herzzerreißend, so himmelhochjauchzend und zu Tode betrübend ist. Man kann es immer wieder hören, wenn man zu zweit zu Hause schön langsam den Rotwein spürt, oder man kann es laut mitsingen bei langen Autofahrten und spulen und singen und spulen und singen. Und zwar nur mit ihr, weil alle anderen darüber den Verstand verlören oder zumindest glaubten, bei euch wäre selbiges schon lange passiert.

• Alles verzeihen

Wir sind nicht unfehlbar. Wir sind wunderbar, weil wir Frauen sind. Aber wir vergessen auch Geburtstage oder denken nur an uns. Wir sagen manchmal zu anderen: »Ich habe keine Zeit«, und zu uns: »Alle wollen was von mir«. Wenn man Pech hat, trifft es auch sie. Und dann ist man wieder mal froh, keine fünfzehn mehr zu sein. Sie wird einen trotzdem nicht schneiden oder Briefe schreiben, die drohen: »Ich lade dich auf keine Party mehr ein.« Weil auch Frauenfreundschaften mit den Jahren reifer werden.

• Beim Umzug helfen

Du hast fünfzehn Kerle bestellt, und keiner kommt. Nur sie ist da, um neun Uhr früh, die zarten Hände kampfbereit in eigens gekauften Arbeiterhandschuhen geballt. Mit dir schleppt sie Schränke und Waschmaschinen, bis ihre Bandscheibe brüllt, und versucht dabei noch, fröhlich zu sein. Zumindest so lange, bis die männlichen Helfer fünf Stunden verspätet anschlappen und zur Entschuldigung grinsend hervorbringen, sie seien alle auf derselben Feier versackt.

• Alles wissen dürfen

Alles. Zumindest, wenn sie danach fragt.

• Reden, bis der Tag anfängt

Ein gutes Gespräch kann kein natürliches Ende haben. Pausen gibt es nur zum Pinkeln. Irgendwann wird es hell, und immer noch ist nicht alles erzählt, von der pränatalen Erfahrung bis zur persönlichen Zukunftsvision. Immer noch bleibt Gesprächsstoff für die nächste Nacht und den Rest des Lebens. Das Schönste daran ist: Man weiß, das wird sich nie ändern.

• Telefonieren, bis die Ohren abfallen

Ein gutes Gespräch kann kein natürliches Ende haben. Wenn der Weg zu weit ist, um sich zu sehen, bleibt nur die fernmündliche Variante. Wenn er nicht zu weit ist manchmal auch.

• Machen, daß man sich nie einsam fühlt

Er ist weg und mit ihm die Liebe und die Hälfte deines Lebens. Dein halber Hausrat vielleicht auch und dein ganzes Selbstwertgefühl sowieso. Du fühlst dich kreuzbeschissen alleine, sitzt wieder mitten im mittelprächtigen Müll eines souveränen Single-Daseins. Du könntest jetzt Selbstmord begehen und mit dir deine Katze schlachten. Wenn du wirklich alleine wärst. Aber sie ist auch noch da. Sie hat schon einiges überlebt. Sogar deine Krisen.

• Alles verstehen

Oder es zumindest erst mal behaupten. Die Frage »Verstehst du mich?« quittiert sie artig allenfalls mit einem »Ja, aber...«. Und so gelingt es ihr manchmal doch, dich vom Gegenteil zu überzeugen. Am besten, ohne daß du es selber merkst. Und immer noch glaubst, nicht so falsch zu liegen, weil sie dich noch verstehen kann.

• Mit in Urlaub fahren

Ein Doppelzimmer voller Einigkeit, zwei Gedanken, eine Route: Mit niemand sonst verläuft Urlaub so harmonisch, und das vor allem ganz ohne Sex. Wenn die Hitze doch mal überschwappt, geht man einfach alleine zum Strand. Irgendwann kommt sie schon noch nach.

• Mitlachen, bis der Bauch weh tut

Manche Männer wenden sich dann mit Grausen ab. Nur zu oft wird es so erst richtig lustig. Was derart lustig ist, das weiß man danach nicht mehr. Weil man vorher schon wieder losprusten muß. Man hat gehofft, das legt sich im Alter. Glücklicherweise ist das nicht passiert.

• Mit zum Friseur gehen

Gut, es kann sein, daß sie hinterher anderen Freundinnen begeistert schildert, wie du mit Strähnchenfolie auf dem Kopf aussahst. Aber vielleicht läßt sie es auch bleiben, aus Dankbarkeit dafür, daß du sie vor dem endgültigen Schritt zu Blauschwarz bewahrt hast. Außerdem habt ihr einen wohlig geruhsamen Nachmittag dort verbracht, ihr habt euch Horoskope vorgelesen aus Frauenzeitschriften und um die Wette Gesichter gemacht im Spiegel. Da reicht es eigentlich, wenn man sich hinterher über die anderen Frauen im Salon mokiert. Die, die man nicht kennt. Weil man dann zusammen Spaß hat.

• Sich mit dir freuen

Die wahre Freundschaft: Dein neuer Mann sieht zum Fürchten gut aus und trägt dich auf Händen. Sie ist gerade alleine und freut sich für dich. Er ist außerdem intelligent, charmant und reich. Sie ist alleine und freut sich für dich. Er plant eure Freizeit perfekt, und du siehst sie kaum noch. Sie ist alleine und wartet auf dich. Weil kein Mann sie wirklich ersetzen kann und dir das auch bald wieder einfallen wird.

• Unermüdlich einkaufen

Acht Stunden Innenstadtmarathon halten nur gut eingespielte Teams durch. Dann wird nicht gemault über wehe Füße, sondern zur Stärkung lieber Austern geschlürft. Jede wartet geduldig auf jede, und am Ende trägt man gemeinsam und glücklich viele teure Tüten nach Haus.

• Große Kuchenstücke essen

Jede ißt mindestens zwei, und die werden in der Mitte geteilt, damit man von vieren was hat. Danach teilt man sich auch die Übelkeit und das schlechte Gewissen. Das fühlt sich viel besser an, als alleine mit Sorgen zu schlemmen.

- **Mitlästern**

Schlecht reden macht am meisten Spaß, wenn man sich sehr gut kennt. Man teilt Feindbilder und Haßobjekte, gibt treffende Stichworte und perfekte Antworten. Berauscht sich im Nirwana der Bösartigkeiten und weiß außerdem, daß der Rest der Welt kein Wort davon erfahren wird.

- **Warten, bis du fertig bist**

Und zwar ohne dabei von einem Fuß auf den anderen zu treten, ohne nervös Zigaretten zu rauchen, mit Autoschlüsseln zu klappern oder hysterisch die eigene Jacke ständig an- und auszuziehen. Sie liest Zeitung, guckt fern, entspannt sich und fragt nach zwei Stunden: »Wollen wir gleich auf die Party oder zuerst noch woanders hin?«

Natürlich gibt es noch mehr, geradezu unendlich viel, was Freundinnen gemeinsam finden, gemeinsam haben. Weil die Frauen des Lebens in selbiges nicht so unvermittelt einbrechen. Weil man sich langsam näherkommt, auch wenn man sich sofort versteht. Weil man sich viel mehr fragt, und vieles auch ganz ohne zu fragen weiß. Weil man sich auch nicht panisch, tragisch oder notgeil sucht, sondern einfach findet. In Schulklassen und an schwarzen Brettern, über Mitwohnzentralen und Ex-Männer, in der Nacht und am Tag und an Küchentischen. Wo man immer wieder sitzt, alleine, gemeinsam, verliebt, verlobt, verheiratet oder geschieden und ganz einfach sein eigenes Leben genießt.

Weil Frauen nicht gerne leiden und schon gar nicht immer. Sonst hätten sie zusammen bestimmt nicht so viel Spaß. Kommt ein Mann im Leben dazu, bringt das eine Menge Aufregung und manchmal auch Glück. Kommt er nicht, lebt man ruhig und zufrieden. Natürlich nicht für immer, sondern nur bis zum nächsten wilden Blick.

Statt eines Nachworts …

... eine fast wahre Liebesgeschichte

Eigentlich war mein Leben in Ordnung.

Wenn man als Autorin den Mut hat, eine Geschichte mit einem derart schwachen Gemeinplatz zu beginnen, braucht man einen guten Grund. In meinem Fall war es die Wahrheit. Kein Satz der Welt könnte in seiner banalen Trivialität den abgesicherten Gemütszustand besser beschreiben, in dem ich mich damals die meiste Zeit befand. Ich könnte auch sagen, es ging mir gut, so gut, wie es einem eben geht, wenn man die Frage nach seinem Befinden positiv beantwortet, ohne groß darüber nachzudenken.

In meinem Filofax sammelte sich regelmäßig eine ausgewogene Mischung moderner Freizeitaktivitäten: Kino oder Essen mit hauptsächlich Freundinnen (heute lieber italienisch oder thailändisch, japanisch kann ich nicht mehr sehen, und warum, verdammt, läuft der Film denn nirgends in Originalfassung?) Ich hatte Geld und einen Gelegenheitsliebhaber, war ein gerngesehener Gast auf allen Parties, die anderen Leuten wichtig waren, und hatte genügend gute Bekannte in der Gastro-Szene, um mir Eintrittsgelder und Ärger mit Türstehern zu sparen. Kurz: Mein Leben hatte die Qualität der Fernsehserie, die ich immer gerne gesehen hätte, wenn ich doch mal einen

Abend zu Hause blieb. Mein letzter Traum war es, das Drehbuch dazu selber zu schreiben, damit reich und berühmt zu werden und nie mehr arbeiten zu müssen. In meiner Frauen-WG wollte ich trotzdem wohnen bleiben, zum ewigen Glück hätte ich uns von der ersten Million eine schicke Wohnung gekauft.

Ich bin kein sentimentaler Mensch und auch nicht abergläubisch. Ich nehme die Dinge, wie sie kommen, und verbiete mir, Ereignisse zu verklären. Das Datum jener Nacht habe ich mir nie gemerkt, ich will kein »Weißt du noch?« am Jahrestag und kein Erinnerungsgestammel. Vielleicht darf es dafür auch einfach keine Zahl geben, keine nüchterne Chiffre, die schöne Gedanken hervorkramt. Brauch' ich auch nicht, ich denke sowieso jeden Tag daran.

Der Anlaß des Abends war denkbar unspektakulär - irgendeine Party in irgendeiner üppigen Altbauwohnung, Freunde zwischen Bierkisten und Käseplatten, wer früh genug kam, hatte manchmal noch die Chance auf ein rares Glas Prosecco. Wir kamen wie immer zu spät, und ich war wie immer schuld. Als Freundin Gloria selbstzufrieden die letzten Geltupfer in ihrem atemberaubenden Kurzhaarschnitt verteilte, stand ich immer noch nackt und den Tränen nahe vor meiner Kleiderschrankwand. Es war heiß an diesem Tag, der kurze Rock war mir zu kurz, der lange zu vornehm. Ich glaube, ich habe den langen dann mit Turnschuhen kombiniert und mir hastig einen Haargummi in die fettigen Strähnen gezurrt, da Gloria mein vorsichtiges »Ich wollte mir eigentlich noch die Haare wa...« mit einem tötenden Blick quittierte. Will heißen: Ich sah an diesem Abend nicht gut aus.

Der Prosecco war alle, bis wir kamen, das Bier war warm. Als Gloria und ich den überfüllten Flur betraten, brüllte eine Horde Jungens: »Tooor!!« Kein Grund, sich geschmeichelt zu fühlen, irgendwo lief ein Fernseher, und es war, glaube ich, gerade Fußballweltmeisterschaft. Ach ja, und wir amüsierten uns tatsächlich prächtig. Ich ließ mich vergnügt durch die Räumlichkeiten schieben, plapperte partykompatibel, erzählte schlüpfrige Witze, lachte selbst am lautesten und freute mich darüber, daß ich so viele gutaussehende Bekannte hatte. »Ja, aber die Hälfte davon ist schwul«, raunte Gloria mir ins Ohr. Die andere Hälfte kannte ich schon zu gut.

Ich würde jetzt gerne schreiben: Und dann habe ich *ihn* gesehen! Fakt jedoch ist, daß er mir überhaupt nicht aufgefallen war, noch nicht mal unangenehm, und ich ihm übrigens auch nicht. Es gibt auch keine lustige Anekdote zu unserer ersten Kontaktaufnahme, weder habe ich ihn auf der Toilette überrascht, noch haben wir uns um die letzte Flasche Bier gestritten. Das kam erst sehr viel später.

Es geschah in der Küche. Statistisch gesehen, passieren wahrscheinlich die meisten zukunftsträchtigen Begegnungen auf Parties in der Küche, da sich erfahrungsgemäß dort schnell die nettesten Leute tummeln. Während Bekanntschaften, die man auf Sofas macht, zwar durchaus intensiv sein können, doch meistens nicht von langer Dauer sind. Ihr werdet es bemerkt haben, ich drücke mich mit profaner Hobby-Psychologie um den Anfang der eigentlichen Geschichte herum. Ich weiß ihn nämlich nicht mehr. Ich weiß nicht mehr, wer das Gespräch begonnen hat und mit was. Ich vermute, es war so was wie: »Könntest du mir bitte mal den Aschenbecher 'rüberreichen?« Er stand neben mir, und ich nehme an, ich habe ihm das Teil gegeben. Mich hat daraufhin kein Blitz getroffen. In meinem Kopf setzte die ganz normale Rasterfahndung ein, terminatormäßige Informationsverarbeitung: »Sieht nett aus - kenn ich nicht - kommt wahrscheinlich aus einer anderen Stadt.«

Wir haben uns dann unterhalten, lange unterhalten, fingen vorsichtig bei Filmen an und tasteten uns weiter bis zu plüschigen Kinosesseln. Wir diskutierten über rote Samtpolster und Gewaltverherrlichung in der zeitgenössischen Kunst. Eigentlich war es völlig egal, worüber wir sprachen, und auch sein Grübchen in der rechten Backe ist mir damals noch nicht aufgefallen. Aber nach zehn Minuten meldete sich mein Kopf-Computer noch mal und löschte waghalsig das »Kenn' ich nicht.«

Vielleicht stimmt es tatsächlich, vielleicht gibt es auf diesem Erdenrund Menschen, die zusammengehören, die sich suchen und finden müssen, die sich ein instinktgeleitetes Urvertrauen entgegenbringen, das man sonst allenfalls zu seiner Mutter hat. Aber das hatte ich schon mal gedacht, gleichgeschaltete Gehirne und all solchen Quatsch, bei einem, von dem ich dachte, er sagt, was ich denke, noch bevor ich einen klaren Gedanken gefaßt hatte. Nach drei Wochen waren wir uns nicht mal mehr darüber einig, wieviel Geld er mir noch schuldete.

Doch damals in der Küche war auch das anders. Der sagte überhaupt nicht, was ich dachte, der stellte Fragen, die ich niemals beantworten wollte, und plötzlich tat ich es doch. Fast so wie bei meiner besten Freundin, und die kenne ich schon seit fünfzehn Jahren. Wir entblödeten uns und entblößten unser Hirn und waren dabei noch nicht mal betrunken. Ich glaube, wir haben uns sogar gestritten, und er machte Witze, die ich gar nicht komisch fand. Außerdem hat mir sein Hemd nicht gefallen.

Glaubt jetzt bitte nicht, ein längeres Gespräch mit einem halbwegs attraktiven Mann könnte mich sofort zum willigen Opfer machen. Vor mir sind atemberaubende Italiener weinend auf die Knie gefallen, und noch nicht mal mit einem äußerst liebreizenden, hartnäckigen Schornsteinfeger wollte ich mein Glück versuchen. Ich wollte keinen Mann.

Ich wollte mit Gloria und einer Telefonnummer als Trophäe nach Hause gehen. Gloria, meine Freundin mit dem untrüglichen Weitblick, quittierte diesen Entschluß mit einem heftigen Tritt an mein Schienbein und zischte: »Du bleibst hier.« Ich gab auf.

Wir sprachen weiter, über unerschütterlichen Idealismus, den Glauben an eine bessere Welt und wollten immer noch nicht betrunken werden. Als uns nichts mehr einfiel, nahm er die letzte Bierflasche aus meiner Hand und küßte mich. Irgendwann waren wir allein, nur der Gastgeber klapperte noch mahnend mit leeren Flaschen und Gläsern. »Die Letzten sind die Besten«, heißt es in einem Lied von Element Of Crime, da geht es um Pärchen und Partyreste. Das fiel mir damals ein, und ich wollte gerne daran glauben, daß unser Ausharren in der Nacht uns über den Rest der Menschheit erhob.

Ich sang ihm das Lied vor, im Taxi. Ich singe sonst nie und schon gar nicht in Anwesenheit von Männern. Ich kann nämlich gar nicht singen. Und natürlich lasse ich mich normalerweise wenigstens bitten, bevor ich einen Mann gleich mit zu mir nach Hause nehme. Er ist einfach mitgekommen, und ich habe nichts dazu gesagt, weil ich zwischenzeitlich vergessen hatte, daß er noch nie bei mir gewesen war.

Wir haben uns ausgezogen und ins Bett gelegt, ohne jede Hast und ohne jede Aufregung. Wir haben uns lange angesehen und uns vorsichtig berührt. Wir haben uns still gefreut über jedes Merkmal, jede Eigenheit des anderen, die wir bislang nur vermuten durften. Und es war damals schon so, als würde man bei einer Lieblingsplatte immer wieder neue, andere Töne lieben lernen. Ich hatte keine Angst, keine Angst mehr, zu dumm, zu unerfahren und zu gutgläubig zu sein. Ich hatte keine Angst mehr, die falschen Entscheidungen zu treffen. Ich hatte keine Angst davor, am nächsten Morgen aufzuwachen.

Wir haben nicht geschlafen in dieser Nacht, wir haben uns geliebt, wir haben den Kühlschrank geplündert, meine Katze gefoppt, und ich habe ein zweites Mal meine liebsten schlüpfrigen Witze erzählt. Wir haben gelacht und geschrien und auch lange Zeit zusammen geschwiegen. Und wir wollten auch am nächsten Tag nicht aufstehen. Wir kannten uns schon lange. Kennengelernt haben wir uns später.

Er war aus einer anderen Stadt, wir leben heute dort zusammen. Ich habe meine WG und meine Katze verlassen und bis heute kein

Drehbuch geschrieben. Mit meiner Freundin Gloria telefoniere ich jeden Tag eine Stunde. Ich vermisse sie und bin trotzdem glücklich. Gloria hat sich mittlerweile auch arrangiert. Das Mißtrauen ist versiegt, der Verrat am Frauenbund vergessen, und in schwachen Stunden seufzt sie schon mal: »Ach ja, im Grunde suchen wir doch alle danach.« Früher hätte ich zu so einem Satz spöttisch das Gesicht verzogen, ein weiteres Glas Rotwein bestellt und sie auf den wohlgeformten Po des Kellners aufmerksam gemacht. Nicht, daß mir jetzt kein hübscher Po mehr auffällt, doch gegen wahre Romantik hat Zynismus als Lebensform keine Chance mehr.

Die Stadt, in der wir leben, ist zu groß, unsere Wohnung ist zu klein, und an meine neuen Freunde muß ich mich noch lange gewöhnen. Ich schwebe nicht auf Wolken, doch ich bin lieber auf der Welt. Meine Wahrnehmung hat eine andere Qualität bekommen und jedes Detail einen tieferen Sinn. Mir wird im Innenhof warm, wenn aus unserem Fenster Licht scheint, und mich friert, wenn ich nachts alleine bin. Das macht es nicht einfach, aber schöner. Weil mein Leben nie mehr einfach nur in Ordnung ist.

Danke

Jacki; der besten Familie: Irmfried, Gottfried, Karin und Lena Eileen Wimmer; den schönsten Freundinnen: Stella, Danielle, Anita, Kerstin; (und allen anderen aufgeweckten Damen, die mein Leben bereichern); den Schönen & Guten Kollegen: Jan Heidtmann, Martina Hinz, Carsten Jasner, Jörg Meyerhoff, Dirk Lehmann; Gertrud Grünkorn; Matthias Landwehr; Kalle Ingo Strobel; und allen, die mich inspiriert haben und sich hoffentlich in diesem Buch nicht wiedererkennen.